全国高等医药院校医学检验专业"十二五"规划教材

供医学检验等专业使用

临床生物化学检验实验

主 编 李雅江 赵朝贤

副主编 梅传忠 杨 溢 侯丽娟 王会岩

编 者（以姓氏笔画为序）

马 雷 佳木斯大学
王会岩 吉林医药学院
李光荣 泸州医学院附属医院
李雅江 佳木斯大学
张利芳 包头医学院
张 磊 吉林医药学院
张 霞 潍坊医学院
赵朝贤 河北工程大学医学院
杨 溢 成都中医药大学
武文娟 蚌埠医学院
郗 娟 湖北中医药大学
侯丽娟 河北北方学院
陶华林 泸州医学院
高英英 佳木斯大学
梅传忠 蚌埠医学院
韩丽红 包头医学院
董青生 成都中医药大学

U0333749

华中科技大学出版社
http://www.hustp.com
中国·武汉

内 容 简 介

　　本教材编写以生化检验技术内容为主线,共分 14 章,81 个实验,每个实验包括实验目的、实验原理、器材与试剂、操作步骤、结果计算、参考区间、临床意义、注意事项、思考题。其中最后一章是临床生物化学检验的综合性设计性实验,可供学有余力的学生课外实验练习。所选实验项目内容新、技术全、代表性好、实用性强。

　　本教材可供医学检验专业五年制本科、四年制本科和三年制专科学生及成人教育的实验教学使用。

图书在版编目(CIP)数据

临床生物化学检验实验/李雅江,赵朝贤主编.—武汉:华中科技大学出版社,2013.9(2022.10重印)
ISBN 978-7-5609-9445-1

Ⅰ.①临…　Ⅱ.①李…　②赵…　Ⅲ.①生物化学-医学检验-实验-医学院校-教材　Ⅳ.①R446.1-33

中国版本图书馆 CIP 数据核字(2013)第 238130 号

临床生物化学检验实验　　　　　　　　　　　　　李雅江　赵朝贤　主编

策划编辑:柯其成
责任编辑:程　芳
封面设计:范翠璇
责任校对:张　琳
责任监印:周治超
出版发行:华中科技大学出版社(中国·武汉)　　电话:(027)81321913
　　　　　武汉市东湖新技术开发区华工科技园　　邮编:430223
录　　排:华中科技大学惠友文印中心
印　　刷:广东虎彩云印刷有限公司
开　　本:787mm×1092mm　1/16
印　　张:16
字　　数:382千字
版　　次:2022 年 10 月第 1 版第 4 次印刷
定　　价:36.00 元

全国高等医药院校医学检验专业
"十二五"规划教材

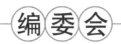

总序

ZONGXU

2011 年《国家中长期教育改革和发展规划纲要（2010—2020 年）》的颁发宣告新一轮医学教育改革的到来。教育部要求全面提高高等教育水平和人才培养质量，以更好满足我国经济社会发展和创新型国家建设的需要。近年来，随着科学技术的进步，大量先进仪器和技术的采用，医学检验也得到飞速发展。医学检验利用现代物理的、化学的、生物的技术和方法，为人类疾病的预防、诊断、治疗以及预后提供重要的信息。它在临床医学中发挥着越来越重要的作用。据统计，临床实验室提供的医学检验信息占患者全部诊疗信息的 60%以上，因此医学检验已成为医疗的重要组成部分，被称为临床医学中的"侦察兵"。基于此，国家教育部 2012 年颁布的专业目录将医学检验专业人才培养定位于高水平医学检验技术人才的培养。

这些转变都要求教材的及时更新，以适应新形势下的教学要求和临床实践。但是已经出版的医学检验教材缺乏多样性、个性和特色，不适应新的教学计划、教学理念，与临床实践联系不够紧密。已出版的相关教材与新形势下的教学要求和人才培养不相适应的矛盾日益突出，因此，加强相关教材建设已成为各相关院校的目标和要求，新一轮教材建设迫在眉睫。

为了更好地适应医学检验专业的教学发展和需求，体现最新的教学理念，突出医学检验的特色，在认真、广泛调研的基础上，在医学检验专业教学指导委员会相关领导和专家的指导和支持下，华中科技大学出版社组织了全国 40 所医药院校的近 200 位老师编写了这套全国高等医药院校医学检验专业"十二五"规划教材。本套教材由国家级重点学科的教学团队引领，副教授及以上职称的老师占 85%，教龄在 20 年以上的老师占 70%。教材编写过程中，全体参编人员进行了充分的研讨，各参编单位高度重视并大力支持教材的编写工作，各主编及参编人员付出了辛勤的劳动，这确保了本套教材的编写质量。

本套教材充分反映了各院校的教学改革成果和研究成果，教材编写体系和内容均有所创新，在编写过程中重点突出以下特点。

（1）教材定位准确，体现最新教学理念，反映最新教学成果，紧密联系最新的教学大纲和临床实践，注重基础理论和临床实践相结合，体现高素质复合型人才培养的要求。

（2）适应新世纪医学教育模式的要求，注重学生的临床实践技能、初步科研能力和创新能力的培养。突出实用性和针对性，以临床应用为导向，同时反映相关学科的前沿知识和发展趋势。

（3）实验课程教材内容包括基础实验（基础知识、基本技能训练）、综合型实验、研究创新型实验（以问题为导向性的实验）等，所选实验项目内容新、代表性好、实用性强，反映新技术和新方法。

临床生物化学检验实验 ·····················■ · Ⅱ ·

（4）实现立体化建设，在推出传统纸质教材的同时，很多教程立体化开发各类配套电子出版物，打造为教学服务的共享资源包，为学校的课程建设服务。

本套教材得到了医学检验专业教学指导委员会相关领导专家和各院校的大力支持与高度关注，我们衷心希望这套教材能为高等医药院校医学检验教学及人才培养作出应有的贡献。我们也相信这套教材在使用过程中，通过教学实践的检验和实际问题的解决，能不断得到改进、完善和提高。

全国高等医药院校医学检验专业"十二五"规划教材
编写委员会

前言

QIANYAN

　　《临床生物化学检验实验》的编写宗旨是：进一步提升临床生物化学检验技术，进一步加强与临床的结合；从内容到形式都体现"更新、更精"；既能反映本学科的前沿知识和发展趋势，又能紧紧围绕人才培养目标的实际需要。本教材适用于医学检验专业五年制本科、四年制本科和三年制专科学生及成人教育的实验教学使用。

　　本教材编写遵循医学检验专业培养目标，并适应新世纪医学教育模式的要求，注重学生的基本知识、基本临床实践技能和初步科研能力的培养，同时体现简洁、实用的指导思想。教材编写以生化检验技术内容为主线，共分 14 章，81 个实验，每个实验包括实验目的、实验原理、器材与试剂、操作步骤、结果计算、参考区间、临床意义、注意事项、思考题。实验内容力求与临床融合。其中最后一章是临床生物化学检验的综合性设计性实验，可供学有余力的学生课外实验练习。所选实验项目内容新、技术全、代表性好、实用性强，不仅能节省课时，还能提高实验效果。

　　在本教材编写过程中，得到了华中科技大学出版社的支持和指导，得到了佳木斯大学、河北工程大学医学院、蚌埠医学院、成都中医药大学、河北北方学院、吉林医药学院、泸州医学院、湖北中医药大学、包头医学院、潍坊医学院等全国十几所高等医药院校的热情关心和支持，同时得到检验医学界许多老教授的指点和帮助，在此一并表示真诚的谢意。尽管编委们都已尽了最大努力，但由于水平有限，书中难免存在疏漏和不当之处，恳请使用本教材的学生、老师、同行专家及广大读者们提出宝贵意见！

编　者

目录

MULU

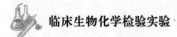

第一章　临床生物化学实验室基本知识和基本技术

第一节　临床生物化学实验室基本知识

一、生化实验室一般规则

1. 严肃、认真、积极、主动地上好实验课。保持实验室安静、整洁,穿戴好隔离衣,不得穿拖鞋、背心出入实验室。

2. 实验前根据实验计划,认真预习实验指导,了解实验目的、原理、操作、注意事项。实验后及时整理实验记录,处理数据,按要求完成实验报告。

3. 爱护实验器材,节约药品。第一次实验时要按实验器材清单进行清点,如有缺损应向准备室老师换取;清点完毕后签名,个人领用仪器应加锁保管,禁止私开他人仪器柜。在使用时如有破损,应填写破损单,经指导老师检查后到准备室换领,期终如数交还。如有损坏,按学校规定赔偿。对于贵重仪器,如生化分析仪、离心机等,使用前应熟悉使用方法,严禁随意开动。

4. 保持实验台整洁,试剂、实验器材应整齐按次序放置。实验完毕要按各类实验器材的清洗方法和要求进行清洗。固体废物如滤纸、玻璃纸、棉花、血块等不要倒入水池,以免堵塞下水管。一般废液可倒入水池冲走,但强酸强碱溶液必须用水大量稀释,以免腐蚀管道。

5. 注意防火,防事故。使用乙醚、苯、乙醇等易燃有机溶剂时,须远离火源,不能直接在电炉、酒精灯上加热。如有火险发生应先关电源;有机溶剂着火时,勿用水浇泼,以免扩大燃烧面积,可用砂土或灭火器灭火。凡强酸、强碱及有毒液体,勿用口吸,吸取此类物品的吸管不准乱甩,试管内容物加热时管口不要对着人,以免伤人。

6. 节约水电,一经用完随手关闭水门、电门。

二、临床生化检验的申请方式及检验流程

1. 临床生化检验的申请方式　检验申请单是医疗文件的重要组成部分,要求书写整洁、字迹清楚、术语确切、不得涂改。各项检查申请单由主治医师按规定逐项填写,眉栏项目不得遗漏,标明送检标本名称,送检标本上所贴号码应与申请单上号码一致。检验申请单应包括临床诊断、检查目的、申请日期,由医师签全名或盖印章。急诊或需紧急检查,应在申请单右上角注明"急"字。复查者应注明前次检查的编号和异常结果。对于电子检验

申请单,同样需要认真、详细地填写。

2. 临床生化检验的检验流程 以血清标本为例,其临床生化检验的检验流程见表1-1。

表 1-1 临床生化检验的检验流程

接收标本

↓

预备阶段

在收到标本后,一边按条码组合进行分类、编号,一边离心分离血清并对号入座将血清吸入
检测杯或直接将样品管按顺序放入样品盘

↓

血清标本上机分析

进行病人标本的检测,单个项目和小组合先安排,大组合和生化全项后安排,
如有急检标本放到急检位置优先检测

↓

结果报告与审核校对

全自动生化分析仪每完成一个组合的测定即给出结果,其结果实时传送到电脑系统,
通过在电脑屏幕上根据条码收费项目逐一审核后打印出检验报告单

↓

报告单发出生化室,送至检验分单处

↓

发往各个病房、门诊化验单发放处

↓

如医师对病人结果有疑问和反馈意见,生化室工作人员及时查找和处理,处理不了的先报告组长,
再由组长报告科主任

3. 检验单的报告

(1)检验报告单的书写要求:①检验报告单应由主检化验员用蓝色或黑色圆珠笔填写(或打印);②填写时应认真核对检验原始记录,做到书写清晰、用语规范、数据完整准确、结论明确。

(2)检验报告单(图 1-1)的书写内容:①检验报告单格式规范、统一,有书写制度;②报告单提供中文或中英文对照的检测项目名称,项目名称符合相关规定;③检验报告采用国际单位或权威学术机构推荐单位,并提供参考区间;④检验报告单包含充分的病人信息、标本类型、样本采集时间、结果报告时间;⑤有双签字(检验者和审核者)。

(3)检验结果的报告时间能够满足临床诊疗的需求。例如:①临检常规项目≤30 min 出报告;②生化、免疫常规项目≤1 个工作日出报告;③微生物常规项目≤4 个工作日;④时限符合率≥90%。

三、实验室注意事项

临床生物化学检验实验室的特殊环境使得操作者经常面临一些安全隐患,包括各种污染和操作风险。例如在实验操作中常常使用易碎的玻璃器材和瓷质器皿,会用到以煤气、

临床检验报告单格式

XX市临床检验报告 　　　　医院 　　　科（室） 　　　　N0:00000000109
　　　　　　地址： 　　　　　　电话： 　　　　　　检验编号：

患者姓名_____ 　标识号_____ 　申请日期____月____日 采样时间____月____日___时___分
性别：男 女 　　科别_____ 　床号_____ 　　申请医师_____ 　采样者_____
出生___年___月 　诊断_____ 　　　标本种类：血、尿、便_____ 记账：___元

编码	检验项目	结果	单位	提示	参考范围	编码	检验项目	结果	单位	提示	参考范围

收样时间____年___月___日___时___分 报告日期____年___月___日___时___分 检验者_____ 签发者_____

备注：标本状态：溶血、黄疸、乳糜_____ 　　　　　　　签字_____
　　　结果评论：_____ 　　　　　　　　　　　　　签字_____
　　　此报告仅对送检标本负责、结果供医师参考、结果审阅_____ 时间____年___月___日

图 1-1　临床检验报告单格式

电为能源的高温电热设备，经常直接或间接接触毒性很强、或有腐蚀性、或易燃易爆的化学药品和各种生物样品，因此必须十分重视安全防范工作，以免造成环境污染和危害身体健康。实验室的主要危害源有生物危险、化学危险、物理危险三大类，实验室安全主要涉及生物安全、化学安全和消防安全等。

1. 生物安全　生物安全贯穿于实验的整个过程，从取样开始到所有潜在危险材料的处理。生物安全的保护对象包括自己、同事、社区和环境。

实验所用来自临床的标本是潜在的生物传染源，其包括可对实验室人员进行感染和对周围环境造成污染的病毒、细菌等病原微生物。临床生物化学检验常用的人体标本有血液、尿液、胸水、腹水和脑脊液等，其中以血液标本最为常用。

实验过程中应使用指定的容器存放标本，严防污染，避免身体接触。如不慎沾污皮肤、衣物或实验台面，应及时清洗和消毒。实验完毕，剩余的血标本以及使用过的一次性器材由专人负责，按规定程序消毒和处理，并以消毒液浸泡、流水冲洗双手。采血用注射器、棉球及其他感染性废物和器材应放置在指定容器内，切勿随意丢弃，并按照生物安全实验室管理技术规范处置程序进行消毒、隔离、包装、转运和保存。

2. 化学安全　临床生物化学检验实验过程中，经常涉及许多化学试剂，应特别注意以下几点。①使用强酸、强碱时，必须戴防酸手套小心地操作，防止溅出。量取这些试剂时，若不慎溅在实验台上或地面，必须及时用湿抹布擦洗干净。强碱（如氢氧化钠、氢氧化钾）触及皮肤易引起灼伤，需先用大量自来水冲洗，再用 2％或 5％乙酸溶液涂洗。强酸、溴等触及皮肤时，应立即用大量自来水冲洗，再以 5％碳酸氢钠溶液或 5％氨水洗涤。酚类触及皮肤标准品时，首先用大量清水冲洗，再用肥皂和水洗涤，忌用乙醇。②使用可燃物，特别

是易燃物(如乙醚、丙酮、乙醇、苯、金属钠等)时,应避免靠近火焰。低沸点的有机溶剂禁止在火上直接加热,只能在水浴上利用回流冷凝管加热或蒸馏。③实验产生的废液应倒入指定容器内,尤其是强酸和强碱不能直接倒在水槽中,应由专人负责处理。④有毒物品应按实验室的规定办理审批手续后领取,使用时严格操作,用后妥善处理。

3. 消防安全 ①首次进入实验室开始实验前,应了解煤气总阀门、水阀门及电闸所在处。离开实验室时,一定要将室内检查一遍,将水、电、煤气的开关关好。②使用电器设备(如烘箱、恒温水浴、离心机、电炉等)时,严防触电。绝不可用湿手或在眼睛旁视时开关电闸和电器开关。操作前用试电笔检查电器设备是否漏电,凡是漏电的仪器,一律不能使用。③如果不慎倾出了相当量的易燃液体,则应立即关闭室内所有的火源和电加热器,开启窗户通风,用毛巾或抹布擦拭洒出的液体,并将液体拧到大的容器中,然后再倒入带塞的玻璃瓶中。④易燃和易爆炸物质的残渣(如金属钠、白磷、火柴头)不得倒入污物桶或水槽中,应收集在指定的容器内。实验中一旦发生火灾应保持镇静。首先立即切断室内一切火源和电源,然后根据具体情况正确地进行抢救和灭火。

四、玻璃仪器的清洗、使用与校正

(一)玻璃仪器的清洗

1. 新购置的玻璃仪器 新购置的玻璃仪器都有游离碱存在,可先用合成洗涤剂刷洗,再用1‰~2‰盐酸浸泡2~6 h,除去游离碱,再用自来水冲洗,最后用蒸馏水冲洗几次,晾干或烘干备用。经过清洗之后的玻璃量器,其清洁与否的标志是当水面下降或上升时与器壁接触处形成正常的弯月面,水流出时器壁上无水珠附着。

2. 一般仪器 烧杯、试管、离心管等普通玻璃仪器可直接用毛刷蘸洗衣粉刷洗,然后用流水冲洗,最后用蒸馏水冲洗2~3次,倒置控干即可。

3. 容量仪器 凡不能用毛刷刷洗的玻璃器皿,如比色器皿、容量瓶、刻度吸管等,用自来水冲洗数次,再用蒸馏水冲洗2~3次晾干即可。如果仍然不干净,则须干燥后用铬酸洗液浸泡数小时,再用清水和蒸馏水冲洗。

4. 污染玻璃器皿的清洗 清洗污染过血、尿等标本的试管或吸管时,应先将其中所含试样倒入盛有2%次氯酸溶液的容器中,并用水冲洗2~3次后,浸泡在重铬酸清洁液中过夜,再用自来水和蒸馏水冲洗。一般的试管、量瓶、烧杯等,先倒掉试样后,用水冲洗2~3次,并用洗涤剂洗刷或浸泡,然后用自来水冲洗干净,再用蒸馏水冲洗1~2次,干燥后备用。吸管、滴管类器皿由于管口较细,用后可以放在盛有消毒液(如过氧乙酸)的玻璃筒内浸泡,次日取出,用流水冲洗,沥干后,浸泡在重铬酸清洁液中过夜,再用自来水和蒸馏水冲洗后干燥。

5. 玻璃量器的特殊处理方法

(1)被石蜡、凡士林或其他油脂类污染的玻璃量器要单独洗涤,洗涤前,首先去油脂(将量器倒放于具有强吸水力的几层厚纸上,置于100 ℃烤箱中烘烤半小时,使油脂熔化后被厚纸吸收,再置于碱性溶液中煮沸趁热洗刷,即可去除油脂),然后再按一般洗涤要求进行。

(2)被染料污染的玻璃量器,先用清水初步清洗,再置于重铬酸清洁液或稀盐酸中浸泡即可除去;如使用3%盐酸乙醇溶液,清洗效果更好。

（3）盛过强酸、强碱及高浓度试剂的玻璃量器，倾去液体后，应先用自来水冲洗数次，再放在一起洗涤。

（4）微量元素测定的一整套玻璃器皿应单独清洗，先以稀硝酸浸泡，再用去离子水冲洗。

6. 干燥　玻璃量器经洗涤清洁后，一般多在晾架上倒挂自然干燥，也可置烤箱中 80 ℃以下烤干。洗净以后的滴定管、吸管等量出式量器对干燥要求并不十分严格，但对容量瓶等量入式量器必须予以干燥，否则会带来一定误差。

7. 几种洗涤液的配制和应用

（1）重铬酸清洁液：此种清洁液配方较多，常用配方有：重铬酸钾 1000 g，加热水 2 L，搅拌使其溶解，待冷后，缓缓加入浓硫酸 10 L，加入硫酸时，速度不能过快，以免产生高热而使容器破裂，更不能把重铬酸钾水溶液加入硫酸中，以耐酸陶瓷缸为最佳容器。清洗时，将吸管、试管等玻璃器皿用耐酸塑料带扎紧后浸入，务必使管腔内注满清洁液。上述器皿浸泡时间应在 12 h 以上，然后取出，用流水冲洗干净，务必不让酸液有残留。比色器皿不能刷洗，应放在清洁液中浸泡 6 h 以上，此法清洁效果较好。清洁液的吸湿性极强，可吸收空气中的水分而变稀，平时使用后，应及时加盖。清洁液的颜色由棕黄色变为绿色，表示效力已降低，应重新配制。

（2）乙二胺四乙酸二钠（EDTA-Na$_2$）清洁液：使用 50～100 g/L EDTA-Na$_2$ 溶液，加热煮沸，可洗脱玻璃仪器内壁之白色沉淀物（钙、镁盐类）和不易溶解的重金属盐类。

（3）草酸清洁液：可洗脱高锰酸钾痕迹，如在草酸溶液中加入少量硫酸，则效果更佳。

（4）硫代硫酸钠清洁液：可除去碘液污染，稀酸性硫代硫酸钠溶液还可除去高锰酸钾污渍。

应根据玻璃器皿污染源的不同而选择合适的洗涤液。

（二）玻璃仪器的使用

1. 量筒　量筒常用于要求不甚精确的液体测量。量筒的规格有 10 mL、25 mL、50 mL、100 mL、250 mL、500 mL、1000 mL 等多种；因为量筒的底座与筒身是焊接在一起的，所以不能用来量取温度过高的液体，更不能直接加热。

2. 容量瓶　容量瓶是一种较准确的容量仪器。容量瓶的规格有 10 mL、25 mL、50 mL、100 mL、250 mL、500 mL、1000 mL 等数种。用容量瓶配制溶液时，应先将固体试剂在烧杯中用溶剂溶解，再定量地转入容量瓶中，然后加溶剂稀释至标线。当溶剂加到快要接近标线时应停顿 30 s 左右，待瓶颈上部液体流下后，再小心逐滴加入，直至溶液的弯月面最低点与标线相切。然后，反复倒转摇动，使溶液充分混匀。容量瓶不能直接加热，洗净后也不能放入烤箱中烘烤，否则可使其容积发生改变。

（三）玻璃仪器的校正

将待校正的玻璃仪器清洗干净并干燥，准确称量其质量，然后加入蒸馏水或去离子水至刻度线，再称重，并测量此时水的温度。两次的质量差即为仪器中水的质量，再用该温度时水的密度（表 1-2）除水的质量，就可得到待校正玻璃仪器的容积，重复三次求平均值。如果实测值与标准值间的差值在允许偏差范围内，则可直接使用；否则将真实值记录在瓶壁上，以备计算时校正用。

表 1-2　不同温度时的水密度

温度/℃	密度/(g/mL)	温度/℃	密度/(g/mL)	温度/℃	密度/(g/mL)
10	0.99839	17	0.99765	24	0.99639
11	0.99831	18	0.99750	25	0.99618
12	0.99823	19	0.99734	26	0.99594
13	0.99814	20	0.99718	27	0.99570
14	0.99804	21	0.99700	28	0.99545
15	0.99793	22	0.99680	29	0.99519
16	0.99780	23	0.99661	30	0.99492

五、各种加样器的使用与校正

1. 刻度吸管　刻度吸管有 0.1 mL、0.2 mL、0.5 mL、1.0 mL、2.0 mL、5.0 mL、10.0 mL 等规格。使用方法：使吸管的刻度面向自己，用拇指和中指握住吸管的上端部分，将吸管的下端插入液面下，用洗耳球吸入液体至需要刻度的标准线上 1~2 cm 处，将已充满液体的吸管移离液面，移到与视线在同一水平线上，然后小心松开上口，使液体缓慢地流下，使管内液体弯月面与所需标线相切。将吸管移到容器内，松开上口，使液体缓缓流出。

2. 微量可调移液器

(1) 用螺杆调整要求的容积，螺杆上刻痕对着本体上的刻线就是所需的容积。

(2) 在移液器下端安装一个一次性吸嘴，轻轻扭转一下以保证气密。

(3) 用拇指按移液器的顶头到感觉有阻力时保持不动，将移液器吸嘴垂直浸入样品液中。

(4) 释放移液器的顶头，使之缓慢地回复，禁止突然过快松开。

(5) 移液器吸嘴在样品液中停留 1~2 s，保证取样的应有容积全部吸入到吸嘴中。

(6) 从样品液中撤回吸嘴，将沾在吸嘴外表面的溶液用纱布或滤纸仔细地擦掉。注意不要接触到吸嘴孔。

(7) 排出样品溶液时，吸嘴对着接受容器的内侧面放置，慢慢地按动顶头，排出吸嘴中的所有溶液。

(8) 将吸嘴沿着容器壁向上滑动，小心地从容器中撤回移液管。

(9) 释放移液管的顶头，使其返回到开始位置。

(10) 按动去头杆，去掉已用过的吸嘴。

3. 加样器的校正　可参照玻璃仪器的校正，量取微量体积时，可用汞代替水。

六、试剂的配制注意事项与保存

1. 选用试剂应根据实验方法的要求及样品含量来决定。配制校准物的试剂须选用品级高的试剂；一般的定性检验可选用化学纯试剂。测定微量物质的样品时，应考虑其干扰因素，必须选用品级、纯度较高的试剂，如微量元素测定必须用优级纯试剂。一般来说，试剂纯度越高，试剂引起的误差就越小。但也不要过分强求这一点，否则会造成经济上不必要的损失或影响工作。

2. 所用试剂须有瓶签,应核对品级、纯度、含有成分的百分率和不纯物(杂质)的最高数据及化学分子式。

3. 观察试剂性状。使用前应观察试剂有无变质现象发生,有些化合物本身不稳定,经过长期储存亦能逐渐发生分解、氧化、还原、聚合、升华、蒸发、沉淀析出等变化。一旦出现混浊、沉淀、颜色改变等一般不再使用,应弃之。但有的可重新蒸馏纯化后再用。

4. 部分化学试剂在存放过程中会吸收空气中的水分,如果直接称量配制,显然是不准确的。使用前用适当的方法除去吸收的水分,使试剂恢复到吸潮前的状态,这一过程称为恒重。

5. 部分试剂在储存过程中会发生氧化、分解、聚合等反应,有些则因本身纯度不够,使其变得不符合使用要求,因而在使用前需对这些试剂进行一定的处理,使其纯度满足需要,此过程称为纯化。

6. 试剂的称重是决定所配试剂浓度准确与否的关键,称重必须准确。一般固体试剂称取,应用称量瓶、玻璃纸等盛试剂。一般不选用普通纸盛试剂,尤其是粗糙的纸。对易潮解、易挥发的试剂称量应迅速,校准物须用万分之一天平称取。

7. 试剂配制中的溶剂一般为蒸馏水,特殊试剂或非水溶剂的试剂应注明清楚。蒸馏水的水质即外观、pH 值、氯化物及硫酸盐等指标必须符合规定。配制一些特殊要求的试剂,最好选用超纯水或将所用的蒸馏水作特殊处理。试剂配好后要在试剂瓶上写明名称、浓度、配制时间,必要时可注明用途、用量。

8. 试剂的登记。实验室应建立试剂登记与双查双签制度,配制者应在试剂登记簿上登记配制试剂处方,处方应体现原试剂级别、浓度、pH 值、加入先后顺序、配制方法及配制总校准品量等,要求计算准确。固体试剂和液体试剂应以瓶签所注明的化学式、比重和百分数作为计算组成量的依据。配制总量应根据试剂工作量与试剂保存期限来确定。

9. 试剂的保存。为保证试剂质量,延长试剂有效期限,科学存放试剂至关重要。对于剧毒、麻醉、易燃、易爆、腐蚀品等试剂应由专人妥善保管;普通试剂应分类按顺序贮于干燥冷暗处;易挥发的试剂应严密封盖,必要时加蜡封口;需冷冻冷藏保存的试剂应根据瓶签上标示的储存温度分别置于冰箱冷冻冷藏保存;强酸、强碱应分别存放。

第二节 临床生物化学实验室基本技术

一、光谱分析技术

(一)光谱分析技术的实验原理

光的本质是电磁波。不同的光,有不同的波长。肉眼可见的彩色光称为可见光,波长范围在 $400 \sim 750$ nm,小于 400 nm 的光线称为紫外线,大于 750 nm 的光线称为红外线。可见光区的电磁波,因波长不同而呈现不同的颜色,单色光并非单一波长的光,而是一定波长范围内的光,白光是各种单色光的混合,利用棱镜可将白光分成按波长顺序排列的各种单色光,这就是光谱。

光线通过透明溶液介质时,辐射的光一部分被吸收,一部分透过,因此光线射出溶液后部分光减少。这种光的吸收和透过可用于物质的定性定量分析。吸光分析依据的是 Lambert 和 Beer 定律。

1. Lambert 定律　一束单色光通过某一特定浓度的透明溶液时,一部分的光被吸收,被吸收的光量与溶液厚度有一定比例关系。

$$I = I_0 e^{-aL} \tag{1-1}$$

式中:I_0 为入射光强度;I 为通过溶液后的光强度;L 为溶液的径长;e 为自然对数的底,即 2.718;a 为溶液的吸光率。

式(1-1)可改写为

$$\ln (I_0/I) = aL \tag{1-2}$$

将式(1-2)换算成常用对数式,即

$$\lg(I_0/I) = 0.4343aL$$

令

$$K = 0.4343a$$

则

$$\lg (I_0/I) = KL \tag{1-3}$$

校准品此处以 K 为吸光率。

2. Beer 定律　以溶液中溶质浓度变化代替溶液厚度的改变,光波的吸收与溶质浓度的改变有类同的关系。即一束单色光通过溶液时,光波被溶液吸收一部分,吸收的多少与溶液中溶质浓度有一定比例关系。依据 Lambert 定律中同样的推导,可得出下式。

$$\lg(I_0/I) = KC \tag{1-4}$$

式中:C 为溶液中溶质的浓度。

将 Lambert 定律和 Beer 定律合并,即式(1-3)和式(1-4)合并为

$$\lg(I_0/I) = KCL \tag{1-5}$$

令 $T = I/I_0$,$A = \lg(I_0/I)$,则

$$A = KCL \tag{1-6}$$

式中:A 为吸光度;T 为透光度。

式(1-6)为 Lembert-Beer 定律的物理表示式,其含义为:一束单色光通过溶液后,光被吸收一部分,吸收的多少与溶液中溶质的浓度和溶液厚度成正比。

3. 计算

(1) 利用校准液计算测定物含量:实际测定过程中,用一已知浓度的测定物按测定管同样处理显色,读取吸光度,再根据式(1-6)计算,即

$$A_1 = K_1 C_1 L_1, \quad A_2 = K_2 C_2 L_2$$

式中:A_1、A_2 分别为已知浓度校准液和未知浓度测定管的吸光度;C_1、C_2 分别为已知浓度校准管和未知浓度测定管中测定物浓度。

因盛校准液和测定液的比色杯径长相同($L_1 = L_2$),故

$$A_1/(K_1 C_1) = A_2/(K_2 C_2) \tag{1-7}$$

因校准液和测定液中溶质为同一物,故 K 值相同,即

式(1-7)可换算成下式:

$$C_2 = (A_2/A_1) \times C_1 \tag{1-8}$$

(2) 利用标准曲线求测定物浓度:先配制一系列已知不同浓度的测定物溶液,按测定管同样方法处理显色,分别读取各管吸光度,以各管吸光度为纵坐标,各管溶液浓度为横坐

标,在方格坐标纸上作图得标准曲线。以后进行测定时,就无需再作标准管,以测定管吸光度从标准曲线上可求得测定物的浓度。

所作标准曲线仅供短期使用。标准曲线的制作与测定管的测定应在同一台仪器上进行,有时尽管型号相同,操作条件完全一样,因不是同一台仪器,其结果也会有一定误差。

(3) 利用摩尔吸光系数 ε 求测定物浓度:式(1-6)中 K 为吸光系数,当浓度 C 为 1 mol/L,溶液厚度 L 为 1 cm 时,则称为摩尔吸光系数,以 ε 表示,此时 ε 与 A 相等。已知 ε 的情况下,读取测定液径长为 1 cm 时的吸光度,根据下式可求出测定液的物质浓度:$C＝A/ε$。

此计算式常用于紫外吸收法,如蛋白质溶液含量测定,因蛋白质在波长 280 nm 下具有最大吸收峰,利用已知蛋白质在波长 280 nm 时的百分吸光系数,再读取待测蛋白质溶液的吸光度,即可算出待测蛋白质的浓度,无需显色,操作简便。

（二）722 型分光光度计仪器介绍及操作方法

1. 仪器介绍 目前科研和临床最常用的分光光度仪器(可见光区)是 722 型分光光度计。

722 型分光光度计采用自准式光路,单光束方法。光谱范围在 330～800 nm。以钨丝灯泡为光源,经透镜聚光后射入单色器内,再经棱镜色散后,反射到准直镜,穿狭缝得到波长范围更窄的光波作为入射光,进入比色池透出的光波被光电管接受,产生光电流。经微电流放大器送至对数放大器,由对数放大器变换成常用对数值输出,再送至浓度调节器,数字面板进行透光度(T)、吸光度(A)和浓度(C)的显示。

(1) 光源:以 12V30W 卤钨灯泡为光源。

(2) 单色器组件:包括狭缝部件、反光镜组件、准直镜、光栅部件与波长线性传动部件等。是仪器的主要部件之一。

(3) 试样池(比色皿):进光面和出光面皆由光学玻璃制成,以减少光的散射,手持面为不透光的毛玻璃。比色皿的规格为 0.5 cm、1 cm、2 cm、3 cm 4 种。

(4) 光电管暗盒部件:不是光电比色计的光电池而是光电管。它的阴极表面有一层对光灵敏的物质,光照射到光电管后,会发射出光电子,此光电子向阳极运动,形成光电流。光电管的灵敏度虽比光电池小,但经光电管出来的光电流可以放大,而经光电池出来的光电流不易放大,并且光电池易疲乏,故较高级的分光光度计均采用光电管作受光器。

(5) 检测系统:包括对数放大器、浓度调节器和数字面板显示表。

2. 实验操作

(1) 器材与试剂:擦镜纸或棉花,滤纸片,1 cm 比色皿,铺有滤纸的表面皿或培养皿,220 V 交流电源,722 型分光光度计,蒸馏水或空白试剂(B 液),校准液(S 液)和待测液(U 液)。

(2) 操作步骤。

①检查 722 型分光光度计的旋钮和开关,使其回复零点。按要求接通电源,调节波长旋钮至所需波长。将选择开关置于"T",打开暗盒盖和电源开关,指示灯亮;预热 20 min。

②取比色皿分别盛装 B、S、U 液,置入检测室(比色皿先用蒸馏水洗后,再用比色液润洗才能装比色液),用装有 B 液的比色皿对准光路。

③调节面板"零位细调",使数字显示为"00.0"。合下暗盒盖,并确保装有 B 液的比色皿对准光路,使光电管受光,调节透光度"100％"旋钮,使数字显示为"100.0"。

④如果显示不到"100.0",则可适当增加微电流放大器的倍率,但尽可能使倍率置于低挡使用,这样稳定性更好。但改变倍率后须按步骤③重新校正。预热后,需按步骤③连续几次调整"0"和"100％",仪器即可开始测定工作。

⑤吸光度 A 的测量。按步骤③调整"0"和"100％",将功能选择开关置于"A",调节吸光度调零旋钮,使得数字显示为".000",如果指示读数不是此值时,应调节"消光调零"电位器,使其达到要求。然后将待测样品移入光路,显示值即为被测样品的吸光度值。

⑥浓度 C 的测量,选择开关旋至"C",将装有标准液的比色皿对准光路,调节浓度旋钮,使得数字显示为标定值,将被测样品放入光路,即可读出被测样品的浓度值。

⑦如果大幅度改变测试波长,在调整"0"和"100％"并稍等片刻待稳定后(因光能量变化急剧,光电管受光后响应缓慢,需经过一段光响应平衡时间),重新调整"0"和"100％",即可工作。

⑧打开检测室盖,取出比色皿,倾去比色液于水槽中,用自来水冲洗干净,倒置于表面皿(铺有滤纸)中。

⑨关上电源开关,拔出电源插头,取出比色皿架,检查检测室内是否有液体溅出,若有,则需擦净。检测室内放入硅胶袋,合上盖,套上仪器罩。

3. 注意事项

(1)仪器须安放在稳固的工作台上,不能随意搬动。严防震动、潮湿和强光直射。

(2)千万不可用手或滤纸等物摩擦比色皿的透光面。盛装比色液时,约达比色皿 2/3 体积,不宜过多或过少。若不慎使溶液流至比色皿外面须用棉花或拭镜纸擦干,才能放入比色架。拉比色杆时要轻,以防溶液溅出,腐蚀机械。

(3)比色皿用后应立即用自来水冲洗干净,若不能洗净,用 5％中性皂溶液或洗衣粉溶液浸泡,也可用新鲜配制的重铬酸钾洗液短时间浸泡,然后用水冲洗干净,倒置晾干。每套分光光度计上的比色皿和比色皿架不得随意更换。

(4)试管或试剂不得放置于仪器上,以防试剂溅出腐蚀机壳。如果试剂溅在仪器上,应立即用棉花或纱布擦干。

(5)测定溶液浓度的吸光度值宜在 0.1～0.7 之间,此范围最符合光吸收定律,线性好,读数误差较小。如吸光度超过 0.1～1.0 范围,可调节比色液浓度,适当稀释或加浓,再进行比色。

(6)合上检测室盖后连续工作的时间不宜过长,以防光电管疲乏。仪器连续使用不应超过 2 h,必要时间歇半小时再用。每次读完比色架内的一组读数后,立即打开检测室盖。

(7)测定未知液时,先作该溶液的吸收光谱曲线,再选择最大吸收峰的波长作为测定波长。

(8)分光光度计的放大器暗盒及单色器箱处放有两个硅胶筒,检测室内放硅胶袋,应经常检查,发现硅胶变色,应更换新硅胶或烘干再用。

(9)仪器用完之后,须拔去电源,套上仪器罩。仪器较长时间不使用,应定期通电、预热。

二、电泳技术

电泳(electrophoresis)是指带电颗粒在电场力作用下向所带电荷相反电极泳动的现

象。许多重要的生物分子如氨基酸、多肽、蛋白质、核苷酸、核酸等都含有可电离基团,在非等电点条件下均带有电荷,在电场力的作用下,它们将向着与其所带电荷相反的电极移动。电泳技术就是利用样品中各种分子带电性质、分子大小、形状等的差异,在电场中的迁移速度不同,从而对样品分子进行分离、鉴定、纯化和制备的一种技术。

（一）实验原理

设一带电粒子在电场中所受的力为 F,F 的大小取决于粒子所带电荷 Q 和电场强度 X,即

$$F = QX$$

按 Stoke 定律,一球形粒子运动时所受到的阻力 f 与粒子运动的速度 v、粒子的半径 r、介质的黏度 η 的关系为

$$f = 6\pi r \eta v$$

当 $F = f$ 时,达到动态平衡,即

$$QX = 6\pi r \eta v$$

移项得

$$v/X = Q/(6\pi r) \tag{1-9}$$

式中:v/X 表示单位电场强度时粒子运动的速度,称为迁移率(mobility),也称为电泳速度,以 μ 表示,即

$$\mu = v/X = Q/(6\pi r) \tag{1-10}$$

由式(1-10)可见,粒子的迁移率在一定条件下取决于粒子本身的性质,即其所带电荷多少及分子大小与形状,也就是取决于粒子的电荷密度;不同的粒子一般具有不同的迁移率。在具体实验中,移动速度 v 为单位时间 t(以 s 计)内移动的距离 d(以 cm 计),即

$$v = d/t$$

又电场强度 X 为单位距离(cm)内的电势差(V),当距离为 1 cm 时,电势差为 E,则

$$X = E/L$$

以 $v = d/t$,$X = E/L$ 代入式(1-10)即得

$$\mu = v/X = (d/t)/(E/L) = dL/(Et)$$

所以迁移率的单位为 $cm^2/(s \cdot V)$。

某物质(A)在电场中移动的距离为

$$d_A = Et \times \mu_A/L$$

物质(B)的移动距离为

$$d_B = Et \times \mu_B/L$$

两物质移动距离的差为

$$\Delta d = d_A - d_B = (\mu_A - \mu_B) \times Et/L \tag{1-11}$$

式(1-11)指出,物质 A、B 能否分离取决于两者的迁移率。如两者的迁移率相同,则不能分离,有差别则能分离。实验所选的条件如电压和电泳时间与两物质的分离距离成正比,电场的距离(如滤纸长度)与分离距离成反比。

（二）影响电泳的因素

1. 电泳介质的 pH 值　不同的被分离物质由于所含可电离基团的种类和数量不同,因

此具有不同的等电点。若介质的 pH 值小于等电点时,带电粒子呈阳离子状态,向负极移动;反之当介质 pH 值大于等电点时,带电粒子呈阴离子状态,向正极移动。蛋白质由氨基酸组成,具有两性电离性质,所以介质的 pH 值也会影响蛋白质的电离情况,即可决定蛋白质的带电量(Q)。为了保持介质 pH 值的稳定性,常用一定 pH 值的缓冲液,如分离血清蛋白质常用 pH8.6 的巴比妥或三羟甲基氨基甲烷(Tris)缓冲液。

2. 缓冲液的离子强度 离子强度如果过低,缓冲液的缓冲容量小不易维持 pH 值恒定;离子强度过高,则降低蛋白质的带电量(压缩双电层,降低 Zeta 电势),使电泳速度减慢,所以常用离子强度在 0.02～0.2 之间。

$$I = 1/2 \sum c_i Z_i^2$$

式中:I 为离子强度;c_i 为离子的物质的量浓度;Z_i 为离子的价数。

例如两个单价离子化合物(如 NaCl)的离子强度等于它的物质的量浓度。如 0.154 mol/L NaCl 的溶液的离子强度可计算如下:

$$I = 1/2(0.154 \times 1^2 + 0.154 \times 1^2) = 0.154$$

两个双价离子化合物(如 $ZnSO_4$)的离子强度等于它的物质的量浓度的 4 倍。如 0.1 mol/L $ZnSO_4$ 溶液的离子强度为

$$I = 1/2(0.1 \times 2^2 + 0.1 \times 2^2) = 0.4$$

由上述例子可以看出,多价离子会使离子强度增高,所以电泳缓冲液常用单价离子的化合物配制。

3. 电场强度 实验所用电场强度与移动距离成正比。电场强度以每厘米距离的电势差计算,也称电势梯度。以滤纸电泳为例,滤纸长 15 cm,两端电势差为 150 V,则电场强度为 10 V/cm。电场强度越高,则带电粒子的移动越快。但电压越高,产生的热量也越高,所以高压电泳(电场强度大于 50 V/cm)常需加用冷却装置,否则热量可引起蛋白质等物质的变性而不能分离,还因发热引起缓冲液中水分蒸发过多,使支持物(滤纸、薄膜或凝胶等)上离子强度增加,以及毛细现象(电泳缸内液被吸到支持物上)等,都会影响物质的分离。

4. 电渗 在电场中,由于多孔支持物吸附水中的离子使支持物表面相对带电,在电场作用下,溶液就向一定方向移动,此种现象称为电渗。如滤纸中含有羟基而带负电荷,与纸相接触的水溶液带正电荷,液体向负极移动。由于电渗现象往往与电泳同时存在,所以带电粒子的移动距离也受电渗影响。当电泳方向与电渗相反时,实际电泳的距离等于电泳距离减去电渗的距离;当两者方向相同时,实际电泳距离等于电泳距离加上电渗的距离。电渗所造成的移动距离可用不带电的有色染料或有色葡聚糖点在支持物的中心,以观察电渗的方向和距离。

5. 支持介质的筛孔 支持介质的筛孔大小对生物大分子的电泳迁移速度有明显的影响。在筛孔大的介质中泳动速度快,反之,则泳动速度慢。

三、层析技术

标准品层析技术(chromatography)是一种极其重要的分离、分析技术,又称色层分析技术、层离技术或色谱技术。此技术被广泛地应用于石油化工、有机合成、化学分析、能源环保、生理生化、医药卫生、轻工仪器乃至航空航天等诸多领域,并随着其发展,愈来愈受到人们的普遍重视。

　　层析技术是一种物理化学分离分析方法,它利用混合物中各组分物理或化学性质的差异(如吸附力、溶解度、分子形状、分子大小以及分子极性等),使各组分以不同的浓度分布在固定相(stationary phase)和流动相(mobile phase)中,当其两相相对运动时,各组分在两相中反复多次分配,最后使各组分得以彼此分离。层析技术可按两相的状态不同进行分类,如以气体为流动相的叫做气相层析(gas chromatography),以液体为流动相的叫做液相层析(liquid chromatography)。由于固定相也有液体和固体的不同,故气相层析还可细分为气-液和气-固层析两种,同理,液相层析也可细分为液-液和液-固层析两种。

　　根据所用两组分不同层析法又可分为以下几类:吸附层析、分配层析、离子交换层析、凝胶过滤层析和亲和层析等;根据操作方式不同可分为柱层析、薄层层析和纸层析等。

　　(一)吸附层析

　　1. 吸附层析的基本原理　当混合物随流动相流经由吸附剂组成的固定相时,由于吸附剂对不同的物质具有不同的吸附力,从而使不同组分的移动速度不相同,最终达到分离的目的。

　　2. 常用吸附剂的类型　层析用的吸附剂应该满足以下要求:在层析溶剂中不溶解;对洗脱液及被分离物质呈化学惰性;吸附能力强,同时具有吸附可逆性;分子扩散速度应尽可能地快。常用吸附剂是多孔结构的物质。粒子大小、形状以及孔的结构是影响层析的基本因素。下面介绍几种常用吸附剂。

　　(1)硅胶:略带酸性,适用于中性和酸性物质的分离,如氨基酸、糖、脂类等,其优点是化学惰性强、吸附量大、制备容易。

　　(2)氧化铝:略带碱性,适用于中性及碱性物质的分离,如生物碱、类固醇、维生素、氨基酸等。其优点是吸附量大、价格低廉、分离效果好。

　　(3)活性炭:大多以木屑为原料。根据其粗细程度可分为三种:①粉末活性炭,颗粒极细,呈粉末状,吸附量及吸附力大;②颗粒活性炭,颗粒较大,表面积及吸附力都比粉末活性炭小;③锦纶-活性炭,以锦纶为黏合剂,将粉末活性炭制成颗粒,表面积介于粉末活性炭和颗粒活性炭之间,吸附能力较两者弱。

　　3. 吸附层析的类型　吸附层析根据操作方式的不同,分为柱层析和薄层层析两种。

　　(1)柱层析法:用一根玻璃管柱,下端铺垫棉花或玻璃棉,管内加吸附剂粉末,用一种溶剂润湿后,即成为吸附柱。然后在柱顶部加入要分离的样品溶液,如果样品内含两种成分 A 和 B,则二者被吸附在柱上端,形成色圈。样品液全部溶入吸附柱中之后,接着就加入合适的溶剂洗脱,A 和 B 就随着溶剂的向下流动而移动。在洗脱过程中,管内标准品连续发生溶解、吸附、再溶解、再吸附的现象。由于溶剂与吸附剂对 A 和 B 的溶解力与吸附力不完全相同,A 和 B 移动的速率也不同,经一定时间,如此反复地溶解与吸附,而形成两个环带,每一环带是一种纯物质。

　　(2)薄层层析法:利用玻璃板、塑料板、铝板、聚酰胺膜等作为固定相的载体,在板上涂上一薄层不溶性物质作为固定相,再把样品涂铺在薄层的一端,然后用合适的溶剂展开,从而达到分离、鉴定的目的。

　　(二)分配层析

　　1. 分配层析的基本原理　分配层析是利用混合物中各组分在两种不同溶剂中的分配

系数不同而使物质得到分离的方法。

2. 分配系数　分配系数是指一种溶质在两种互不相溶的溶剂中的溶解达到平衡时，该溶质在两种溶剂中所具浓度之比。不同的物质因其在各种溶剂中的溶解度不同，因而具有不同的分配系数。在一定温度下，分配系数可用下式表示：

$$K_d = C_2 / C_1$$

式中：K_d 为分配系数；C_2 是物质在固定相中的浓度；C_1 是物质在流动相中的浓度。分配系数与温度、溶质及溶剂的性质有关。

在分配层析中，大多选用多孔物质作为支持物，利用它对极性溶剂的亲和力，将其作为固定相；用另一种非极性溶剂作为流动相。如果把待分离的混合物样品点在固定相上，在层析过程中，非极性溶剂沿支持物流经样品点时，样品中的各种混合物便会按分配系数大小溶于流动相而向前移动。当移动到前方的固定相时，溶于流动相的物质又将与固定相进行重新分配，一部分转入固定相中。因此，随着流动相的不断向前移动，样品中的物质便在流动相和固定相之间进行连续地、动态地分配。这种情形相当于非极性溶剂从极性溶剂中对物质的连续抽提过程。由于各种物质的分配系数不同，分配系数较大的物质留在固定相中较多，在流动相中较少，层析过程中向前移动较慢；相反，分配系数较小的物质进入流动相中较多而留在固定相中较少，层析过程中向前移动就较快。根据这一原理，样品中的各种物质就能分离开来。分配层析中应用最广泛的多孔支持物是滤纸（此种层析被称为纸上分配层析），其次是硅胶、硅藻土、纤维素粉、微孔聚乙烯粉等。

（三）离子交换层析

1. 离子交换层析的基本原理　离子交换层析是利用离子交换剂对各种离子的亲和力不同，借以分离混合物中各种离子的一种层析技术。其主要特点是依靠带有相反电荷的颗粒之间具有引力的作用。离子交换层析的固定相是载有大量电荷的离子交换剂；流动相是具有一定 pH 值和一定离子强度的电解质溶液。当混合物溶液中带有与离子交换剂相反电荷的溶质流经离子交换剂时，后者即对不同溶质进行选择性吸附。随后，用带有与溶质相同电荷的洗脱液进行洗脱，被吸附的溶质可被置换而洗脱下来，从而达到分离混合物中各种带电荷溶质的目的。离子交换剂按其所带电荷的性质分为阴离子交换剂和阳离子交换剂两类。阴离子交换剂本身带有正电荷，可以吸引并结合混合物中带负电荷的物质；阳离子交换剂本身带有负电荷，可以吸引并结合混合物中带正电荷的物质。

2. 离子交换剂的类型　常用的离子交换剂主要有离子交换树脂、离子交换纤维素、离子交换葡聚糖及离子交换琼脂糖凝胶等。

（1）离子交换树脂：由苯乙烯作为单体，苯二乙烯作为交联剂，进行聚合和交联反应生成的具有三维网状结构的高聚物；其上可引入所需要的酸性基团或碱性基团。带酸性基团的属阳离子交换树脂；带碱性基团的属阴离子交换树脂。

（2）离子交换纤维素：离子交换纤维素对蛋白质和核酸的纯化极为有用，因为这些生物大分子不能渗入到交联的结构中，因此不能在一般树脂上被分离。而纤维素之所以具有分离、纯化高相对分子质量化合物的能力，是因为它具有松散的亲水性网状结构，有较大的表面积，大分子可以自由通过。因此对生物大分子来说，纤维素的交换能力比离子交换树脂要大，同时纤维素来源于生物材料，洗脱条件温和，回收率高。离子交换纤维素常用的有两种：一种是二乙基氨基纤维素，即 DEAE-纤维素，属阴离子交换剂；另一种是羧甲基纤维素,即 CM-纤维素,属阳离子交换剂。

(3) 离子交换葡聚糖及离子交换琼脂糖凝胶:这是将离子交换基团连接于交联葡聚糖或琼脂糖上而制成的各种交换剂。交联葡聚糖和琼脂糖具有三维网状结构,因此这种交换剂既有离子交换作用,又有分子筛作用。

(四) 凝胶过滤层析

1. 凝胶过滤层析的基本原理 凝胶过滤层析是指混合物随流动相流经固定相的层析柱时,混合物中各组分按其分子大小不同而被分离的技术。固定相是凝胶。凝胶是一种不带电荷的具有三维空间的多孔网状结构,凝胶的每个颗粒内部都具有很多细微的小孔,如同筛子一样,小的分子可以进入凝胶网孔,而大的分子则被排阻于凝胶颗粒之外,因而具有分子筛的性质。当混合物样品加入到凝胶的层析柱中时,样品将随洗脱液的流动而移动。这时的样品一般作两种运动:一是随洗脱液垂直向下移动;二是作不定向扩散运动。相对分子质量小的物质,在不定向扩散中可以进入孔内部,然后再扩散出来,故流程长,通过柱子的速度慢,一般后流出层析柱;相对分子质量大的物质,由于不能进入到凝胶孔内部,只能在凝胶颗粒之间移动,故流程短,先流出层析柱。这样,相对分子质量大小不同的物质就会因此而得到分离。

2. 常用凝胶的类型 常用的凝胶主要有琼脂糖凝胶、交联葡聚糖凝胶、聚丙烯酰胺凝胶、琼脂糖-葡聚糖复合凝胶等。

(1) 琼脂糖凝胶:从琼脂中分离出来的天然凝胶,由 D-半乳糖和 3,6-脱水-L-半乳糖交替结合而成。其商品名因生产厂家不同而异,如 Sepharose(瑞典)、Sagavac(英国)、BilGel(美国),每一品名又有不同的型号。琼脂糖凝胶的优点是凝胶不带电荷,吸附能力非常小。主要用于分离相对分子质量在 40 万以上的物质,如核酸、病毒等。

(2) 交联葡聚糖凝胶:其基本骨架是葡聚糖。瑞典出品的商品名为 Sephadex,国产的商品名为 Dextran。不同型号的凝胶用"G"表示,从 G25～G200。"G"后面的数字表示每 10 g 干胶的吸水量,"G"值越大,表示凝胶的网孔越大。可根据待分离混合物相对分子质量的大小,选用不同"G"值的凝胶。

(3) 聚丙烯酰胺凝胶:由单体丙烯酰胺先合成线性聚合物,再以交联剂共聚交联而成。以"P"表示,从 P2～P300。"P"后的数字×1000 表示相对分子质量的排阻极限。

(4) 琼脂糖-葡聚糖复合凝胶:商品名为 Superdex,是把葡聚糖凝胶通过交联剂交联到琼脂糖上,因此具有二者的优点。

3. 影响凝胶柱层析的主要因素

(1) 凝胶柱填装后用肉眼观察应均匀、无纹路、无气泡。

(2) 洗脱液的选择:主要取决于待分离样品,一般来说只要能溶解被洗脱物质并不使其变性的缓冲液都可用于凝胶层析。为了防止凝胶可能有吸附作用,一般洗脱液都含有一定浓度的盐。

(3) 加样量:加样量的多少应根据具体的实验而定;一般分级分离时加样量为凝胶柱床体积的 1%～5%,而分组分离时加样量为凝胶柱床体积的 10%～25%。

(4) 凝胶的再生:在凝胶或层析床表面常有一些污染,必须作适当处理。葡聚糖凝胶柱可用 0.2 mol/L NaOH 和 0.5 mol/L NaCl 的混合液处理,聚丙烯酰胺凝胶和琼脂糖凝胶遇酸、碱不稳定,故常用盐溶液处理。

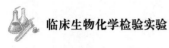

（五）亲和层析

亲和层析是利用配体和待分离物质生物大分子之间的特异性亲和力而达到分离目的的一类特殊层析技术。配体以共价键形式连接到不溶性载体上，使之固相化，然后将固相化的配基装入层析柱作为固定相。当混合组分的标本通过此固定相时，只有和固定相分子有特殊亲和力的物质，才能被吸附结合，而没有亲和力的无关组分就随流动相流出。通过改变流动相的成分，将结合的亲和物洗脱下来，从而达到分离的目的。在亲和层析中所用的载体称为基质，与基质共价连接的化合物称为配基或配体。

亲和层析的纯化过程简单、迅速、分离效率高，对分离含量极少又不稳定的活性物质尤为有效。但针对某一组分需制备专一的吸附剂，且不是所有的生物高分子都有特定配基，配基的共价连接较烦琐。因此，应用范围受到一定限制。

具有专一性亲和力的生物分子对主要有抗原与抗体、DNA 与互补 DNA 或 RNA、酶和底物、激素与受体、维生素与特异性结合蛋白、糖蛋白与相应的植物凝集素等。

四、离心技术

（一）原理

离心技术是利用离心力，依据物质的沉降系数、扩散系数和浮力密度的差异而进行物质的分离、浓缩和分析的一种专门技术。各种离心机是实现其技术目的的仪器保证。

当悬浮液绕轴旋转时，悬浮中的微粒就同时受到背向转轴方向的离心力和正向转轴方向的介质浮力的双向作用，微粒的运动轨迹取决于所受合力的方向。根据物理学原理推导可知：

$$F_合 = F_离 - F_介 = V\rho \times 4\pi^2 N^2 r/3600 - V\sigma \times 4\pi^2 N^2 r/3600 = V4\pi^2 N^2 r/3600 \times (\rho - \sigma)$$

式中：V 表示微粒的体积，N 表示每分钟的转数，r 表示微粒至转轴的距离，ρ 与 σ 分别表示微粒与介质的密度。显然，当 $\rho = \sigma$ 时，$F_合 = 0$，微粒受力平衡，故将维持距转轴恒定的距离转动，也就不可能被分离开；当 $\rho < \sigma$ 时，$F_合 < 0$，微粒主要受向心力作用，故而将向转轴方向移动，直至浮到介质表面；而当 $\rho > \sigma$ 时，$F_合 > 0$，微粒主要受离心力作用而向远离转轴的方向移动，直至沉淀到容器底部。因此，$\rho > \sigma$ 是微粒从悬浮液中进行离心分离的基本条件。使用普通离心机的根本目的就在于使这样的微粒从悬浮液中分离出来。

（二）离心机的分类

离心机可分为工业用离心机和实验用离心机。实验用离心机又分为制备性离心机和分析性离心机，制备性离心机主要用于分离各种生物材料，每次分离的样品容量比较大；分析性离心机一般都带有光学系统，主要用于研究纯的生物大分子和颗粒的理化性质，依据待测物质在离心场中的行为用离心机中的光学系统连续监测，能推断物质的纯度、形状和相对分子质量等，分析用离心机都是超速离心机。

1. 制备用离心机

（1）普通离心机：最大转速为 6000 r/min 左右，最大相对离心力近 6000g，容量为几十毫升至几升，分离形式是固液沉降分离，转子有角式和外摆式，其转速不能严格控制，通常不带冷冻系统，于室温下操作，用于收集易沉降的大颗粒物质，如红细胞、酵母细胞等。

（2）高速冷冻离心机：最大转速为 20000~25000 r/min，最大相对离心力为 89000g，最大容量可达 3 L,分离形式也是固液沉降分离,转头配有各种角式转头、荡平式转头、区带转头、垂直转头和大容量连续流动式转头,一般都有制冷系统,以消除高速旋转转头与空气之间摩擦而产生的热量,离心室的温度可以调节和维持在 0~40 ℃,转速、温度和时间都可以严格准确地控制,并有指针或数字显示,通常用于微生物菌体、细胞碎片、大细胞器、硫酸铵沉淀和免疫沉淀物等的分离纯化工作,但不能有效地沉降病毒、小细胞器(如核蛋白体)或单个分子。

(3)超速离心机:转速可达 50000~80000 r/min,相对离心力最大可达 510000g,离心容量为几十毫升至 2 L,分离的形式是差速沉降分离和密度梯度区带分离,离心管平衡允许的误差要小于 0.1 g。超速离心机的出现,使生物科学的研究领域有了新的扩展,它能使过去仅仅在电子显微镜下观察到的亚细胞器得到分级分离,还可以分离病毒、核酸、蛋白质和多糖等。超速离心机装有真空系统,这是它与高速离心机的主要区别。

2. 分析用离心机 分析用离心机使用了特殊设计的转头和光学检测系统,以便连续地监视物质在一个离心标准品场中的沉降过程,从而确定其物理性质。离心机中装有一个光学系统,在整个离心期间都能通过紫外吸收或折射率的变化监测离心杯中沉降着的物质,在预定的期间可以拍摄沉降物质的照片,再分析离心杯中物质沉降情况,从而得到一些重要信息,能够确定生物大分子是否存在及其大致的含量,计算生物大分子的沉降系数,结合界面扩散,估计分子的大小,检测分子的不均一性及混合物中各组分的比例,测定生物大分子的相对分子质量,还可以检测生物大分子的构象变化等。

(三)常用的离心方法

1. 差速沉降离心法 这是最普通的离心法,即采用逐渐增加离心速度或低速和高速交替进行离心,使沉降速度不同的颗粒,在不同的离心速度及不同的离心时间下分批分离的方法。此法一般用于分离沉降系数相差较大的颗粒。差速离心首先要选择好颗粒沉降所需的离心力和离心时间。当以一定的离心力在一定的离心时间内进行离心时,在离心管底部就会得到最大和最重颗粒的沉淀,分出的上清液在加大转速下再进行离心,又得到第二部分较大较重颗粒的沉淀及含较小和较轻颗粒的上清液,如此多次离心处理,即能把液体中的不同颗粒较好地分离开。此法所得的沉淀是不均一的,仍掺杂有其他成分,需经过 2~3 次的再悬浮和再离心,才能得到较纯的颗粒。

2. 密度梯度区带离心法(简称区带离心法) 区带离心法是将样品加在惰性梯度介质中进行离心沉降或沉降平衡,在一定的离心力下把颗粒分配到梯度中某些特定位置上,形成不同区带的分离方法。

(1)差速区带离心法:当不同的颗粒间存在沉降速度差时(不需要像差速沉降离心法所要求的那样大的沉降系数差),在一定的离心力作用下,颗粒各自以一定的速度沉降,在密度梯度介质的不同区域上形成区带的方法称为差速区带离心法。此法仅用于分离有一定沉降系数差的颗粒(20%的沉降系数差或更少)或相对分子质量相差较大的蛋白质,与颗粒的密度无关,大小相同,密度不同的颗粒(如线粒体,溶酶体等)不能用此法分离。离心管先装好密度梯度介质溶液,样品液加在梯度介质的液面上,离心时,由于离心力的作用,颗粒离开原样品层,按不同沉降速度向管底沉降,离心一定时间后,沉降的颗粒逐渐分开,最后形成一系列界面清楚的不连续区带,沉降系数越大,往下沉降越快,所呈现的区带也越低,离心必须在沉降最快的大颗粒到达管底前结束,样品颗粒的密度要大于梯度介质的密度。梯度介质通常用蔗糖溶液,其最大密度和浓度可达 128 kg/cm³ 和 60%。此离心法的关键是选择合适的离心转速和时间。

(2) 等密度区带离心法:溶液混合后装入离心管,通过离心形成梯度,这就是预形成梯度和离心形成梯度的等密度区带离心产生梯度的两种方式。离心时,样品的不同颗粒向上浮起,一直移动到与它们的密度相等的等密度点的特定梯度位置上,形成几条不同的区带,这就是等密度区带离心法。体系到达平衡状态后,再延长离心时间和提高转速已无意义,处于等密度点上的样品颗粒的区带形状和位置均不再受离心时间所影响,提高转速可以缩短达到平衡的时间,离心所需时间以最小颗粒到达等密度点(即平衡点)的时间为基准,有时长达数日。等密度区带离心法的分离效率取决于样品颗粒的浮力密度差,密度差越大,分离效果越好,与颗粒大小和形状无关,但大小和形状决定着达到平衡的速度、时间和区带宽度。等密度区带离心法所用的梯度介质通常为氯化铯(CsCl)或 20%~40% 蔗糖溶液,其密度可达 1.78/cm³。此法可分离核酸、亚细胞器等,也可以分离复合蛋白质,但简单蛋白质不适用。

(四) 使用离心机的注意事项

1. 离心前必须将放置于对称位置上的离心套筒、离心管及离心液进行精确平衡,重量差不超过 0.1 g。对于高速和超速离心机,不仅要求重量平衡,而且要求配平液的密度与离心液的密度相等,以达到力矩平衡。

2. 离心机安放要求水平、稳固,转轴上的支架要牢固,转轴润滑良好,吊篮应活动自如,保证离心机的正常运转。

3. 离心管盛液不宜过满,避免腐蚀性液体溅出,腐蚀离心机,同时造成离心不平衡。

4. 离心开始前应检查转头是否拧紧。放入离心套筒后应紧盖、锁牢,防止意外事故的发生。离心完毕应关电门、拔掉电源插头任机自停,严禁用手助停,以免伤人损机,使沉淀泛起。

5. 注意离心机的保养和“四防”。离心机使用完毕,要及时清除离心机内水滴、污物及碎玻璃渣,擦净离心腔、转轴、吊环、套筒及机座。经常做好离心机的防潮、防过冷、防过热、防腐蚀药品污染,延长使用寿命。

6. 离心过程若发现异常情况应立即拔下电源插头,再进行检查。如听到碎玻璃渣声响,可能是试管被打碎,应重新更换试管。若整个离心机座转动起来,则是严重不平衡所致。若离心机不转动,则可能是电源无电或保险丝烧断,应重新更换保险丝。若发生机械或电机故障,应报告指导教师,请专门维修人员检修。

【参考文献】

[1]　王琰,钱士匀.生物化学和临床生物化学检验[M].北京:清华大学出版社,2005.
[2]　钱士匀.临床生物化学与检验实验指导[M].3 版.北京:人民卫生出版社,2008.

(赵朝贤　高英英)

第二章　血清蛋白质测定

体液蛋白质测定可满足临床对不同疾病的诊断、鉴别诊断和疗效观察的需求。测定样本可来自血清(浆)、尿液和脑脊液等,其中,以血清(浆)样本为主。本章主要介绍血清总蛋白、血清清蛋白和前清蛋白的测定方法,以及血清蛋白质电泳技术。

第一节　血清总蛋白测定

测定血清总蛋白的方法有凯氏定氮法、双缩脲法、染料结合法、化学比浊法等。临床上以双缩脲法最常用。

实验 1　双缩脲法测定血清总蛋白

【实验目的】

掌握:双缩脲法测定血清总蛋白的实验原理及操作方法。

熟悉:血清总蛋白测定的临床意义。

了解:双缩脲法测定血清总蛋白的方法学评价及注意事项。

【实验原理】

血清中蛋白质的两个相邻肽键(—CO—NH—)在碱性溶液中能与二价铜离子作用产生稳定的紫红色配合物。此反应和两个尿素分子缩合后生成的双缩脲(H_2N—OC—NH—CO—NH_2)在碱性溶液中与铜离子作用形成紫红色产物的反应相似,故将蛋白质与碱性铜的反应称之为双缩脲反应。反应生成的紫红色配合物在 540 nm 处有明显吸收峰,吸光度在一定范围内与血清蛋白质含量成正比,经与同样处理的蛋白质标准液比较,即可求得蛋白质含量。

【器材与试剂】

(一)器材

自动生化分析仪或分光光度计。

(二)试剂

可购商品试剂或自行配制。

1. 6.0 mol/L NaOH 溶液　使用新开瓶的优质氢氧化钠,以减少碳酸盐的污染。称取 NaOH 240 g,溶于新鲜制备的蒸馏水(或刚煮沸冷却的去离子水)约 800 mL 中,待冷却后定容至 1 L,置于聚乙烯塑料瓶中,密塞,放置于室温中保存。

2. 双缩脲试剂　称取未风化、没有丢失结晶水的硫酸铜结晶($CuSO_4 \cdot 5H_2O$)3 g,溶于新鲜制备的蒸馏水(或刚煮沸冷却的去离子水)500 mL 中,加入酒石酸钾钠($NaKC_4H_4O_6 \cdot 4H_2O$,用以结合 Cu^{2+},防止在碱性条件下形成 CuO 沉淀)9 g 和 KI(防止碱性酒石酸铜自动还原并防止 Cu_2O 的离析)5 g,待完全溶解后,在搅拌下加入 6 mol/L NaOH 溶液 100 mL,并用蒸馏水定容至 1 L,置于塑料瓶中盖紧保存。此试剂室温下可稳定半年,若储存瓶中有黑色沉淀出现或试剂在波长 540 nm 的吸光度不在 $0.095 \sim 0.105$ 之间,则需要重新配制。

3. 双缩脲空白试剂　试剂中不含硫酸铜,其余成分与双缩脲试剂相同。

4. 蛋白质标准液　可用牛血清清蛋白或正常人的混合血清,经凯氏定氮法定值后作为总蛋白测定的标准液。也可购买有批准文号的商品试剂盒。

【操作步骤】

(一) 自动生化分析仪法

请参照试剂盒说明书操作。

(二) 手工操作法

取试管 5 支,标明测定管(U)、标本空白管(B)、标准管(S)、试剂空白管(RB)、标准空白管(SB),按表 2-1 操作。

表 2-1　双缩脲法测定血清总蛋白

加入物/mL	RB	B	U	SB	S
血清	—	0.10	0.10	—	—
蛋白标准液	—	—	—	0.10	0.10
蒸馏水	0.10	—	—	—	—
双缩脲空白试剂	—	5.0	—	5.0	—
双缩脲试剂	5.0	—	5.0	—	5.0

混匀,置于 25 ℃保温 30 min 或 37 ℃保温 10 min,在波长 540 nm 处比色,用蒸馏水调零,测各管吸光度。

【结果计算】

$$\text{血清总蛋白}(\text{g/L}) = \frac{A_U - A_{RB} - A_B}{A_S - A_{RB} - A_{SB}} \times \text{总蛋白标准液浓度}(\text{g/L})$$

【参考区间】

健康成人血清总蛋白浓度为 $60.0 \sim 80.0$ g/L。长久卧床者低 $3.0 \sim 5.0$ g/L,60 岁以上约低 2.0 g/L。新生儿总蛋白浓度较低,随后逐月缓慢上升,大约一年后达成人水平。

【临床意义】

(一) 血清总蛋白浓度增高

1. 蛋白质合成增加　常见于多发性骨髓瘤病人,主要是异常球蛋白增加,导致血清总蛋白增加。

2. 血浆浓缩　凡体内水分排出大于摄入时,均可引起血浆浓缩。如急性脱水(呕吐、腹泻、高热等),外伤性休克(毛细血管通透性增大),慢性肾上腺皮质功能减退(尿排钠增多引起继发性失水)。

（二）血清总蛋白浓度降低

1. 蛋白质合成障碍　当肝功能严重受损时,蛋白质合成减少,以清蛋白降低最为显著。

2. 蛋白质丢失　严重烧伤,大量血浆渗出;大出血;肾病综合征尿中长期丢失蛋白质;溃疡性结肠炎可从粪便中长期丢失一定量的蛋白质。

3. 营养不良或消耗增加　营养失调、长期低蛋白饮食、维生素缺乏症或慢性肠道疾病引起的吸收不良均可使体内缺乏合成蛋白质的原料;长期患消耗性疾病,如严重结核病、恶性肿瘤和甲状腺功能亢进等,均可导致血清总蛋白浓度降低。

4. 血浆稀释　血浆中水分增加,血浆被稀释,如静脉注射过多低渗溶液或各种原因引起的水钠潴留。

【注意事项】

1. 胆红素、葡聚糖、酚酞、磺溴酞钠及严重溶血对本法有较大干扰,可采用标本空白管来消除。但若标本空白管吸光度过高,将影响测定结果的准确性。

2. 高脂血症病人的混浊血清会干扰比色结果,可用以下方法消除干扰:取 2 支带塞试管或离心管,各加待测血清 0.1 mL,再加蒸馏水 0.5 mL 和丙酮 10.0 mL,塞紧并颠倒混匀 10 次后离心,弃去上清液,并倒立试管,用滤纸吸去残余液体。依次向两支试管中加入双缩脲试剂及双缩脲空白试剂,混匀,待沉淀溶解后再进行与上述相同的其他操作和计算。

3. 本法也可用于血清总蛋白浓度的标化,其操作步骤与测定标本时完全相同,但显色温度须控制在(25±1)℃的范围内,并使用经过校正的高级分光光度计(波长带宽≤2 nm,比色皿光径为准确 1.0 cm)进行比色,然后按以下公式计算标化结果:

$$血清总蛋白(g/L) = \frac{A_U - A_{RB} - A_B}{0.298} \times \frac{5.1}{0.1}$$

式中:0.298 为蛋白质双缩脲配合物的比吸光系数,即按双缩脲试剂的标准配方,在上述规定的测定条件下,双缩脲反应液中蛋白质浓度为 1.0 g/L 时的吸光度。

【思考题】

1. 什么是双缩脲试剂?试述该试剂中各成分的作用。

2. 测定血清总蛋白有何临床意义?

3. 你还知道其他测定血清总蛋白的方法吗?各方法有何优缺点呢?

第二节　血清清蛋白测定

目前,测定血清清蛋白的方法有电泳法、免疫法和染料结合法,以染料结合法最常用。清蛋白具有与阴离子染料溴甲酚绿(bromocresol green,BCG)和溴甲酚紫(bromocresol purple,BCP)结合的特点,而球蛋白基本不结合这些染料,故可直接测定血清清蛋白。其中 BCG 法最常用。

实验 2　溴甲酚绿法测定血清清蛋白

【实验目的】

掌握:溴甲酚绿法测定血清清蛋白的实验原理及操作方法。

熟悉:血清清蛋白测定的临床意义。

了解:溴甲酚绿法测定血清清蛋白的方法学评价及注意事项。

【实验原理】

血清清蛋白(albumin,Alb)在 pH4.2 的缓冲液中带正电荷,在有非离子型表面活性剂存在时,可与带负电荷的染料溴甲酚绿结合生成蓝绿色复合物,在波长 630 nm 处有吸收峰,其颜色深浅与清蛋白浓度成正比,与同样处理的清蛋白标准液比较,可求得血清中清蛋白含量。

【器材与试剂】

（一）器材

自动生化分析仪或分光光度计。

（二）试剂

可购商品试剂或自行配制。

1. 0.5 mol/L 琥珀酸缓冲储存液(pH4.0)　称取 NaOH 10 g 和琥珀酸 56 g,溶于 800 mL 蒸馏水中,用 1 mol/L NaOH 溶液调 pH 值至 4.1±0.05,再加蒸馏水定容至 1 L,置于 4 ℃冰箱保存。

2. 10 mmol/L BCG 储存液　称取 BCG(M_w=720.02)1.8 g,溶于 5 mL 1 mol/L NaOH 溶液中,加蒸馏水定容至 250 mL。

3. 叠氮钠储存液　称取叠氮钠 4.0 g 溶于蒸馏水中,定容至 100 mL。

4. 聚氧化乙烯月桂醚(Brij-35)储存液　称取 Brij-35 25 g,溶于约 80 mL 蒸馏水中,加热助溶,待冷却后定容至 100 mL。室温可稳定一年。

5. BCG 试剂　将 400 mL 蒸馏水和 100 mL 琥珀酸缓冲储存液加于 1 L 容量瓶中,用刻度吸管准确加入 8.0 mL BCG 储存液,并用少量蒸馏水冲洗管壁上残留的染料,然后加入 2.5 mL 叠氮钠储存液、2.5 mL Brij-35 储存液,最后定容至刻度,混匀后置于加塞聚乙烯瓶内保存,室温可稳定半年。

6. BCG 空白试剂　试剂中不含 BCG,其余成分与 BCG 试剂相同。

7. 40.0 g/L 清蛋白标准液　称取人血清清蛋白 4.0 g,叠氮钠 50 mg,加蒸馏水缓慢搅拌助溶后,定容至 100 mL,密封置于 4 ℃冰箱可稳定保存半年。也可购买商品化的血清清蛋白标准液。

【操作步骤】

（一）自动生化分析仪法

请参照试剂盒说明书操作。

（二）手工操作法

1. 样品处理　取洁净试管 3 支,按表 2-2 操作。

2. 样品测定　在波长 630 nm 处用空白管调零,用定量加液器加 BCG 试剂,混匀,立即在(30 ± 3) s 内测定吸光度。

表 2-2　BCG 法测定血清清蛋白

加入物/mL	空白管	标准管	测定管
血清	—	—	0.02
Alb 标准液	—	0.02	—
蒸馏水	0.02	—	—
BCG 试剂	4.0	4.0	4.0

【结果计算】

$$血清清蛋白(g/L)=\frac{A_T}{A_S}\times 清蛋白标准液浓度(g/L)$$

血清球蛋白一般不直接测定,可用血清总蛋白浓度减去清蛋白浓度,即为球蛋白浓度,并可计算出血清清蛋白与球蛋白比值(A/G 值)。

【参考区间】

健康成人为 35.0～55.0 g/L;4～14 岁儿童为 34.0～48.0 g/L。

A/G 值:1.5～2.5。

【临床意义】

（一）血清清蛋白浓度增高

多见于严重脱水所致的血浆浓缩。

（二）血清清蛋白浓度降低

临床上较为常见。当血清清蛋白低于 20.0 g/L 时,易出现水肿症状。

1. 急性降低　主要见于大出血和严重烧伤。

2. 慢性降低　见于肾病蛋白尿、肝功能受损、肠道肿瘤及结核病伴慢性出血、营养不良和恶性肿瘤等。

文献报道,还有罕见的因清蛋白合成障碍所致的先天性清蛋白缺乏症,此类病人血清中几乎没有清蛋白。

（三）A/G 值下降

当清蛋白减少或球蛋白增高时,会使 A/G 值下降,严重者 A/G 值<1.0,这种情况称为 A/G 值倒置。

【注意事项】

1. BCG 是一种 pH 指示剂,其变色域为 pH3.8(黄色)～5.4(蓝绿色),因此本法测定的关键就是控制反应液的 pH 值。

2. 配制 BCG 试剂也可用其他缓冲液如枸橼酸盐或乳酸盐缓冲液。但以琥珀酸盐缓冲盐的校正曲线线性最好,灵敏度高,成为首选配方。

3. 试剂中的聚氧化乙烯月桂醚(Brij-35)也可用其他表面活性剂代替,如吐温-20 或吐温-80,终浓度为 2 mL/L,灵敏度和线性范围不变。

4. 严重混浊的脂血标本,需加做标本空白管:取血清 0.02 mL,加入 BCG 空白试剂5.0 mL,在波长 630 nm 处用 BCG 空白试剂调零,测定标本空白管吸光度。然后用测定管吸光

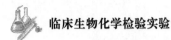

度减去标本空白吸光度后再计算结果。

5. 蛋白质标准是一个复杂问题。实验证明,BCG 不但与清蛋白呈色,而且与血清中多种蛋白质成分呈色,其中以 α_1-球蛋白、运铁蛋白、结合珠蛋白更为显著,但其反应速度较清蛋白稍慢。由于在 30 s 内呈色对清蛋白特异,故 BCG 与血清混合后,在 30 s 读取吸光度,可明显减少非特异性呈色反应。为了减少本法基质效应的影响,最好用参考血清作标准。

6. BCP 对人血清清蛋白特异性更高,但与牛、猪(新鲜或冻干)血清反应性仅为 BCG 反应的 1/3,而临床多以动物血清作质量控制,故 BCP 法不适用。

【思考题】

1. 临床测定中,为何不采用溴甲酚紫法测定血清清蛋白?

2. 简述血清清蛋白测定的临床意义。

3. 溴甲酚绿变色范围及颜色如何?

第三节　血清前清蛋白测定

前清蛋白(pre-albumin,PA)是由肝细胞合成的一种糖蛋白,在电泳中迁移在清蛋白之前而得名。PA 相对分子质量为 54000,比清蛋白小,其半衰期较清蛋白短,因此比清蛋白更能早期反映肝细胞损伤。

血清 PA 测定目前以免疫浊度法应用最多,其次是免疫扩散技术。免疫浊度法根据其测定原理的不同,可分为免疫散射比浊法和免疫透射比浊法两大类。前者是指待检样品中抗原、抗体形成的复合物颗粒被一定波长的光照射时发生散射,通过散射光强度与抗原量的关系求出待检样品中 PA 量。后者则是基于待检样品中抗原-抗体复合物形成后浊度增加,使透过光强度减弱,根据吸光度值计算 PA 量。本节主要介绍免疫透射比浊法测定血清前清蛋白。

实验3　免疫透射比浊法测定血清前清蛋白

【实验目的】

掌握:免疫透射比浊法测定血清前清蛋白的基本原理及操作。

熟悉:血清前清蛋白测定的临床意义。

了解:免疫透射比浊法测定血清前清蛋白的特点和注意事项。

【实验原理】

当光线通过一个混浊介质溶液时,由于溶液中存在混浊颗粒,光线被吸收一部分,吸收的多少与混浊颗粒的量成正比,这种测定光吸收量的方法称为透射比浊法。免疫透射比浊法是利用抗原和抗体的特异性结合形成复合物,通过测定复合物形成量的多少对抗原或抗体进行定量的方法。

当抗体(即抗 PA)浓度过量却固定时,可与样品中的抗原(PA)反应形成抗原-抗体复合物,其复合物的量与吸光度值成正比,即与样品中 PA 量成正比。

【器材与试剂】

（一）器材

自动生化分析仪或紫外分光光度计。

（二）试剂

1. 20 mmol/L 磷酸盐缓冲液(pH7.4)。

2. 50 g/L 聚乙二醇(PEG6000)溶液　称取 5 g PEG-6000、NaN$_3$ 100 mg,用 20 mmol/L 磷酸盐缓冲液(pH7.4)溶解,并加至 100 mL 刻度,混匀,4 ℃保存。

3. 样品稀释液　20 mmol/L 磷酸盐缓冲液(pH7.4)100 mL,加 Brij-35 30 mg 溶解后于 4 ℃保存。

4. 羊抗人 PA 抗血清应用液　抗 PA(效价 1：60) 1 mL,加 50 g/L 聚乙二醇(PEG)溶液 5.0 mL,混匀,4 ℃放置 24 h,3000 r/min 离心 30 min,弃去沉淀,上清液为抗 PA 应用液。

5. PA 标准血清　根据说明书指定的量,加蒸馏水复溶。复溶后,用样品稀释液稀释成相当于标准血清 PA 浓度为 50 mg/L、100 mg/L、200 mg/L、300 mg/L、400 mg/L。

【操作步骤】

（一）自动生化分析仪的主要分析参数(以 ENCOREI 为例)

方法类型,终点法;反应温度,30 ℃;波长,340 nm;杯径,1 cm;样品量,4 倍稀释血清 40 μL;PA 参考品,上述五种浓度 PA 标准血清,4 倍稀释后各取 40 μL;6 倍稀释抗 PA 量, 250 μL;20 mmol/L 磷酸盐缓冲液(pH7.4)量,30 μL;开始读数时间,90 s;最终读数时间, 270 s;读数间隔时间,10 s;样品空白,定时空白方式(抗原、抗体混合后 6 s 和反应平衡后各读一次 A_{340})。

（二）手工操作

取试管 3 支,按表 2-3 操作。

表 2-3　免疫透射比浊法测定血清前清蛋白操作步骤

加入物/mL	空白管	标准管	测定管
血清	—	—	0.02
PA 标准液	—	0.02	—
生理盐水	0.02	—	—
羊抗人 PA 抗血清	1.0	1.0	1.0

混匀,置于 37 ℃保温 10 min,在波长 340 nm 处比色,用空白管调零,测定吸光度 A_S 和 A_U

【结果计算】

$$PA\ 含量(mg/L) = \frac{A_U}{A_S} \times 标准管\ PA\ 含量(mg/L)$$

【参考区间】

正常成人为 250～400 mg/L。不同年龄正常人血清 PA 水平见表 2-4。

表 2-4　不同年龄正常人血清 PA 水平(透射比浊法)

年龄	例数	平均值/(mg/L)
0~4 天	103	118(73~144)
1 月~4 岁	25	116(67~171)
5~11 岁	24	149(91~220)
12~20 岁	22	207(124~302)
20~64 岁		
男	45	307(207~376)
女	62	264(193~355)
65~74 岁	45	238(195~289)
75~80 岁	14	216(184~292)
85~98 岁	26	204(113~263)

【临床意义】

(一) 在肝病诊断中的意义

由于 PA 半衰期比 Alb 短,肝脏疾病时 PA 较 Alb 下降更快,有 30% 的肝病病人血清 Alb 正常而 PA 降低。特别是急性、亚急性重症肝炎起病后一周内,PA 的降低远比血清 Alb 敏感。

大量临床观察表明,各型肝炎病人血清 PA 水平均有不同程度降低,其中,以肝硬化和重症肝炎降低最显著。动态监测血清 PA,可作为重型肝炎预后判断的灵敏指标,PA 明显上升者,往往预后良好,PA 持久降低者,预后不良。

(二) 在恶性肿瘤诊断中的意义

据大量文献报道,PA 测定对恶性肿瘤的诊断有一定价值,且测定血清 PA 比甲胎蛋白、癌胚抗原等常规肿瘤标志物的检测更简单方便,PA 或可用于恶性肿瘤的普查。

研究证实,血清 PA 与类黏蛋白(orosomcoid,OM)同时测定,可求出类黏蛋白/PA 值(OPR)。在肺癌的诊断、疗效评估和预后判断方面,OPR 比 PA 单项指标更敏感,因而更具价值。

(三) 在营养不良评估中的意义

血清 PA 在无感染情况下,是儿童营养不良的灵敏指标。在蛋白质-热卡不足型营养不良中,随着营养状况的改善,多数病人血清 PA 水平显著升高,而血清 TP、Alb 未见明显升高。

PA 与视黄醇结合蛋白、运铁蛋白可作为评价病人营养状态的灵敏生化指标。一般认为,血清 PA 低于 110 mg/L,视黄醇结合蛋白低于 16 mg/L,运铁蛋白低于 1.5 g/L,Alb 低于 30.0 g/L,即为营养不良,需要及时补充营养。如 PA 升至 135 mg/L,表示营养状况已恢复到稳定状态。

此外,在感染或组织损伤引起的急性时相反应期间,血清 PA 也可降低。

【注意事项】

1. 宜空腹采静脉血,血清、血浆均可用,以用血清者居多。血清贮于 4 ℃或 -20 ℃,10

天内稳定;室温放置,2天内稳定。如当天不能测定,推荐将血清保存于−20 ℃,1周内完成测定。

2. 本法易受血脂干扰。明显脂浊的血清,最好作高速离心(100000g 离心 20 min)处理,以除尽乳糜微粒和大部分前 β-脂蛋白。

3. 自动生化仪分析时,轻度溶血(Hb<5.0 g/L)和胆红素(TBil<170 μmol/L)对本法无干扰,这可能与本法采用定时空白方式(相当于样品空白)有关。所谓定时空白方式,即抗原、抗体混合后(A_1)和反应达平衡后(A_2)各读一次吸光度,A_1为空白吸光度,代表试剂、样品和抗血清在抗原、抗体反应前的吸光度值。用反应平衡后测得的吸光度值 A_2 减去 A_1,即可校正溶血、胆红素的干扰。

4. 自动生化仪分析时,设有抗原过量监测。在反应开始后 150~270 s 期间,ΔA_{340}/min 值变化应小于 3.5%。如此值大于 3.5%,仪器对测定结果显示"抗原过量",此时应提高样品的稀释倍数后重新测定。

【思考题】

1. 比较免疫散射比浊法与透射比浊法有何异同。

2. 简述血清前清蛋白测定的临床意义。

3. 何为"抗原过量"? 如何预防和处理"抗原过量"?

 # 第四节 血清蛋白质电泳

电泳是指带电粒子在电场中向本身所带电荷相反的电极移动的现象。电泳技术是指利用电泳现象对混合物进行分离分析的技术。电泳技术的分类方法很多,比如,按有无支持物可分为区带电泳和自由电泳两大类;其中,区带电泳根据支持物的不同,又可分为滤纸电泳、薄层电泳(薄膜和薄板)、凝胶电泳(琼脂、琼脂糖、淀粉胶、聚丙烯酰胺)、转移电泳和毛细管高压电泳等。电泳技术除了用于小分子物质的分离分析外,最主要用于蛋白质、核酸等生物大分子乃至病毒与细胞的研究。由于电泳法设备简单,操作方便,具有高分辨率及可选择性等特点,已成为医学检验中常用的技术。本节主要介绍醋酸纤维素薄膜电泳法分离血清蛋白质。

实验4 醋酸纤维素薄膜电泳法分离血清蛋白质

【实验目的】

掌握:醋酸纤维素薄膜电泳分离血清蛋白质的基本原理。

熟悉:电泳基本操作过程和临床意义。

了解:电泳过程中相关注意事项。

【实验原理】

血清蛋白质的等电点(pI)大都低于 7.0,在 pH8.6 的缓冲液中,它们都在电场中向阳极移动。因各种蛋白质 pI 不同,在同一 pH 值下带电荷量有差异,同时各蛋白质的相对分子质量大小与分子形状各不相同,因此在同一电场中泳动速度也不同,具体见表 2-5。带电荷多而相对分子质量小者,泳动较快;反之则较慢,因此可将血清蛋白质分离成数条区带。

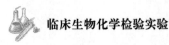

由于染色时染料与蛋白的结合量与分离区带中的蛋白量成正比,因此将蛋白染色区带剪下,经洗脱、比色或经透明处理后直接用光密度计扫描,即可计算出各区带蛋白的相对百分数。如同时测定出血清总蛋白浓度,则可计算出各区带蛋白的绝对浓度。

表 2-5 人血清蛋白质的等电点及相对分子质量

蛋白质名称	等电点(pI)	相对分子质量
清蛋白	4.88	6900
α_1-球蛋白	5.06	200000
α_2-球蛋白	5.06	300000
β-球蛋白	5.12	90000~150000
γ-球蛋白	6.85~7.50	156000~300000

【器材与试剂】

(一) 器材

1. 电泳仪 电压 0~600 V,电流 0~300 mA。

2. 电泳槽 铂(白)金丝电极的水平电泳槽。

3. 加样装置 微量加样器或 0.2 cm×1.5 cm 有机玻璃片或 X 线胶片或特制电泳加样器。

4. 染色皿、漂洗皿、无齿镊子。

5. 光密度计、721 型分光光度计。

6. 醋酸纤维素薄膜 醋酸纤维素薄膜(cellulose acetate membrane,CAM)规格:2 cm×8 cm(比色法),6 cm×8 cm(扫描法)。

(二) 试剂

1. 巴比妥-巴比妥钠缓冲液(pH8.6,离子强度 0.06) 称取巴比妥钠 12.36 g、巴比妥 2.21 g,于 500 mL 蒸馏水中加热溶解,冷却至室温后,用蒸馏水定容至 1 L。经 pH 计校正后备用。

2. 染色液

(1) 丽春红 S 染色液 称取丽春红 S0.4 g、三氯醋酸 6 g,溶于蒸馏水中并定容至 100 mL。

(2) 氨基黑 10B 染色液 ①第一种配方(推荐配方):称取氨基黑 10B 0.1 g,溶于 20 mL 无水乙醇中,加冰醋酸 5 mL,甘油 0.5 mL;另取磺柳酸 2.5 g,溶于少量蒸馏水中,加入前液,混合摇匀,再以蒸馏水定容至 100 mL。②第二种配方:称取氨基黑 10B 0.5 g,溶解于 50 mL 甲醇中,加入冰醋酸 10 mL 和蒸馏水 40 mL,混合后置于具塞试剂瓶中储存。

3. 漂洗液

(1) 40%(体积分数)醋酸溶液 适用于丽春红 S 染色的漂洗。

(2) 甲醇 45 mL、冰醋酸 5 mL、蒸馏水 50 mL,混匀。适用于氨基黑 10B 染色的漂洗。

4. 透明液 临用前配制。

(1) 液体石蜡或十氢萘。

(2) 冰醋酸-95%乙醇混合液(体积比 2.5∶7.5)。

(3) N-甲基-2-吡咯烷酮-柠檬酸(3.03 mol/L N-甲基-2-吡咯烷酮,0.15 mol/L 柠檬酸):称取柠檬酸 15 g,溶于 150 mL 水中,加入 N-甲基-2-吡咯烷酮 150 mL,混匀,加蒸馏水至 500 mL。

5. 洗脱液

(1) 0.1 mol/L NaOH 溶液　适用于丽春红 S 染色的洗脱。

(2) 0.4 mol/L NaOH 溶液　适用于氨基黑 10B 染色的洗脱。

【操作步骤】

(一) 准备

1. 电泳槽的准备　将电泳槽置于水平平台上,两侧注入等量的巴比妥缓冲液,使其在同一水平面,液面与支架距离 2~2.5 cm,支架宽度调节在 5.5~6 cm,用三层滤纸或双层纱布搭桥。

2. CAM 的准备　选择厚薄一致、透水性能好的 CAM,在无光泽面距一端 1.5 cm 处用铅笔轻画一横线作点样标记。然后将 CAM 无光泽面朝下,漂浮于盛有巴比妥-巴比妥钠缓冲液的平皿中,使之自然浸湿下沉,待充分浸透后,用无齿镊子将其取出。

(二) 点样

1. 将薄膜条置于洁净滤纸中间,无光泽面朝上,用滤纸轻按吸去 CAM 上多余的缓冲液。

2. 取新鲜血清样本 3~5 μL,均匀涂布于点样用的有机玻璃片或 X 线胶片上,或用加样器蘸少许血清,垂直印在 CAM 无光泽面画线处,待血清完全渗入薄膜后移开,形成一定宽度、粗细均匀的直线。

(三) 电泳

1. 将点样后的薄膜无光泽面向下,点样端靠近负极,悬空平铺于电泳槽支架两端,要求薄膜紧贴支架并绷直,中间不能下垂,如一电泳槽同时放置几张薄膜,则薄膜之间应隔几毫米,此时,缠绕在支架上的滤纸或纱布可将薄膜两端与缓冲液连通,平衡 5 min。

2. 用导线将电泳槽的正、负极分别与电泳仪的正、负极对应连接,打开电源,调整电压为 8~15 V/cm 膜长或电流 0.3~0.5 mA/cm 膜宽。通电 45~60 min(冬季电泳时间需适当延长)。待电泳区带展开 3.5~4.0 cm,即可关闭电源。

(四) 染色

用无齿镊子取出薄膜条,直接浸入丽春红 S 或氨基黑 10B 染色液中,染色 5~10 min。染色过程中不时轻轻晃动染色皿,使染色充分。

(五) 漂洗

准备 3~4 只漂洗皿,装入漂洗液。用无齿镊子从染色液中取出薄膜条,尽量沥去染色液,依次浸入漂洗液中反复漂洗,直至背景漂洗净为止。

(六) 洗脱比色法定量

1. 氨基黑 10B 染色法　将各蛋白区带仔细剪下,分别置于各试管内。另从空白背景剪一块平均大小的膜置于空白管中,在清蛋白(Alb)管内加入 6 mL 0.4 mol/L NaOH 溶液(计算时吸光度×2),其余各管加入 3 mL 0.4 mol/L NaOH 溶液,于 37 ℃水浴 20 min,

并不断摇晃试管,待颜色脱净后,取出冷却。以 620 nm 波长比色,以空白管调零,读取各管吸光度值。

2. 丽春红 S 染色法　用 0.1 mol/L NaOH 溶液脱色,加入量同上。10 min 后向 Alb 管中加入 40% 醋酸溶液 0.6 mL(计算时吸光度×2),其余各管加 0.3 mL,以中和部分 NaOH,使色泽加深。以 520 nm 波长比色,以空白管调零,读取各管吸光度值。

(七)光密度计扫描法定量

1. 透明　不需保留电泳结果的薄膜可用液体石蜡或十氢萘浸透后,取出,夹在两块优质薄的玻璃板间,供扫描用;如要保留电泳结果的薄膜可用冰醋酸-乙醇法或 N-甲基-2-吡咯烷酮-柠檬酸法透明。将薄膜浸入透明液中 2～3 min(延长一些时间亦可),然后取出,以滚动方式平贴于洁净无划痕的载玻片上(勿产生气泡);将此玻片竖立片刻,除去一定的透明液后,于 70～80 ℃(N-甲基-2-吡咯烷酮-柠檬酸法透明,90～100 ℃)烘烤 15～20 min,取出冷却至室温,即可透明。此透明薄膜可长期保存,供教学示教用。

2. 扫描定量　将已透明的薄膜置于光密度计的暗箱内,选择波长 520 nm,描记各蛋白区带峰,并计算各区带蛋白质的相对含量(%)。

【结果计算】

$$各区带蛋白质相对含量(\%)=\frac{A_x}{A_t}\times100\%$$

式中:A_x 表示各区带蛋白质(Alb,α_1、α_2、β 和 γ-球蛋白)的吸光值;A_t 表示各区带蛋白质的吸光值总和。

区带蛋白绝对浓度(g/L)=血清总蛋白(g/L)×各区带蛋白质相对含量(%)

【参考区间】

每个实验室应根据不同的实验条件和检测对象设定参考区间,表 2-6 至表 2-8 的参考区间仅供参考。

【临床意义】

正常血清蛋白质电泳通常可分离出 5 条区带,即 Alb,α_1、α_2、β 和 γ-球蛋白。脐带血清、胎儿血清、部分原发性肝癌血清,在 Alb 与 α_1-球蛋白之间可增加一条甲胎蛋白带。多发性骨髓瘤可分离出 6 条区带,多出的 1 条称为 M 蛋白带。在下列疾病中可见醋酸纤维素薄膜蛋白电泳图明显异常。

表 2-6　氨基黑 10B 染色洗脱法参考区间

蛋白质组分	占总蛋白的百分数/(%)
Alb	57.5～71.7
α_1-球蛋白	1.8～4.5
α_2-球蛋白	4.0～8.3
β-球蛋白	6.8～11.4
γ-球蛋白	11.2～23.0

表 2-7 氨基黑 10B 染色直接扫描法参考值

蛋白质组分	g/L	占总蛋白的百分数/(%)
Alb	48.8±5.1	66±6.6
α_1-球蛋白	1.5±1.1	2.0±1.0
α_2-球蛋白	3.9±1.4	5.3±2.0
β-球蛋白	6.1±2.1	8.3±1.6
γ-球蛋白	13.1±5.5	17.7±5.8

表 2-8 丽春红 S 染色直接扫描参考区间

蛋白质组分	g/L	占总蛋白的百分数/(%)
Alb	35～52	57～68
α_1-球蛋白	1.0～4.0	1.0～5.7
α_2-球蛋白	4.0～8.0	4.9～11.2
β-球蛋白	5.0～10.0	7.0～13.0
γ-球蛋白	6.0～13.0	9.8～18.2

1. M 蛋白血症 单克隆 γ-球蛋白（M 蛋白）血症，主要见于多发性骨髓瘤、巨球蛋白血症、重链病以及一些良性 M 蛋白增多症。在 β-球蛋白、γ-球蛋白或 γ-球蛋白区带后出现一条致密浓集的 M 蛋白带。

2. 蛋白缺乏症 主要包括 α_1 抗胰蛋白酶缺乏症、γ-球蛋白缺乏症等。临床上较少见。电泳图表现为 α_1-或 γ-球蛋白部位蛋白缺乏或显著降低。

3. 肾病 见于急慢性肾炎、肾病综合征、肾功能衰竭等，表现为 Alb 降低，α_2-、β-球蛋白升高。

4. 急慢性炎症 表现为 α_1、α_2 和 β 三种球蛋白均增高。

5. 肝病 包括急性、慢性肝炎和肝硬化。急性肝炎时变化不明显，慢性肝炎和肝硬化时主要表现为 Alb 降低、β-和 γ-球蛋白增高，出现 β-和 γ-球蛋白难分离而相连的"β-γ 桥"，此现象往往是由于 IgA 增高所致，反映肝脏有不同程度的纤维化。

【注意事项】

1. 应取新鲜、无溶血标本。如为扫描法，丽春红 S 染色加入血清量在 0.5～1.0 μL/cm，氨基黑 10B 染色加 1～1.5 μL/cm 血清。如血清总蛋白超过 80.0 g/L，用氨基黑 10B 染色时应将血清稀释 2 倍后加样。若不稀释，Alb 中蛋白含量太高，区带染色不透，反而出现空泡，甚至蛋白膜脱落在染色液中，致使定量不准确。

2. 常用的缓冲液为巴比妥缓冲液。缓冲液液面要保证一定高度，同时电泳槽两侧的液面应保持同一水平线，否则通过薄膜时有虹吸现象，会影响蛋白质分子的泳动速度。

3. 电泳前，CAM 必须在巴比妥缓冲液中浸泡透彻。通电时，不得接触槽内缓冲液或 CAM，以防触电。

4. 选择的染料应对蛋白质的各组分亲和力相同，吸光度与蛋白质的浓度成正比，并要求水溶性好、染料稳定、吸光度敏感，形成的染料蛋白质复合物稳定且易洗脱比色。目前常用丽春红 S、氨基黑 10B 和尼基黑作为染料，其中尼基黑对蛋白质吸光度比氨基黑 10B 敏感3倍以上。用光密度计扫描定量一般用丽春红S染色,比色法定量既可用丽春红S也可用氨基黑10B染色。在血清蛋白的正常浓度范围内,丽春红S能与各蛋白质组分成正比例地结合而氨基黑10B却对Alb染色过深,导致Alb结果偏高,球蛋白偏低。

5. 电泳后区带应无拖尾,各区带明显分开。电泳图谱分离不清或不整齐的最常见原因有:①点样过多;②点样不均匀、不整齐,样品触及薄膜边缘;③薄膜过湿,样品扩散;④薄膜未完全浸透或温度过高导致局部干燥或水分蒸发;⑤薄膜与滤纸桥接触不良;⑥薄膜位置歪斜、弯曲,与电流方向不平行;⑦缓冲液变质;⑧样品不新鲜;⑨CAM质量不高等。

【思考题】

1. 简述多发性骨髓瘤的血清蛋白电泳特征。

2. 血清蛋白醋酸纤维素薄膜电泳图谱分离不清或不整齐,最常见的原因有哪些?

3. 简述血清蛋白醋酸纤维素薄膜电泳的优缺点。

【参考文献】

[1] 郑铁生.临床生物化学检验实验指导[M].北京:中国医药科技出版社,2004.

[2] 叶应妩,王毓三,申子瑜.全国临床检验操作规程[M].3版.南京:东南大学出版社,2006.

[3] 钱士匀.临床生物化学与检验实验指导[M].3版.北京:人民卫生出版社,2007.

[4] Kaplan LA,Pesce AJ. Clinical Chemistry:Theory,Analysis,Correlation[M].5th ed. St Louis:Mosby Elsevier USA,2009.

(郗　娟)

第三章 糖代谢紊乱的测定

第一节 血清(浆)葡萄糖测定

血液中的葡萄糖称为血糖。临床血糖的测定主要用来筛查糖尿病和糖尿病前期病人以及糖尿病病人常规血糖监测。血糖检测的项目包括空腹血糖、餐后血糖、随机血糖等。测定标本常为血清或血浆。测定血糖的方法主要为三大类:氧化还原法、缩合法及酶法。国际上推荐的参考方法是己糖激酶法,由于试剂比较昂贵,不适用于常规分析。我国目前血糖测定的常规方法为葡萄糖氧化酶法。

实验1 葡萄糖氧化酶法测定血清(浆)葡萄糖

【实验目的】

掌握:葡萄糖氧化酶法测定血清(浆)葡萄糖的基本原理;学生实验结果的误差分析(分析前和分析中误差)。

熟悉:比色法测定葡萄糖手工操作程序;葡萄糖氧化酶法测定血清(浆)葡萄糖的注意事项。

了解:血糖测定的临床意义。

【实验原理】

葡萄糖氧化酶(glucose oxidase,GOD)首先将葡萄糖氧化为葡萄糖酸(D-葡萄糖酸 8 内酯),同时消耗氧气,生成强氧化剂过氧化氢。过氧化氢在过氧化物酶(peroxidase,POD)的催化下分解为水和氧气,同时将色原性氧受体(4-氨基安替比林等)氧化生成红色醌类化合物,该反应属于 Trinder 反应。依据红色醌类化合物的生成量与葡萄糖含量成正比进行比色测定。

【器材与试剂】

(一)器材

半自动生化分析仪、紫外分光光度计等。

(二)试剂

1. 0.1 mol/L 磷酸盐缓冲液(pH7.0) 称量 5.3 g 无水磷酸二氢钾和 8.67 g 无水磷酸氢二钠,将它们溶于 800 mL 蒸馏水中,用 1 mol/L 氢氧化钠(或 1 mol/L 盐酸)调节该磷酸盐缓冲液 pH 值至 7.0,最后用蒸馏水定容至 1 L。

2. 酶试剂　称量 1200 U 过氧化物酶、1200 U 葡萄糖氧化酶、10 mg 4-氨基安替比林和 100 mg 叠氮钠,全部溶于 80 mL 磷酸盐缓冲液中。用 1 mol/L NaOH 调节上述溶液 pH 值至 7.0 后,用磷酸盐缓冲液将其定容至 100 mL,置于 4 ℃储存(可稳定 3 个月)。

3. 酚溶液　将 100 mg 重蒸馏酚溶于 100 mL 蒸馏水中(棕色瓶储存)。

4. 酶酚混合试剂　酶试剂及酚溶液等量混合,4 ℃储存(可稳定 1 个月)。

5. 12 mmol/L 苯甲酸溶液　称量 1.4 g 苯甲酸,溶于 800 mL 蒸馏水中,加温助溶,冷却后加蒸馏水定容至 1 L 储存。

6. 100.0 mmol/L 葡萄糖标准储存液　称量 1.802 g 无水葡萄糖,溶于 12 mmol/L 苯甲酸溶液 70 mL 中,最后用 12 mmol/L 苯甲酸溶液定容至 100 mL(2 h 后方可使用)。

7. 5.0 mmol/L 葡萄糖标准应用液　吸取 5.0 mL 葡萄糖标准储存液于 100 mL 容量瓶中,用 12 mmol/L 苯甲酸溶液定容至 100 mL,混匀。

【操作步骤】

(一) 自动生化分析仪法

请参照试剂盒说明书操作。

(二) 手工操作法

取试管 3 支,按表 3-1 操作。

表 3-1　葡萄糖氧化酶法测血糖

加入物/mL	空白管	标准管	测定管
血清(浆)	—	—	0.02
葡萄糖标准应用液	—	0.02	—
蒸馏水	0.02	—	—
酶酚混合试剂	3.0	3.0	3.0

将配制好的三支管混匀后,置于 37 ℃水浴中,孵育 15 min,在波长 505 nm 处比色,以空白管调零,分别读取标准管和测定管吸光度值并记录。

【结果计算】

$$血清(浆)葡萄糖(mmol/L) = \frac{测定管吸光度}{标准管吸光度} \times 5.0 \ mmol/L$$

【参考区间】

空腹血清(浆)葡萄糖为 3.9~6.1 mmol/L。

【临床意义】

1. 筛查高血糖或低血糖。如筛查健康、无临床症状、糖尿病前期人群、糖尿病高危人群等的血糖,也常用于筛查妊娠糖尿病。

2. 帮助诊断糖尿病。空腹血糖和随机血糖都可帮助诊断糖尿病(见糖尿病诊断标准)。

3. 监测糖尿病病人血糖水平。糖尿病病人需要经常监测血糖,以判断血糖控制状况,及时改善治疗方案,预防并发症。

4. 机体在创伤、外科手术、心肌梗死、过度紧张等状况下血糖也会一过性升高。

【注意事项】

1. 学生实验时将临床来源的一切血标本视为污染物,做好必要的生物防护。

2. 某些药物对实验结果会造成影响。类固醇激素、利尿剂、肾上腺素、雌激素、水杨酸等药物能升高血糖;对乙酰氨基酚等药物可降低血糖。

3. 葡萄糖氧化酶仅对 β-D-葡萄糖有特异性。溶液中的葡萄糖约 36% 为 α 型,64% 为 β 型。终点法中,15 min 孵育时间可使 α 型自发变旋到 β 型。新配制的葡萄糖标准液主要是 α 型,须放置 2 h 以上(最好过夜),变旋平衡后方可应用。

4. 该反应是 Trinder 反应,由于有强氧化剂过氧化氢的存在,因此该反应液中还原物质如胆红素、谷胱甘肽、尿酸、Vc 等会消耗过氧化氢,使 GOD-POD 偶联法生成的葡萄糖和有色物质少而结果假性偏低。

5. 葡萄糖氧化酶法可用于脑脊液葡萄糖含量测定,但不适用于尿液葡萄糖含量测定。因为尿液中含有尿酸等还原性物质会干扰 GOD-POD 反应,造成结果假性偏低。

6. 若样本的血糖浓度超过了 22.0 mmol/L,超出试剂的线性范围,建议用生理盐水将样本稀释,结果乘以稀释倍数。

7. 测定标本用血清或血浆。血浆最好以草酸钾-氟化钠为抗凝剂。抗凝管制备方法为称取 6 g 草酸钾,4 g 氟化钠,加蒸馏水溶解至 100 mL。吸取 0.1 mL 抗凝液至各支试管中,置于 80 ℃ 烤箱中烤干。该抗凝管可抗凝 2~3 mL 血液(3~4 天不凝固),同时能抑制葡萄糖的分解。

【思考题】

1. 分析不同学生实验结果不同的原因。

2. 从分析前的质量控制角度分析影响学生测定结果的环节。

3. 从检测原理方面解释为什么脂血、黄疸或溶血对测定结果会造成影响?

实验 2 己糖激酶法测定血清(浆)葡萄糖

【实验目的】

掌握:己糖激酶法测定血清(浆)葡萄糖的基本原理;学生实验结果的误差分析(分析前和分析中误差)。

熟悉:己糖激酶法与葡萄糖氧化酶法测定葡萄糖原理及操作程序等的异同。

了解:血糖测定的临床意义。

【实验原理】

己糖激酶(hexokinase,HK)催化葡萄糖和三磷酸腺苷(ATP),发生磷酸化反应,生成葡萄糖-6-磷酸(G-6-P)和二磷酸腺苷(ADP)。葡萄糖-6-磷酸脱氢酶(G-6-PD)催化葡萄糖-6-磷酸和二磷酸腺苷和 NAD 或 NADP,发生氧化还原反应,生成 6-磷酸葡萄糖酸(6-PGA)以及 NADH 或 NADPH 和 H$^+$。还原型 NADH 或 NADPH 的生成速度与葡萄糖浓度成正比。在波长 340 nm 监测 NADH 或 NADPH 吸光度升高速率,计算血清中葡萄糖浓度。

【器材与试剂】

(一)器材

半自动生化分析仪、紫外分光光度计等。

（二）试剂

1. 酶混合试剂　己糖激酶测定葡萄糖多用试剂盒,配方基本相同,见表3-2。

表3-2　酶混合试剂的组成成分与浓度（pH7.5）

组 成 成 分	浓　　度
三乙醇胺盐酸缓冲液	50 mmol/L
$MgSO_4$	2 mmol/L
ATP	2 mmol/L
NADP	2 mmol/L
HK	>1500 U/L
G-6-PD	2500 U/L

依据试剂盒说明书配制酶试剂,置于棕色瓶中,放置于 4 ℃冰箱储存（可稳定 7 天）。

2. 5.0 mmol/L 葡萄糖标准应用液　见"葡萄糖氧化酶法测定血清（浆）葡萄糖"。

【操作步骤】

（一）自动生化分析仪法

请参照试剂盒说明书操作。

以自动分析仪器（速率法）为例,见表3-3。

表3-3　自动生化分析仪速率法的主要参数

主 要 参 数	值
系数	8.2
孵育时间	30 s
监测时间	60 s
波长	340 nm
吸样量	0.5 mL
温度	37 ℃

加样:37 ℃预温 1000 μL 酶混合试剂,加 20 μL 血清（浆）,吸入自动分析仪,监测吸光度升高速率（$\Delta A/\min$）。

【结果计算】

血清（浆）葡萄糖（mmol/L）$=\Delta A/\min\times1/6.22\times1.02/0.02=\Delta A/\min\times8.2$

（二）手工操作法

见表3-4。

表3-4　己糖激酶法测定血清（浆）葡萄糖

加入物/mL	测定管（U）	对照管（C）	标准管（S）	空白管（B）
血清（浆）	0.02	0.02	—	—
葡萄糖标准应用液	—	—	0.02	—
酶混合试剂	2.0	—	2.0	2.0
生理盐水	—	2.0	—	0.02

将 4 支试管充分混匀,37 ℃水浴 10 min。蒸馏水调零,在波长 340 nm,比色杯光径1.0 cm,分别读取各管吸光度(A_U、A_C、A_S 和 A_B)。

【结果计算】

$$血清(浆)葡萄糖(mmol/L) = \frac{A_U - A_C - A_B}{A_S - A_B} \times 5.0 \text{ mmol/L}$$

【参考区间】

健康成年人空腹血清(浆)葡萄糖为 3.9～6.1 mmol/L。

【临床意义】

见"葡萄糖氧化酶法测定血清(浆)葡萄糖"。

【注意事项】

1. 己糖激酶方法的特异性比葡萄糖氧化酶法高,是测定血清葡萄糖的参考方法,适用于自动生化分析仪。轻度溶血、脂血、黄疸、Vc、氟化钠、肝素、EDTA 和草酸盐等不干扰该法测定。若血红蛋白超过 5 g/L 的溶血标本,因从红细胞释放出较多的有机磷酸酯和一些酶,干扰本法测定。

2. G-6-PD、NAD^+ 或 $NADP^+$、HK 的纯度均要求高纯度。

3. 学生实验时将临床来源的一切血标本视为污染物,做好必要的生物防护。

4. 测血糖时样本的采集、收集、储存一定按要求执行,避免葡萄糖分解。

【思考题】

1. 学生在实验过程中哪些操作程序对实验结果有影响?

2. 血糖测定的种类有哪些?该方法可测定哪些标本的血糖?

3. 试述己糖激酶法测定血清(浆)葡萄糖和葡萄糖氧化酶法测定血清(浆)葡萄糖区别。

第二节　葡萄糖耐量试验

实验3　口服葡萄糖耐量试验

【实验目的】

掌握:口服葡萄糖耐量试验原理;口服葡萄糖耐量试验测定前病人的准备。

熟悉:葡萄糖耐量曲线的绘制;口服葡萄糖耐量的临床意义。

了解:口服葡萄糖耐量试验的注意事项。

【实验原理】

口服葡萄糖耐量试验(oral glucose tolerance test,OGTT)是检查口服标准剂量葡萄糖后人体清除葡萄糖的能力,即检测人体调节血糖的功能。该实验主要用于检测糖尿病、胰岛素抵抗,有时也检测反应性低血糖和肢端肥大症等人群。

【器材与试剂】

见血糖测定使用的器材和试剂。

【操作步骤】

（一）自动生化分析仪法

请参照试剂盒说明书操作。

（二）手工操作法

1. 次日晨空腹抽取血液 2 mL，抗凝，测定空腹血浆葡萄糖（FPG）。

2. 将 75 g 无水葡萄糖溶于 200～300 mL 水中，5 min 内饮完。（体重不低于 43 kg 的成人无水葡萄糖量为 75 g，儿童和孕妇除外）饮完葡萄糖后开始计时。

3. 口服葡萄糖后，每隔 30 min 抽血测定血浆葡萄糖量，包括 FPG，总共检测 5 次血糖值。其中 2 h PG 值非常关键，为临床诊断的关键。（可以根据不同的实验目的延长监测时间）

4. 以监测时间点为横坐标，葡萄糖含量为纵坐标，空腹血糖值为 0 点值，在口服葡萄糖后 30 min、1 h、1.5 h、2 h 时间点对应血糖值绘制糖耐曲线。

【参考区间】

健康成年人：空腹血糖（fasting plasma glucose，FPG）＜6.1 mmol/L；2 h PG＜7.8 mmol/L。

【临床判断】

1. 正常耐糖量　FPG＜6.1 mmol/L，并且 2 h PG＜7.8 mmol/L。

2. 空腹血糖受损（impaired fasting glucose，IFG）　6.1 mmol/L≤FPG＜7.0 mmol/L，2 h PG＜7.8 mmol/L。

3. 糖耐量受损（impaired glucose tolerance，IGT）　FPG＜7.0 mmol/L，7.8 mmol/L≤2 h PG＜11.1 mmol/L。

4. 糖尿病（diabetes）　FPG≥7.0 mmol/L，2 h PG≥11.1 mmol/L。

【临床意义】

1. 诊断糖尿病和糖耐量异常。

2. 诊断妊娠糖尿病。

3. 筛查糖尿病高危人群。

【注意事项】

1. 检查前三天正常饮食（每天碳水化合物量一般控制在 250～300 g），检查前空腹 8～12 h。

2. 告诉医生服用的所有处方药和非处方药，遵从医生建议停用某些影响血糖的药物。

3. 根据胰岛素分泌节律，检查最好在早晨。

4. 很多因素可影响 OGTT 结果的准确性。除非第一次 OGTT 结果明显异常，一般建议在做第一次检测后，间隔一定时间再做该检测才可最终判断 OGTT 是否异常。

【思考题】

1. OGTT 的分析前质量控制的内容有哪些？病人准备对 OGTT 测定结果有何影响？病人准备应由谁负责宣教完成？

2. 实验中测定者喝 75 g 无水葡萄糖液与吃 75 g 馒头的 OGTT 结果有区别吗？为什么？

第三节 糖化蛋白测定

人体血液中的糖化蛋白主要是葡萄糖与血液中的血红蛋白、清蛋白、胶原蛋白等发生自发的共价糖基化反应。该反应是慢性的、非酶促的、不可逆反应,与血糖的浓度和高血糖持续的时间相关。临床上检测的糖化蛋白主要是糖化血红蛋白 HbA_{1c},其次是糖化血清蛋白。血红蛋白是红细胞中运输 O_2 的蛋白,成人血红蛋白主要由 HbA、HbA_2 和 HbF 组成,其中 HbA 占血红蛋白的 $95\%\sim98\%$。对 HbA 进行色谱分析发现了几种次要血红蛋白,包括 HbA_{1c}。红细胞的寿命通常为 120 天,因此临床上糖化血红蛋白 HbA_{1c} 主要用于评估糖尿病病人 $2\sim3$ 个月的平均血糖浓度,评价糖尿病病人在此期间的血糖控制效果。

临床上测定糖化蛋白的方法有比色法、免疫化学法、高效液相层析法、毛细管电泳法、电泳法、等电聚焦法、离子交换层析法、亲和层析法等。国内以比色法、高效液相层析法和离子交换层析法等较为常见。

实验 4 免疫比浊法测定 HbA_{1c}

【实验目的】

掌握:免疫比浊法测定 HbA_{1c} 的基本原理。

熟悉:免疫比浊法与终点比色法原理的区别;免疫比浊法测定 HbA_{1c} 的操作程序;HbA_{1c} 的临床意义。

【实验原理】

本法利用 TTAB(tetradecyl trimethyl ammonium bromide,四癸基三甲铵溴化物,一种去污剂)作为溶血试剂(TTAB 不溶解白细胞),溶解红细胞后释放出血红蛋白,用浊度抑制免疫学方法测定全血中红细胞的血红蛋白 HbA_{1c} 浓度,本法不需预处理除去不稳定的 HbA_{1c}。

先加入抗体缓冲液,样本中的糖化血红蛋白(HbA_{1c})分子由于只有一个特异性的 HbA_{1c} 抗体结合位点,因此 HbA_{1c} 和抗 HbA_{1c} 抗体发生反应,生成可溶性的抗原-抗体复合物。然后加入多聚半抗原缓冲液,多聚半抗原和反应液中过剩的抗 HbA_{1c} 抗体结合,生成不溶性的抗体-多聚半抗原复合物,可用比浊法测定。

同时在另一个通道上可利用比色法测定血红蛋白(Hb)浓度。在该通道中,溶血血液中的血红蛋白转变成具有特征性吸收光谱的血红蛋白衍生物,用重铬酸盐作校准参照物,进行比色,测定 Hb 浓度。根据 Hb 含量及 HbA_{1c} 含量计算出 HbA_{1c} 含量(%)。

【器材与试剂】

(一)器材

糖化血红蛋白测定仪。

(二)试剂

1. HbA_{1c} 测定试剂

(1) R_1 试剂:0.025 mol/L MES 缓冲液;0.015 mol/L Tris 缓冲液(pH 为 6.2);HbA_{1c}

抗体(≥0.5 mg/mL 绵羊血清)和稳定剂。

（2）R_2 试剂：0.025 mol/L 2-吗啉乙基磺酸（2-morpholinoethane sulfonic acid，MES）缓冲液；0.015 mol/L Tris 缓冲液（pH 值为 6.2）；≥8 μg/mL HbA$_{lc}$ 多聚半抗原和稳定剂。

（3）定标液：9 g/L TTAB；人血和绵羊血制备的溶血液和稳定剂。

2. Hb 测定试剂　0.02 mol/L pH 值为 7.4 的磷酸盐缓冲液和稳定剂。

3. 溶血试剂　9 g/L TTAB 溶液。

4. 质控物　包括正常值和异常值两种。

5. 0.9%　NaCl 溶液。

【操作步骤】

（一）自动生化分析仪法

请参照试剂盒说明书操作。

（二）手工操作法

1. 将 1.0 mL 溶血试剂加入 10 μL 肝素或 EDTA 抗凝血小试管中，轻轻旋涡混匀 1～2 min（避免形成气泡），待溶血液的颜色由红色变为棕绿色后即可使用。此溶血液室温 15～25 ℃可稳定 4 h，2～8 ℃可稳定 24 h。

2. 根据不同型号生化分析仪及配套试剂设定参数，测定 HbA$_{lc}$ 浓度和 Hb 浓度。

详细操作程序见仪器和配套试剂盒说明书。

【结果计算】

1. IFCC 计算公式

$$HbA_{lc} 含量 = \frac{HbA_{lc}}{Hb} \times 100\%$$

2. DCCT/NGSP 计算公式（糖尿病控制和并发症试验/美国糖化 Hb 标准化公式）

$$HbA_{lc} 含量 = \left(87.6 \times \frac{HbA_{lc}}{Hb} + 2.27\right)\%$$

【参考区间】

IFCC 计算公式　参考区间：2.8%～3.8%。

DCCT/NGSP 计算公式　参考区间：4.8%～6.0%。

【注意事项】

1. 临床来源的标本、人血来源的定标液和质控物都按潜在生物危险品处理，操作时做好生物安全防护。

2. TTAB 有刺激性，避免接触皮肤和眼睛。

3. 不需用溶血试剂对质控物进行预处理。

4. 干扰　三酰甘油＜9.12 mmol/L，胆红素浓度＜855 μmol/L，抗坏血酸＜2.84 mmol/L，类风湿因子＜750 U/mL 时对本实验无干扰。

5. 本实验特异性高，抗 HbA$_{lc}$ 的非 HbA$_{lc}$ 血红蛋白无交叉反应。

6. 分析灵敏度　HbA$_{lc}$ 最低为 2.0 g/L，Hb 最低为 3.0 g/L。如果样品中 HbA$_{lc}$ 浓度超过标准品的最高值时，需用溶血试剂将溶血液作 1∶1 稀释（或原始血样作 1∶200 稀释）后重新测定 HbA$_{lc}$ 和 Hb 浓度，结果乘以相应稀释倍数。

7. 任何原因使红细胞寿命减少的疾病均可影响实验结果，使实验结果偏低。

【临床意义】

1. 评价糖尿病病人 2～3 个月期间的血糖控制情况。血液中的红细胞在 120 天生命期中与血液中的葡萄糖会发生慢性、不可逆、非酶促反应。该反应与血糖浓度以及高血糖持续时间有关,主要受红细胞生命期血糖的平均浓度影响。DCCT/NGSP 方法正常 HbA_{1c} 参考区间为 $4.8\%～6.0\%$。当糖尿病病人血糖控制不佳时,HbA_{1c} 可高于正常值的 2～3 倍。糖尿病 HbA_{1c} 理想的控制范围应在 7% 以下。HbA_{1c} 测定有利于指导临床医生对糖尿病病人治疗方案的修订以及评估糖尿病病人的慢性并发症。

2. 此试验只代表测试者 2～3 个月期间的平均血糖浓度,因此不能代替糖尿病病人天内或天与天间的血糖测定,故不能取代血糖、尿糖的检测。

3. HbA_{1c} 水平低于确定的参考区间,可能表明存在以下情况,如最近有低血糖发作、红细胞寿命短或 Hb 变异体的存在,解释结果时要格外小心。

【思考题】

1. 为什么糖化血红蛋白测定主要是 HbA_{1c},而非 HbA?

2. 国内糖化血红蛋白测定的方法有哪几种? 主要的方法有哪些?

实验 5 果糖胺法测定糖化清蛋白

【实验目的】

掌握:果糖胺法测定糖化清蛋白的原理。

熟悉:糖化清蛋白的概念;果糖胺法测定糖化清蛋白实验的操作程序;糖化清蛋白测定的临床意义。

了解:对比糖化血红蛋白与糖化清蛋白测定临床应用的广泛性。

【实验原理】

血液中的葡萄糖能与血清蛋白质分子 N 末端氨基发生非酶促糖基化反应,生成高分子酮胺结构;果糖胺(fructosamine)是血浆蛋白酮胺的普通命名。由于所有糖化血清蛋白都是果糖胺,而清蛋白是血清蛋白质中含量最多的组分,故测定果糖胺主要是测定糖化清蛋白。在碱性溶液中,硝基四氮唑蓝(NBT)能将这种酮胺结构还原,生成紫红色甲䐶。同时以具有同样氨基-1-脱氧-2-酮糖结构的 1-脱氧-1-吗啉果糖(DMF)为标准操作进行比色测定。

【器材与试剂】

(一) 器材

半自动生化分析仪、紫外分光光度计等。

(二) 试剂

1. 0.1 mol/L 碳酸盐缓冲液(pH 10.8) 将 9.54 g 无水碳酸钠和 0.84 g 碳酸氢钠溶于蒸馏水中,最后定容至 1000 mL。

2. 0.11 mmol/L NBT 试剂 称取 100 mg 氯化硝基四氮唑蓝,用配制好的碳酸盐缓冲液溶解并最终定容至 1000 mL,置于冰箱中保存。(可稳定 3 个月)

3. 100 mL 40.0 g/L 牛血清清蛋白溶液。

4. 4.0 mmol/L DMF 标准液 称取 99.6 mg DMF,溶于上述 100 mL 牛血清清蛋白

溶液中。

【操作步骤】

(一) 自动生化分析仪法

请参照试剂盒说明书操作。

(二) 手工操作法

1. 实验操作见表 3-5 所示。

表 3-5　血清果糖胺/糖化清蛋白测定

加入物/mL	空白管	待测管
血清(血浆)	—	0.1
蒸馏水	0.1	—
NBT(37 ℃预热)	4.0	4.0

混匀,置于 37 ℃水浴 15 min,取出试管冷却,在 15 min 内,温度低于 25 ℃,波长 550 nm 处,比色杯光径 1 cm,以空白管调零后读取测定管吸光度。从校正曲线查出血清果糖胺/糖化清蛋白浓度结果。

2. 绘制校正曲线　取 4 支试管,分别用 40.0 g/L 的牛血清清蛋白溶液稀释 4 mmol/L DMF 标准液,制成 1 mmol/L、2 mmol/L、3 mmol/L、4 mmol/L DMF 标准液,以 40.0 g/L 牛血清清蛋白为空白,与 4 支 DMF 标准液试管同样操作,读得各浓度 DMF 相应的吸光度值。以 0 mmol/L、1 mmol/L、2 mmol/L、3 mmol/L、4 mmol/L DMF 标准液浓度为横坐标,相应吸光度值为纵坐标,制成校正曲线。

【参考区间】

健康成年人血清果糖胺/糖化清蛋白:(1.9±0.25) mmol/L。

【临床意义】

1. 血清蛋白半寿期较短(清蛋白半寿期 17 天),因此糖化清蛋白可反映糖尿病病人过去 1～2 周内的平均血糖控制情况。

2. 血糖浓度暂时波动对本实验结果影响不大,本实验结果主要用于评估糖尿病病人过去 1～2 周内的血糖控制效果,联合天内和天与天间的血糖浓度,综合判断糖尿病病人的血糖水平,以便调整有效的治疗方案。

【注意事项】

1. 糖化血清蛋白在 4 mmol/L 浓度内时与吸光度值呈线性关系。

2. 控制好反应条件如 pH 值、反应温度和反应时间。

3. 37 ℃加温 15 min 时间后应立即冷却,否则颜色将继续加深,影响比色测定结果。所以在测定时宜加测已知浓度 DMF 的质控管,以观察与校正曲线的符合程度。

4. 用定值冻干糖化清蛋白作标准可使测定结果更稳定。

5. 实验室最好建立自己的参考区间。

【思考题】

1. 测定结果受测定者清蛋白含量的影响吗?

2. 测定者在做该项检测前需如何做准备?

3. 学生在实验过程中哪些主要的操作程序对结果有影响？属于分析前质量控制内容还是分析中质量控制内容？

【参考文献】

[1] 王琰,钱士匀.生物化学和临床生物化学检验实验教程[M].北京:清华大学出版社,2005.

[2] 叶应妩,王毓三,申子瑜.全国临床检验操作规程[M].南京:东南大学出版社,2006.

(韩丽红)

第四章 脂类代谢紊乱的测定

血脂是指血清(浆)中所含脂类物质的总称,包括总胆固醇(TC)、甘油三酯(TG)、磷脂(PL)和游离脂肪酸(FFA)等。血液中的脂类物质是以脂蛋白的形式存在、运输及代谢的。血清(浆)脂蛋白由脂质和蛋白质组成,按密度不同主要分为乳糜微粒(CM)、极低密度脂蛋白(VLDL)、低密度脂蛋白(LDL)、高密度脂蛋白(HDL)等。载脂蛋白是脂蛋白中的蛋白质部分,参与脂蛋白的合成与代谢。血脂代谢异常将导致高脂蛋白血症,高脂蛋白血症是指血浆中 CM、VLDL、LDL、HDL 等脂蛋白有一类或几类浓度过高的现象。一般根据血清(浆)外观、总胆固醇、甘油三酯以及脂蛋白含量将高脂蛋白血症进行分型。临床实验室常规检测血脂项目包括 TC、TG、HDL-C、LDL-C,有条件的实验室可检测 apo AⅠ、apo B、LP(a)等指标。血脂准确测定应从分析前质量控制开始,即病人的准备、样品的采集与储存等。有许多分析前因素影响血脂的水平,包括:生物学因素,如性别、年龄、种族;行为因素,如饮食、吸烟、饮酒,临床因素,如疾病;血标本收集与处理,如禁食状态、抗凝剂等。临床实验室在分析过程中应选用合格的测定试剂、标准品及仪器,采用标准化操作规程,坚持开展室内质控及参加室间质量评价活动。

第一节 血清(浆)脂类测定

实验1 磷酸甘油氧化酶法测定甘油三酯

甘油三酯(TG)的常规测定方法分为化学法和酶法。化学法的测定过程包括抽提、皂化、氧化、显色四个阶段,其特点是操作复杂,影响因素多,不能实现自动化。酶法测定 TG 具有操作简便、快速、微量等优点,既适合于手工操作又适合于自动化检测。

【实验目的】

掌握:磷酸甘油氧化酶法测定 TG 的基本原理。

熟悉:磷酸甘油氧化酶法测定 TG 的实验操作过程。

了解:TG 检测的临床意义。

【实验原理】

样品中甘油三酯在脂肪酶(LPL)的作用下水解成甘油和脂肪酸;甘油在甘油激酶(GK)的作用下生成 3-磷酸-甘油;3-磷酸-甘油在甘油-3-磷酸氧化酶(GPO)的作用下氧化为磷酸二羟丙酮和过氧化氢(H_2O_2);H_2O_2 在过氧化物酶(POD)的作用下,与 4-氨基安替比林(4-AAP)和酚作用,生成红色的醌亚胺;醌亚胺的生成使 505 nm 波长处吸光度上升,吸光度的变化与 TG 的含量成正比。通过与同样处理的甘油三酯标准品比较,即可计算出样品中 TG 的含量。

$$甘油三酯 + H_2O \xrightarrow{LPL} 甘油 + 脂肪酸$$

$$甘油 + ATP \xrightarrow{GK} 3\text{-磷酸-甘油} + ADP$$

$$3\text{-磷酸-甘油} + O_2 \xrightarrow{GPO} 磷酸二羟丙酮 + H_2O_2$$

$$H_2O_2 + 4\text{-AAP} + 4\text{-氯酚} \xrightarrow{POD} 醌亚胺 + H_2O$$

【器材与试剂】

1. 甘油三酯测定试剂

试剂主要组成成分:

脂肪酶(LPL)	4.5 kU/L
甘油激酶(GK)	1 kU/L
甘油-3-磷酸氧化酶(GPO)	2 kU/L
过氧化物酶(POD)	2 kU/L
4-氨基安替比林(4-AAP)	0.3 mmol/L
酚	1.5 mmol/L

2. 甘油三酯标准品(标示值见瓶签)

【操作步骤】

(一)自动生化分析仪法

请参照试剂盒说明书操作。

1. 基本参数

方法:终点法　　　　　　　样品/试剂:1/100

主波长:505 nm　　　　　　反应温度:37 ℃

副波长:none　　　　　　　反应时间:10 min

样品用量:3 μL　　　　　　试剂用量:300 μL

2. 操作流程图

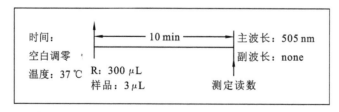

3. 参照自动生化分析仪说明书设置测定参数,通过标准品校准后进行样品的测定。

(二)手工操作法

手工操作步骤按表 4-1 进行。

表 4-1　磷酸甘油氧化酶法测定 TG 操作步骤表

加入物/μL	空白管	标准管	测定管
样品	—	—	3

续表

加入物/μL	空白管	标准管	测定管
标准品	—	3	—
蒸馏水/生理盐水	3	—	—
试剂	300	300	300

混匀,37 ℃恒温 10 min,在 505 nm 波长处,以空白管调零,测定吸光度 A。

【结果计算】

$$样品\ TG\ 含量(mmol/L) = \frac{测定管吸光度}{标准管吸光度} \times 标准液浓度$$

【参考区间】

血清(浆)TG:<1.7 mmol/L(<150 mg/dL)。

临界性高 TG 血症:2.83～5.65 mmol/L(250～500 mg/dL)。

明确的高 TG 血症:5.65 mmol/L(>500 mg/dL)。

【临床意义】

1. 血清(浆)TG 含量增高见于:家族性高 TG 血症、家族性高脂蛋白血症、动脉粥样硬化、冠心病、糖尿病、糖原累积病、甲状腺功能减退、肾病综合征、妊娠、口服避孕药、酗酒等。

2. 血清(浆)TG 含量降低见于:甲状腺功能亢进、肾上腺皮质功能减退和肝功能严重损伤等。

【注意事项】

1. 样品 TG 易受饮食的影响,餐后样品中的 TG 含量明显升高。因此要求样品为空腹不溶血的血清、血浆(EDTA 或肝素抗凝),并要求 72 h 内不饮酒。样品应在低温条件下运输保存,样品中 TG 在 2～8 ℃保存可稳定 7 天,−20 ℃保存可稳定数月。

2. 试剂 2～8 ℃密闭避光储存可稳定 12 个月,开瓶上机 2～8 ℃避光储存可稳定 30天。试剂变混浊或空白吸光度值大于试剂说明书要求的吸光度值时,表明试剂已失效,应弃去。

3. 本实验方法的检测上限为 11.48 mmol/L,如果样品中 TG 含量超过 11.48 mmol/L,则采用自动生化分析仪的减量模式进行测定,或者采用生理盐水稀释高浓度样品后测定,报告结果乘以稀释倍数。

4. 关于样品中游离甘油的影响:由于酶法测定 TG 是采用测定水解后生成的甘油,而样品中存在着的游离甘油(FG)将影响样品 TG 测定的准确度。一般正常人 FG 约占总 TG 的 6.1%,有人主张可以从 TG 测定结果减去 0.11 mmol/L(或 10 mg/dL)。但病人样品中 FG 的含量是无法预测的,所以最好采用双试剂两步法消除样品中 FG 的影响。试剂 1 的主要成分包括 GK、GPO、POD、酚等;试剂 2 的主要成分包括 LPL、4-AAP 等。首先样品中的 FG 经试剂 1 中甘油激酶作用,最后生成过氧化氢,再经过过氧化物酶分解成水,使 FG 的影响被消除,因试剂 1 不含脂肪酶,TG 不水解;在反应体系中再加入试剂 2,样品中的 TG 经脂肪酶的作用产生过氧化氢,在过氧化物酶的作用下,与 4-氨基安替比林和酚作用,生成红色的醌亚胺,最后计算出样品中 TG 的含量。

【思考题】

1. 磷酸甘油氧化酶法测定 TG 的基本原理是什么?

2. 如何消除游离甘油对磷酸甘油氧化酶法测定 TG 的干扰?

3. 血清(浆)TG 增高可见于哪些类型的高脂蛋白血症?

实验 2 胆固醇氧化酶法测定总胆固醇

总胆固醇(TC)包括游离胆固醇和胆固醇酯,常规测定方法分化学法和酶法。化学法的测定过程包括抽提、显色,其特点是操作复杂,影响因素多,不能实现自动化。酶法测定 TC 具有简便、快速、微量等优点,既适合于手工操作又适合于自动化检测。

【实验目的】

掌握:胆固醇氧化酶法测定 TC 的基本原理。

熟悉:胆固醇氧化酶法测定 TC 的实验操作过程。

了解:TC 检测的临床意义。

【实验原理】

样品中的胆固醇酯在胆固醇酯酶(CE)的作用下水解生成游离胆固醇,生成的游离胆固醇及样品中的游离胆固醇在胆固醇氧化酶(COD)的作用下,生成 4-胆甾-3-烯酮和过氧化氢(H_2O_2),H_2O_2 在过氧化物酶(POD)的作用下,与 4-氨基安替比林(4-AAP)和酚作用,生成红色的醌亚胺;醌亚胺的生成使 505 nm 波长处的吸光度上升,吸光度的变化与 TC 的含量成正比。通过与同样处理的总胆固醇标准品比较,即可计算出样品中 TC 的含量。

$$胆固醇酯 + H_2O \xrightarrow{CE} 胆固醇 + 脂肪酸$$

$$胆固醇 + O_2 \xrightarrow{COD} 4\text{-}胆甾\text{-}3\text{-}烯酮 + H_2O_2$$

$$H_2O_2 + 4\text{-}AAP + 酚 \xrightarrow{POD} 醌亚胺 + H_2O$$

【器材与试剂】

1. 总胆固醇测定试剂

试剂主要组成成分:

胆固醇酯酶(CE)	3 kU/L
胆固醇氧化酶(COD)	0.3 U/L
过氧化物酶(POD)	2 kU/L
4-氨基安替比林(4-APP)	0.3 mmol/L
酚	1.5 mmol/L

2. 胆固醇标准品(标示值见瓶签)

【操作步骤】

(一)自动生化分析仪法

请参照试剂盒说明书操作。

1. 基本参数

方法:终点法	样品/试剂:1/100
主波长:505 nm	反应温度:37 ℃
副波长:none	反应时间:10 min

样品用量:3 μL   试剂用量:300 μL

2. 操作流程图

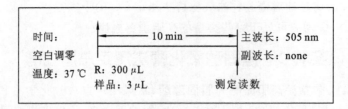

3. 参照自动生化分析仪说明书设置测定参数,通过标准品校准后进行样品的测定。

(二) 手工操作法

手工操作步骤按表 4-2 进行。

表 4-2 胆固醇氧化酶法测定 TC 操作步骤表

加入物/μL	空白管	标准管	测定管
样品	—	—	3
标准品	—	3	—
蒸馏水/生理盐水	3	—	—
试剂 R	300	300	300

混匀,37 ℃恒温 10 min,在 505 nm 波长处,以空白管调零,测定吸光度 A。

【结果计算】

$$样品 \ TC \ 含量(mmol/L) = \frac{测定管吸光度}{标准管吸光度} \times 标准液浓度$$

【参考区间】

理想范围:<5.2 mmol/L(<200 mg/dL)。

边缘升高:5.23~5.69 mmol/L(201~219 mg/dL)。

升高≥5.72 mmol/L(≥220 mg/dL)。

【临床意义】

1. 血清(浆)TC 含量增高见于:家族性高胆固醇血症、家族性高脂蛋白血症、动脉粥样硬化、冠心病、肾病综合征、甲状腺功能减退、糖尿病、妊娠等。

2. 血清(浆)TC 含量降低见于:家族性无 β-脂蛋白血症、家族性低 β-脂蛋白血症、甲状腺功能亢进、肝脏疾病、营养不良、慢性消耗性疾病、脑出血等。

【注意事项】

1. 样品为空腹不溶血的血清、血浆(EDTA 或肝素抗凝)。样品应在低温条件下运输保存,样品中 TC 在 2~8 ℃保存可稳定 7 天,−20 ℃保存可稳定 6 个月。

2. 试剂 2~8 ℃密闭避光储存可稳定 12 个月,开瓶上机 2~8 ℃避光储存可稳定 30 天。试剂变混浊或空白吸光度值大于试剂说明书要求的吸光度值时,表明试剂已失效,应弃去。

3. 本实验方法的检测范围上限为 19.42 mmol/L,如果样品中 TC 含量超过 19.42 mmol/L,则采用自动生化分析仪的减量模式进行测定,或者采用生理盐水稀释高浓度样品后测定,报告结果乘以稀释倍数。

4. 试剂与样品用量可根据不同仪器的需要,在试剂样品体积比例不变的条件下,适当增加或减少试剂与样品的用量。

5. 关于胆固醇酯酶和胆固醇氧化酶的质量。胆固醇酯酶可来源于动物组织和细菌,胆固醇氧化酶可来源于多种微生物源性。由于酶的来源不同,其性质有所区别,对试剂的 pH 值、稳定剂、表面活性剂的要求也不同。试剂中酶的质量将会影响测定结果。

6. 若需测定样品中游离胆固醇的含量,将试剂成分中的胆固醇酯酶去掉即可。

【思考题】

1. 胆固醇氧化酶法测定 TC 的基本原理是什么?

2. 如何测定游离胆固醇的含量?

3. 血清(浆)TC 增高可见于哪些类型的高脂蛋白血症?

第二节 血清(浆)脂蛋白的测定

实验 3 磷钨酸-镁沉淀法测定高密度脂蛋白-胆固醇

高密度脂蛋白(HDL)按密度不同可分为 HDL_1、HDL_2 和 HDL_3 等亚组分,临床上一般是测定总的 HDL,也可以分别测定其亚组分。因为 HDL 组成中含蛋白质、胆固醇、磷脂等,磷脂测定比较困难,通常以测定胆固醇含量代表 HDL 水平。高密度脂蛋白-胆固醇(HDL-C)的常规测定方法分化学沉淀法和直接测定法。化学沉淀法常用的沉淀剂有磷钨酸-镁($PTA-Mg^{2+}$ 法)、硫酸葡聚糖(DS 法)、肝素-锰(HM 法)、聚乙二醇(PEG 法)等,在我国推荐磷钨酸-镁沉淀法作为测定 HDL-C 的常规方法。操作过程包括沉淀、离心等,其特点是操作复杂,影响因素多,只能手工操作,不能实现自动化。直接法测定 HDL-C 具有简便、快速、微量、不需沉淀处理等优点,适合于自动化检测。

【实验目的】

掌握:磷钨酸-镁沉淀法测定 HDL-C 的基本原理。

熟悉:磷钨酸-镁沉淀法测定 HDL-C 的实验操作过程。

了解:HDL-C 检测的临床意义。

【实验原理】

应用磷钨酸-镁沉淀剂沉淀血清(浆)样品中的 LDL、VLDL 和 Lp(a)后,上清液中只含有高密度脂蛋白,然后用胆固醇氧化酶法测定其中的胆固醇含量(与酶法测 TC 相同)。

$$胆固醇酯 + H_2O \xrightarrow{CE} 胆固醇 + 脂肪酸$$

$$胆固醇 + O_2 \xrightarrow{COD} 4\text{-}胆甾\text{-}3\text{-}烯酮 + H_2O_2$$

$$H_2O_2 + 4\text{-}AAP + 酚 \xrightarrow{POD} 醌亚胺 + H_2O$$

以 HDL 中的胆固醇含量(即 HDL-C)作为 HDL 的定量依据,通过与同样处理的高密度脂蛋白-胆固醇标准品比较,即可计算出样品中 HDL-C 的含量。

【器材与试剂】

1. 沉淀剂　称取磷钨酸钠 0.44 g 和氯化镁（$MgCl_2 \cdot 6H_2O$）1.10 g,溶于蒸馏水 80 mL 中,以 1 mmol/L NaOH 调 pH 值至 6.15,再加蒸馏水定容至 100 mL,此试剂可稳定一年。

2. 总胆固醇测定试剂

试剂主要组成成分:

胆固醇酯酶（CE）	3 kU/L
胆固醇氧化酶（COD）	0.3 U/L
过氧化物酶（POD）	2 kU/L
4-氨基安替比林（4-APP）	0.3 mmol/L
酚	1.5 mmol/L

3. HDL-C 标准品（标示值见瓶签）

【操作步骤】

1. HDL 的分离:取样品和沉淀剂各 200 μL,充分混匀,置于室温放置 10 min 后,3000 r/min,离心 15 min,吸取上清液按表 4-3 进行操作。如果上清液混浊,则需再以转速 10000 r/min,离心 15 min。

表 4-3　磷钨酸-镁法测定 HDL-C 的操作表

加入物/μL	空白管	标准管	测定管
上清液	—	—	50
标准品	—	50	—
蒸馏水/生理盐水	50	—	—
试剂 R	2000	2000	2000

混匀,37 ℃恒温 5 min,在 500 nm 波长处,以空白管调零,测定吸光度 A。

2. 上清液中 HDL-C 的测定:操作步骤按表 4-3 进行。

【结果计算】

$$样品\ HDL\text{-}C\ 含量(mmol/L) = \frac{A_U}{A_C} \times 标准液浓度$$

【参考区间】

0.9～2.0 mmol/L。

【临床意义】

流行病学及临床研究证明 HDL-C 与冠心病呈负相关,HDL-C 的含量低于 0.9 mmol/L 是冠心病危险因素。HDL-C 的含量降低多见于心、脑血管病,肝炎,肝硬化,高 TG 血症,糖尿病,肥胖,吸烟等。饮酒和长期体力活动会使 HDL-C 的含量增高。

【注意事项】

1. 样品为空腹不溶血的血清（浆）（EDTA 或肝素抗凝）。样品应在低温条件下运输保存,样品中 HDL-C 在 2～8 ℃保存可稳定 7 天,−20 ℃保存可稳定数周。

2. 试剂 2～8 ℃密闭避光储存可稳定 12 个月,开瓶上机 2～8 ℃避光储存可稳定 30

天。试剂变混浊或空白吸光度值大于试剂说明书要求的吸光度值时,表明试剂已失效,应弃去。

3. 本实验方法的检测范围上限为 3.00 mmol/L,如果样品中 HDL-C 含量超过 3.00 mmol/L,则采用生理盐水稀释高浓度样品后测定,报告结果乘以稀释倍数。

4. 当血清(浆)严重混浊时,应将样品以生理盐水 1∶1 稀释后再沉淀,测定值乘以稀释倍数即为实际值。

5. 当样品胆固醇的浓度大于 15.3 mmol/L 时,应将样品以生理盐水 1∶1 稀释后再沉淀,测定值乘以稀释倍数即为实际值。

6. 试剂与样品用量可根据不同仪器的需要,在试剂样品体积比例不变的条件下,适当增加或减少试剂与样品的用量。

7. HDL 的分离受到一系列因素的影响,与温度、pH 值、离心力等有关,并且沉淀后放置时间不能过长。离心过程中应该防止温度升高使沉淀不完全,室温应为 15~25 ℃之间,且离心后应立即吸取上清液,应于 4 h 内进行测定,否则结果会偏高。

【思考题】

1. 磷钨酸-镁沉淀法测定 HDL-C 的基本原理是什么?

2. 化学沉淀法测定 HDL-C 所采用的沉淀剂有哪些特点?

3. 血清(浆)HDL-C 测定的临床意义是什么?

实验 4　直接法测定血清高密度脂蛋白-胆固醇

【实验目的】

掌握:直接法测定 HDL-C 的基本原理。

熟悉:直接法测定 HDL-C 的实验操作过程。

了解:HDL-C 检测的临床意义。

【实验原理】

使用经化学修饰后胆固醇酯酶及胆固醇氧化酶对不同脂蛋白胆固醇具有不同的反应选择性,其中 CM、VLDL、LDL 与酶的反应性延迟低下,而 HDL 不受影响,从而可直接测定出样品中高密度脂蛋白-胆固醇的含量。

$$HDL\text{-}C + 化学修饰的\ CEH\ 和\ COD \longrightarrow 4\text{-}胆甾\text{-}3\text{-}烯酮 + H_2O_2$$

$$H_2O_2 + 4\text{-}AAP + 酚 \xrightarrow{POD} 醌亚胺 + H_2O$$

【器材与试剂】

1. HDL-C 测定试剂

试剂 1 主要组成成分:

抗坏血酸酶	3 kU/L
HSDA	1 mmol/L

试剂 2 主要组成成分:

化学修饰胆固醇酯酶(CEH)	1 kU/L
胆固醇氧化酶(COD)	5 kU/L
过氧化物酶(POD)	20 kU/L
4-氨基安替比林(4-AAP)	2 mmol/L

2. HDL-C 标准品(标示值见瓶签)

【操作步骤】

自动生化分析仪法:请参照试剂盒说明书操作。

1. 基本参数

方法:终点法

样品/试剂:1/100

反应温度:37 ℃

反应时间:10 min

样品用量:4 μL

试剂 1 用量:300 μL

试剂 2 用量:100 μL

2. 操作流程图

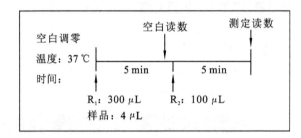

3. 操作步骤按表 4-4 进行。

表 4-4　直接法测定 HDL-C 操作步骤表

加入物/μL	空白管	标准管	测定管
样品	—	—	4
标准品	—	4	—
蒸馏水/生理盐水	4	—	—
试剂 R_1	300	300	300
混匀,37 ℃恒温 5 min,在 600 nm 波长处,以空白管调零测定吸光度 A_1			
试剂 R_2	100	100	100

混匀,37 ℃恒温 5 min,在 600 nm 波长处测定吸光度 A_2,计算 $\Delta A = A_2 - A_1$。

4. 参照自动生化分析仪说明书设置测定参数,通过标准品校准后进行样品的测定。

【结果计算】

$$样品\ HDL\text{-}C\ 含量(mmol/L) = \frac{\Delta A_U}{\Delta A_C} \times 标准液浓度$$

【参考区间】

0.83~1.96 mmol/L。

【临床意义】

同上。

【注意事项】

1. 样品为空腹不溶血的血（浆）（EDTA 或肝素抗凝）。样品应在低温条件下运输保存，样品中 HDL-C 在 $2\sim 8$ ℃保存可稳定 7 天，-20 ℃保存可稳定数周。

2. 试剂 $2\sim 8$ ℃密闭避光储存可稳定 12 个月，开瓶上机 $2\sim 8$ ℃避光储存可稳定 30 天。试剂变混浊或空白吸光度值大于试剂说明书要求的吸光度值时，表明试剂已失效，应弃去。

3. 本实验方法的检测范围上限为 2.59 mmol/L，如果样品中 HDL-C 含量超过 2.59 mmol/L 或 TG≥9.00 mmol/L、TC≥13.00 mmol/L，则采用自动生化分析仪的减量模式进行测定，或者采用生理盐水稀释高浓度样品后测定，报告结果乘以稀释倍数。

4. 试剂与样品用量可根据不同仪器的需要，在试剂样品体积比例不变的条件下，适当增加或减少试剂与样品的用量。

【思考题】

直接法测定 HDL-C 的基本原理是什么？

实验 5　直接法测定血清低密度脂蛋白-胆固醇

低密度脂蛋白-胆固醇（LDL-C）的常规测定方法分化学沉淀法和直接测定法。化学沉淀法常用的沉淀剂有肝素-柠檬酸钠、聚乙烯硫酸（PVS 法）等，在我国推荐聚乙烯硫酸沉淀法作为 LDL-C 的常规方法。采用聚乙烯硫酸选择性沉淀样品中的 LDL，LDL-C 的浓度可以从总胆固醇与上清液胆固醇之差计算出。操作过程包括沉淀、离心等，其特点是操作复杂，影响因素多，不能实现自动化。直接法测定 LDL-C 具有简便、快速、微量、不需沉淀处理等优点，适合于自动化检测。

【实验目的】

掌握：直接法测定 LDL-C 的基本原理。

熟悉：直接法测定 LDL-C 的实验操作过程。

了解：LDL-C 检测的临床意义。

【实验原理】

采用能特异水解样品中 HDL、VLDL 及 CM 的表面活性剂，释放其胆固醇与酶试剂反应，产生的 H_2O_2 在无偶联剂时被消耗而不显色。当加入试剂 R_2 时，低密度脂蛋白被水解，与胆固醇酶试剂反应，从而测定 LDL-C。

$$HDL、VLDL 及 CM + 表面活性剂 + CEH 和 COD \longrightarrow 4\text{-胆甾-}3\text{-烯酮} + H_2O_2$$

$$H_2O_2 + POD \longrightarrow 清除 H_2O_2$$

$$LDL\text{-}C + CEH 和 COD \longrightarrow 4\text{-胆甾-}3\text{-烯酮} + H_2O_2$$

$$H_2O_2 + 4\text{-AAP} + 酚 \xrightarrow{POD} 醌亚胺 + H_2O$$

醌亚胺的生成使 505 nm 波长处吸光度上升，吸光度的变化与 LDL-C 的含量成正比。通过与同样处理的 LDL-C 标准品比较，即可计算出样品中 LDL-C 的含量。

【器材与试剂】

1. LDL-C 测定试剂

试剂 1 主要组成成分：

HSDA　　　　　　　　　　　　　　　　　　1 mmol/L

表面活性剂　　　　　　　　　　　适量

试剂 2 主要组成成分：

化学修饰胆固醇酯酶(CEH)　　　1 kU/L

胆固醇氧化酶(COD)　　　　　　5 kU/L

过氧化物酶(POD)　　　　　　　20 kU/L

4-氨基安替比林(4-AAP)　　　　2 mmol/L

2．LDL-C 标准品(标示值见瓶签)

【操作步骤】

自动生化分析仪法：请参照试剂盒说明书操作。

1．基本参数

方法：终点法　　　　　　　　　　　样品/试剂：1/100

主波长：505 nm　　　　　　　　　　反应温度：37 ℃

副波长：700 nm　　　　　　　　　　反应时间：10 min

样品用量：4 μL　　　　　　　　　　试剂 2 用量：100 μL

试剂 1 用量：300 μL

2．操作流程图

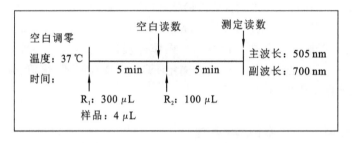

3．操作步骤按表 4-5 进行。

表 4-5　直接法测定 LDL-C 的操作表

加入物/μL	空白管	标准管	测定管
样品	—	—	4
标准品	—	4	—
蒸馏水/生理盐水	4	—	—
试剂 R_1	300	300	300
混匀,37 ℃恒温 5 min,在 505 nm 波长处,以空白管调零测定吸光度 A_1			
试剂 R_2	100	100	100

混匀,37 ℃恒温 5 min,在 505 nm 波长处测定吸光度 A_2,计算 $\Delta A = A_2 - A_1$。

4．参照自动生化分析仪说明书设置测定参数,通过标准品校准后进行样品的测定。

【结果计算】

$$样品 LDL\text{-}C 含量(mmol/L) = \frac{\Delta A_U}{\Delta A_C} \times 标准液浓度$$

【参考区间】

<3.12 mmol/L。

【临床意义】

LDL-C 作为冠心病(CHD)危险因子的指标,一般认为,LDL-C>4.40 mmol/L,有发生 CHD 的高度危险性。LDL-C 增高是动脉粥样硬化发生发展的主要脂类危险因素。

【注意事项】

1. 样品为空腹不溶血的血清、血浆(EDTA 或肝素抗凝)。样品应在低温条件下运输保存,样品中 LDL-C 在 2~8 ℃保存可稳定 7 天,－20 ℃保存可稳定 30 天。

2. 试剂 2~8 ℃密闭避光储存可稳定 12 个月,开瓶上机 2~8 ℃避光储存可稳定 30 天。试剂变混浊或空白吸光度值大于试剂说明书要求的吸光度值时,表明试剂已失效,应弃去。

3. 本实验方法的检测范围上限为 10.34 mmol/L,如果样品中 LDL-C 含量超过 10.34 mmol/L,则采用自动生化分析仪的减量模式进行测定,或者采用生理盐水稀释高浓度样品后测定,报告结果乘以稀释倍数。

4. 试剂与样品用量可根据不同仪器的需要,在试剂样品体积比例不变的条件下,适当增加或减少试剂与样品的用量。

5. Friedewald 公式计算法具有简便、快速的特点,主要利用 TC、TG、HDL-C 的测定结果,计算出 LDL-C 的含量。LDL-C(mg/dL)＝TC-HDL-C-TG/5;LDL-C(mmol/L)＝TC-HDL-C-TG/2.2。但当样品中存在 CM、TG>4.52 mmol/L(400 mg/dL)、样品中存在异常 β-脂蛋白等高脂蛋白血症时,不宜采用 Friedewald 公式计算法。

【思考题】

1. 直接法测定 LDL-C 的基本原理是什么?

2. 化学沉淀法测定 LDL-C 所采用的沉淀剂有哪些?

3. 聚乙烯硫酸沉淀剂的作用是什么?

4. 血清(浆)LDL-C 测定的临床意义是什么?

5. Friedewald 公式计算法的局限性是什么?

实验 6　免疫比浊法测定脂蛋白(a)

脂蛋白(a)[Lp(a)]是一个 LDL 分子结合 apo A 组成的二聚体,两者通过二硫键相连接,具有致动脉粥样硬化的作用。常规测定方法主要是免疫比浊法,该法具有简便、快速、微量等优点,适合于自动化检测。

【实验目的】

掌握:免疫比浊法测定 Lp(a)的基本原理。

熟悉:免疫比浊法测定 Lp(a)的实验操作过程。

了解:Lp(a)检测的临床意义。

【实验原理】

样品中 Lp(a)与其相应抗体[羊抗人 Lp(a)抗体]在液相中相遇,产生抗原抗体反应,使胶乳颗粒凝集,产生一定浊度。浊度高低反映样品中 Lp(a)的含量,通过与同样处理的 Lp(a)标准品比较,即可计算出样品中 Lp(a)含量。

【器材与试剂】

1. Lp(a)测定试剂

试剂 1 主要组成成分：

缓冲液   50 mmol/L

试剂 2 主要组成成分：

羊抗人 Lp(a)抗体   适量

2. Lp(a)标准品(标示值见瓶签)

【操作步骤】

自动生化分析仪法：请参照试剂盒说明书操作。

1. 基本参数

方法：终点法   样品/试剂：3/340

主波长：600 nm   反应温度：37 ℃

副波长：none   反应时间：10 min

样品用量：3 μL   试剂 1 用量：255 μL

试剂 2 用量：85 μL

2. 操作流程图

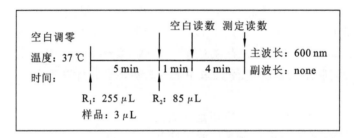

3. 工作曲线的制作

将标准品浓度由低到高顺序排列后，按表 4-6 操作。

表 4-6 Lp(a)工作曲线制作操作表

加入物/μL	C_1	C_2	C_3	C_4	C_5
标准品	3	3	3	3	3
试剂 R_1	255	255	255	255	255
			混匀,37 ℃恒温 5 min		
试剂 R_2	85	85	85	85	85

混匀，37 ℃恒温 1 min，在 600 nm 波长处以空白管调零测定吸光度 A_1，4 min 后测定吸光度 A_2，计算 $\Delta A = A_2 - A_1$，绘制校准曲线图。

4. 样品测定

操作步骤按表 4-7 进行。

表 4-7 免疫比浊法测定 Lp(a) 的操作表

加入物/μL	空白管	测定管
样品	—	3
蒸馏水/生理盐水	3	—
试剂 R_1	255	255
混匀,37 ℃恒温 5 min		
试剂 R_2	85	85

混匀,37 ℃恒温 1 min,在 600 nm 波长处以空白管调零测定吸光度 A_1,4 min 后测定吸光度 A_2,计算 $\Delta A = A_2 - A_1$。

5. 参照自动生化分析仪说明书设置测定参数,通过标准品校准后进行样品的测定。

【结果计算】

使用多点非线性/半对数校准模式,以样条函数为计算模式,根据标准品的值与吸光度变化值作剂量-响应曲线,样品中 Lp(a) 的含量可根据其吸光度变化值在剂量-响应曲线上计算出来。

【参考区间】

< 300 mg/L。

【临床意义】

血清(浆)Lp(a) 水平是动脉粥样硬化性疾病的独立危险因素,与动脉粥样硬化成正相关。

【注意事项】

1. 样品为空腹不溶血的血清(浆)(EDTA 或肝素抗凝)。样品应在低温条件下运输保存,样品中 Lp(a) 在 2～8 ℃保存可稳定 7 天,−20 ℃保存可稳定 30 天。

2. 试剂 2～8 ℃密闭避光储存可稳定 12 个月,开瓶上机 2～8 ℃避光储存可稳定 30 天。试剂变混浊或空白吸光度值大于试剂说明书要求的吸光度值时,表明试剂已失效,应弃去。

3. 本实验方法的检测范围上限为 982 mg/L,如果样品中 Lp(a) 含量超过 982 mg/L,则采用自动生化分析仪的减量模式进行测定,或者采用生理盐水稀释高浓度样品后测定,报告结果乘以稀释倍数。

4. 试剂与样品用量可根据不同仪器的需要,在试剂样品体积比例不变的条件下,适当增加或减少试剂与样品的用量。

【思考题】

1. 免疫比浊法测定 Lp(a) 的基本原理是什么?

2. 如何进行多点校准?

3. 血清(浆)Lp(a) 测定的临床意义是什么?

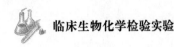

临床生物化学检验实验 ·58·

第三节　载脂蛋白测定

实验7　免疫比浊法测定载脂蛋白AⅠ和载脂蛋白B

载脂蛋白AⅠ(apo AⅠ)是HDL的主要结合蛋白,具有预防动脉粥样硬化的作用。载脂蛋白B(apo B)是LDL的主要结合蛋白,与动脉粥样硬化形成有关。apo AⅠ、apo B的常规测定方法主要是免疫比浊法,该法具有简便、快速、微量等优点,适合于自动化检测。

【实验目的】
掌握:免疫比浊法测定apo AⅠ和apo B的基本原理。
熟悉:免疫比浊法测定apo AⅠ和apo B的实验操作过程。
了解:apo AⅠ和apo B检测的临床意义。

【实验原理】
样品中apo AⅠ和apo B与其相应抗体(羊抗人apo AⅠ和apo B血清)在液相中相遇,立即形成不溶性抗原-抗体复合物,并产生一定浊度。浊度高低反映样品中apo AⅠ和apo B的含量。通过与同样处理的标准品比较,即可计算出样品中apo AⅠ和apo B的含量。

【器材与试剂】
1. apo AⅠ和apo B测定试剂
试剂1主要组成成分:
缓冲液　　　　　　　　　　　50 mmol/L
试剂2主要组成成分:
羊抗人apo AⅠ和apo B抗体　　适量
2. apo AⅠ和apo B标准品(标示值见瓶签)

【操作步骤】
自动生化分析仪法:请参照试剂盒说明书操作。
1. 基本参数
方法:终点法　　　　　　　　样品/试剂:1/100
主波长:340 nm　　　　　　反应温度:37 ℃
副波长:700 nm　　　　　　反应时间:10 min
样品用量:3 μL　　　　　　试剂1用量:240 μL
试剂2用量:60 μL
2. 操作流程图

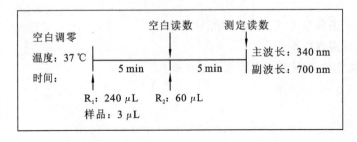

3. 工作曲线的制作

将标准品浓度按由低到高的顺序排列后,按表 4-8 操作。

表 4-8　apo AⅠ和 apo B 工作曲线制作操作表

加入物/μL	C_1	C_2	C_3	C_4	C_5
标准品	3	3	3	3	3
试剂 R$_1$	240	240	240	240	240
混匀,37 ℃恒温 5 min,在 340 nm 波长处以空白管调零测定吸光度 A_1					
试剂 R$_2$	60	60	60	60	60

混匀,37 ℃恒温 5 min,在 340 nm 波长处以空白管调零测定吸光度 A_2,计算 $\Delta A = A_2 - A_1$,绘制校准曲线图。

4. 样品测定

操作步骤按表 4-9 进行。

表 4-9　免疫比浊法测定 apo AⅠ、apo B 的操作表

加入物/μL	空白管	测定管
样品	—	3
蒸馏水/生理盐水	3	—
试剂 R$_1$	240	240
混匀,37 ℃恒温 5 min,在 340 nm 波长处以空白管调零测定吸光度 A_1		
试剂 R$_2$	60	60

混匀,37 ℃恒温 5 min,在 340 nm 波长处以空白管调零测定吸光度 A_2,计算 $\Delta A = A_2 - A_1$。

5. 参照自动生化分析仪说明书设置测定参数,通过标准品校准后进行样品的测定。

【结果计算】

使用多点非线性/半对数校准模式,以样条函数为计算模式,根据标准品的值与吸光度变化值作剂量-响应曲线,样品中 apo AⅠ和 apo B 的含量可根据其吸光度变化值在剂量-响应曲线上计算出。

【参考区间】

apo AⅠ:1.00～1.50 g/L。apo B:0.50～1.10 g/L。

【临床意义】

apo AⅠ是高密度脂蛋白的主要结构蛋白,所以一般情况下 apo AⅠ可代表 HDL 的水平,与 HDL 呈明显正相关。病理情况下 HDL 的脂类与组成往往发生变化,apo AⅠ含量不一定与 HDL 成比例改变。同时测定 apo AⅠ与 HDL-C 对病理状态的分析更有帮助。apo AⅠ含量降低主要见于冠心病、脑血管病、家族性混合型高脂血症、apo AⅠ缺乏症(如:Tangier 病是罕见的遗传性疾病)、家族性低 α-脂蛋白血症、鱼眼病等。

apo B 是低密度脂蛋白的主要结构蛋白,所以一般情况下 apo B 可代表 LDL 的水平,与 LDL 呈明显正相关。高 apo B 是冠心病的危险因子,apo B 是各项血脂指标中较好的动脉粥样硬化标志物,降低 apo B 可以减少冠心病发病及促进动脉粥样斑块的消退。

【注意事项】

1. 样品为空腹不溶血的血清(浆)(EDTA 或肝素抗凝)。样品应在低温条件下运输保存,样品中 apo AⅠ和 apo B 在 2~8 ℃保存可稳定 3 天,−20 ℃保存可稳定 2 个月。

2. 试剂 2~8 ℃密闭避光储存可稳定 12 个月,开瓶上机 2~8 ℃避光储存可稳定 30 天。试剂变混浊或空白吸光度值大于试剂说明书要求的吸光度值时,表明试剂已失效,应弃去。

3. 本实验方法的检测范围上限为 2.50 g/L,如果样品中 apo AⅠ和 apo B 含量超过 2.50 g/L,则采用自动生化分析仪的减量模式进行测定,或者采用生理盐水稀释高浓度样品后测定,报告结果乘以稀释倍数。

4. 试剂与样品用量可根据不同仪器的需要,在试剂样品体积比例不变的条件下,适当增加或减少试剂与样品的用量。

【思考题】

1. 免疫比浊法测定 apo AⅠ和 apo B 的基本原理是什么?

2. 血清(浆)apo AⅠ和 apo B 测定的临床意义是什么?

【参考文献】

[1] 叶应妩,王毓三.全国临床检验操作规程[M].3 版.南京:东南大学出版社,2006.

[2] 林其燧,文庆成,等译.临床化学诊断方法大全[M].北京:北京大学出版社,1990.

[3] 韩志钧,黄志锋,卢业成,等.临床化学常用项目自动化分析法[M].3 版.沈阳:辽宁科学技术出版社,2005.

(杨　溢)

第五章 电解质测定及血气分析

体液中以离子形式存在的无机盐称为电解质,它们具有维持体液渗透压的作用,保持着体内液体的正常分布,主要有钠离子(sodiumion,Na^+)、钾离子(potassiumion,K^+)、钙离子(calcium,Ca^{2+})、氯离子(chlorine,Cl^-)、镁离子(magnesium,Mg^{2+})等。机体通过各种途径对无机离子在体液中的分布进行调节,使机体各部分体液渗透压和容量维持在正常范围内。血清(浆)中无机离子浓度的改变与某些疾病有密切的关系,故临床上对其测定非常重视,常用于待查、术前检查、药物影响、平衡紊乱的诊断和预后评估,尤其是急诊检验。

第一节 离子选择电极法测定血清电解质

钾、钠离子是人体内主要的电解质,具有促进体液交换、维持渗透压、促进物质吸收和合成、维持组织细胞兴奋性、维持酸碱平衡等功能。钠离子是细胞外液中的主要阳离子,含量最多,占阳离子总量的90%以上,平均浓度为 140 mmol/L;钾离子次之,平均浓度为 4.5 mmol/L。血清中钠、钾离子浓度的改变与某些疾病有密切的关系,故临床上对血清钾、钠浓度的测定非常重视,且多数情况下是同时被测定的。钾、钠的测定方法有多种,包括原子吸收分光光度法、火焰光度法、酶法、分光光度法和离子选择电极(ion selective electrodes,ISE)法。离子选择电极法简便、灵敏,适合装备于大型自动生化分析仪,所以目前大多数实验室已普遍使用离子选择电极法。

氯离子是细胞外液中的主要阴离子,主要分布于血清(浆)、尿液中,在汗液及脑脊液中也有分布。氯和钠以氯化钠形式存在,在维持体内水、电解质及酸碱平衡方面起重要作用。氯化物的测定通常利用银或汞与氯离子结合生成不解离的氯化银或氯化汞,然后用不同的方法对标本中的氯化物进行测定。测定方法有硝酸汞滴定法、分光光度法(硫氰酸汞比色法)、库仑-安培计滴定法和离子选择电极法。

血液游离钙亦称离子钙(iCa 或 Ca^{2+}),是体内钙具有生理作用的部分。在出现酸碱失衡、外科大手术、新生儿低钙血症状时,离子钙比血清总钙更能有效地指导诊断与治疗。在血浆 pH7.4 时,Ca^{2+} 约占血浆总钙的 50%。离子钙的测定方法有生物学法、透析法、金属指示剂法、超滤法、离子选择电极法。目前应用最多的是离子选择电极法,此法简便、快捷、重复性好、敏感、准确性高,测定结果不受血浆蛋白的影响,能反映机体钙代谢的真实情况。与总钙相比,离子钙是反映体内钙状况的更理想的指标。

实验 1 离子选择电极法测定血清钾、钠、氯、钙

【实验目的】

掌握：离子选择电极法测定血清钾、钠、氯、钙的原理。

熟悉：电解质分析仪的使用方法和日常维护及血清钾、钠、氯、钙测定的临床意义。

了解：测定钾、钠、氯、钙的其他方法。

【实验原理】

离子选择电极（ion selective electrodes，ISE）法是以测定电池的电位为基础的定量分析方法，可以通过简单的电动势测量直接测定溶液中某一离子的活度。电解质分析仪将 K^+、Na^+、Cl^-、Ca^{2+}、pH 等电极（测量电极）组装在一起，与参比电极（银/氯化银电极）相连接，置于待测的电解质溶液中，形成一个测量电池。测量电池的电位分别随标本中 K^+、Na^+、Cl^-、Ca^{2+}、H^+ 活度（浓度）的改变而改变，电位的变化与离子活度的对数符合能斯特（Nernst）方程。

$$E = E^\ominus + \frac{2.303RT}{nF}\lg(a_x \times f_x)$$

式中：E 为离子选择电极在测量溶液中的电位；$E^\ominus$ 为离子选择电极的标准电极电位；R 为摩尔气体常数[8.314 J/(K·mol)]；n 为待测离子的电荷数；T 为绝对温度（K）；F 为法拉第常数（96487 C/mol）；a_x 为待测离子的浓度；f_x 为待测离子的活度系数。

【器材与试剂】

（一）器材

电解质分析仪及常用的四种电极。

1. 钾电极 对钾离子具有选择性响应的缬氨霉素液膜电极。此敏感膜的一侧与电极电解液接触，另一侧与样品液接触，膜电位的变化与样品中钾离子活度的对数成正比。

2. 钠电极 由对钠离子具有选择性响应的特殊玻璃毛细管组成。钠电极与参比电极之间的电位差随样品溶液中钠离子活度的变化而改变。

3. 氯电极 由氯化铁、氯化银、硫化汞为膜性材料制成的固体膜电极，对标本中的 Cl^- 有特殊的响应。标本中 Br^- 和 I^- 有一定干扰，但因量少可忽略不计。

4. 参比电极 通常由 Ag/AgCl 组成，保持一个恒定不变的电位。

（二）试剂

1. 有商品化的配套试剂，包括高、低浓度斜率液，去蛋白液，电极活化液。高、低浓度斜率液除用 NaCl 溶液、KCl 溶液外，还要加入一定量的醋酸钠或磷酸二氢钠和磷酸氢二钠溶液，以调节特定 pH 值来模拟血清的离子活度。

2. 冻干的质控血清，瓶间误差应小于 1%。

【操作步骤】

不同的电解质分析仪，操作方法不同，应严格按仪器说明书要求进行操作。一般程序如下。

1. 仪器开机进入系统自检，检测各主要部件的功能是否正常，如仪器主板、打印机、液路检测（由液检器完成）、分配阀及阀检器等，可智能识别判断故障，自动提示。

2. 激活仪器操作界面，进入活化电极程序，该程序具有电极活化计时功能，能精确把

握活化时间,以提高电极的使用寿命,确保电极稳定性。时间为 30 min 倒计时,可按"NO"键直接退出活化电极程序。

3. 进入主菜单,首先进行系统定标,可自动进行选择基点与斜率定标(用高、低浓度斜率液进行两点定标,不可以直接测血清标本)。

4. 间接电位法的样品由仪器自动稀释后再进行测定;直接电位法的样品可直接吸入电极管道进行测定。

5. 测定结果由微处理机处理后打印数值。

6. 测定完毕,清洗电极和管道。

7. 关机或进入待命状态,一旦有标本即可上机分析。

【结果计算】

血清钾、钠、氯、钙浓度:仪器直接计算钾、钠、氯、钙的浓度。

【参考区间】

1. 钠 血清 136～145 mmol/L;尿液 130～260 mmol/24 h。

2. 钾 血清 3.5～5.5 mmol/L;尿液 25～100 mmol/24 h。

3. 氯 血清 96～108 mmol/L;脑脊液 120～132 mmol/L;尿液 170～250 mmol/24 h;汗液 0～35 mmol/L。

4. 血清钙离子 成人 1.12～1.34 mmol/L,儿童约比成人高 0.05 mmol/L。

【临床意义】

1. 血清钠测定的临床意义

(1) 血钠降低:血清钠浓度低于 135 mmol/L,为低钠血症。临床上常见于:①稀释性低钠血症:肾病综合征的低蛋白血症、肝硬化、腹水、右心衰竭时的有效血容量减低等都可引起抗利尿激素增多,血钠被稀释。②消耗性低钠血症:多见于胃肠道失钠(如幽门梗阻、呕吐、腹泻,以及胃肠道、胆道、胰腺术后造瘘及引流等)。③尿钠排出增多、见于严重肾盂肾炎、肾小管严重损害、肾上腺皮质功能不全、糖尿病及应用利尿剂治疗等。④皮肤失钠:见于大量出汗时,如只补充水分而不补充钠;大面积烧伤、创伤,体液及钠从创口大量丢失等。

(2) 血钠增高:血清钠高于 145 mmol/L 为高钠血症。可见于:①肾上腺皮质功能亢进(如 Cushing 综合征、原发性醛固酮增多症)。②严重脱水:见于严重高渗性脱水。③中枢性尿崩症导致的尿量大而供水不足时。④心力衰竭时、肝硬化时常有钠潴留发生。

2. 血清钾测定的临床意义

(1) 血清钾增高(>5.5 mmol/L):

①肾功能不全,尤其在少尿或无尿情况下,排钾功能障碍可导致血钾增高,若同时又未限制钾的摄入量则更易出现高钾血症,这种情况在急性肾功能不全尤易发生。

②肾上腺皮质功能不全,可发生高血钾,但很少增高至钾中毒的情况;醛固酮缺乏或应用抗醛固酮药物时,因排钠滞钾而致血钾增高的趋势。

③酸中毒,由于 H^+ 进入细胞内,细胞内 K^+ 向细胞外转移,引起高血钾。

④大量组织损伤、急性血管内溶血,可导致高血钾。这是由细胞内 K^+ 大量逸至血液中所致。

⑤输入大量库存血,因库存血时间越久,红细胞内钾逸出越多,这是因为离体红细胞能

量消耗,Na^+-K^+泵活性逐渐减弱,红细胞膜钾离子通透性增加,大量钾逸入血浆中。

(2) 血清钾降低(<3.5 mmol/L):

①钾供应不足,如长期禁食、幽门梗阻、厌食等,钾摄入量不足,而肾脏对钾的保留作用差,尿中几乎仍照常排钾,致使血钾降低。

②钾的不正常丢失,如频繁呕吐、腹泻、消化道内瘘管、胃肠道引流等丧失大量消化液,使钾丢失;又如长期使用利尿剂,钾自尿中大量排泄而致血清钾降低。

③激素的影响,如原发性和继发性醛固酮增多症,或应用大剂量肾上腺皮质类固醇或促肾上腺皮质激素(ACTH),使钾排泄增多,血清钾降低。

④酸碱平衡失调,如代谢性碱中毒时,肾脏对 HCO_3^- 重吸收减少,K^+ 随之排泄增多,肾小管性酸中毒,H^+ 排泄障碍或 HCO_3^- 重吸收障碍,前者使 K^+-Na^+ 交换增多,钾排泄增加;后者尿中排泄 HCO_3^- 增多,使肾小管 K^+ 增加,K^+ 排泄增加,致使血清钾降低;又如糖尿病性酸中毒经纠正,细胞外钾向细胞内转移,同时尿量增多,尿内含大量乙酰乙酸、β-羟丁酸,K^+ 随之排泄增多,可出现低钾血症。

⑤周期性麻痹,发作期间血清 K^+ 明显降低。主要是由于血清钾大量移入细胞内,使细胞内外梯度差扩大,使肌肉动作电位不易产生和传布,从而出现肌肉麻痹,发作间歇期血清 K^+ 的水平亦偏低。

⑥血液透析,也可能引起低钾血症。

3. 血清氯测定的临床意义

(1) 血清氯离子减低:临床上低氯血症常见。常见原因有氯化钠的异常丢失或摄入减少,如严重呕吐、腹泻使胃液、胰液或胆汁大量丢失,长期限制氯化钠的摄入;阿狄森病;抗利尿激素分泌过多的稀释性低钠、低氯血症。

(2) 血清氯离子增高:临床上高氯血症常见于高钠血症、失水大于失盐、氯化物相对浓度增高;高氯血症代谢性酸中毒;过量注射生理盐水等。

(3) 脑脊液低氯症:脑脊液为细胞外液的一部分,低钠血症均伴有脑脊液低氯症。重症结核性脑膜炎时,氯化物浓度显著降低;化脓性脑膜炎时偶见减少;普通型脊髓灰质炎与病毒性脑炎时基本正常。重型中枢神经系统感染时,抗利尿激素分泌增多,因水潴留而发生稀释性低钠、低氯血症,脑脊液氯化物也相应减低。

4. 血清钙测定的临床意义

(1) 血清钙离子增高:

①原发性甲状旁腺亢进,促进骨钙吸收,肾脏和肠道对钙吸收增强,使血钙增高。

②恶性肿瘤,某些恶性肿瘤可产生甲状旁腺素(PTH)样物质,如肾癌、支气管腺癌等可产生 PTH,以致促进骨钙吸收释入血中,使血清钙增高。

③维生素 D 中毒,可引起高钙血症。这是维生素由于促进肾脏和肠道对钙的重吸收所致。

④肾上腺皮质机能降低,常可出现高血钙。正常时肾上腺皮质类固醇有拮抗维生素 D 和甲状旁腺素抑制肠道内钙的吸收,由于肾上腺皮质机能减低,这种拮抗作用减弱,就易引起高血钙。

⑤骨髓增殖性疾病,特别是白血病和红细胞增多症,发生骨髓压迫性萎缩,引起骨质脱钙,钙进入血中,出现高血钙,也可能从白血病细胞分泌甲状旁腺样物质所致。

（2）血清钙离子降低：

①甲状旁腺功能减退,如甲状腺手术中误切了甲状旁腺、原发性甲状旁腺功能减退,或由于自身免疫和炎症等原因所引起,都可出现低钙血症。

②慢性肾功能衰竭,可因 $1,25\text{-}(OH)_2\text{-}D_3$ 生成不足而致血钙降低,引起继发性 PTH 分泌亢进,可导致肾性佝偻病。

③急性胰腺炎,亦可发生低血钙。

【注意事项】

1. 电解质分析仪

（1）一般 24 h 处于开机状态。

（2）钾电极是对钾离子具有选择性响应的缬氨霉素液膜电极,寿命有限,注意定期更换。钠电极多采用硅酸铝玻璃电极膜制成,使用期较长。

（3）每个工作日后,必须清洗电极和管道,以防蛋白质沉积。定期用含有蛋白水解酶的去蛋白液浸泡管道,并按厂家规定程序对仪器进行定期维护保养。

（4）在样品测量时注意样品管道内的样品不能有气泡存在,否则会造成测量结果不稳定或误差,应重复一次样品测量。

（5）仪器安装平稳,避免震动,避免阳光直射以及潮湿。

2. 标本

（1）血液凝固时血小板破裂会释放出少量的钾离子,因此血浆或全血钾要比血清钾低 0.2～0.5 mmol/L,报告时必须注明是血清还是血浆。

（2）红细胞内钾浓度远远高于血清中的钾浓度,所以测定血清钾时一定要防止溶血,轻微溶血(500 mgHb/L)就能引起血钾升高 3%。

（3）标本应在室温下保存,不要冷冻,否则 Na^+-K^+-ATP 酶不能维持内外平衡,而造成细胞内钾外移,使测定结果增高。如果白细胞数量增加,即便在室温放置也会引起血钾降低。

（4）输入葡萄糖液影响测定结果。

（5）脂血样本可高速离心分离后用 ISE 法检测。

（6）标本采集后尽快测定,不要超过 1 h,否则标本 pH 值会发生变化。

（7）测定钙离子最好用血清,也可以用肝素抗凝的全血。使用肝素作为抗凝剂时浓度不能太高,每毫升血液中肝素浓度应小于 50 U。不能使用草酸盐、枸橼酸盐、EDTA 等作抗凝剂。

3. ISE 电位法有直接电位法和间接电位法,现多采用直接电位法。直接电位法是指样品或标准液不经稀释直接进行电位分析,因为 ISE 只对水相中的解离离子选择性地产生电位,故不受能改变血清中水体积比例的高蛋白血症和高脂血症等情况的影响。间接电位法要用指定离子强度与 pH 值的稀释液作高比例稀释样品和标准液,再进行测量,会受到样品中脂类和蛋白质占据体积的影响。一些没有电解质紊乱而有严重的高血脂和高蛋白血症的血清样品,用间接电位法测定会得到假性低钠、低钾血症。

4. 取血后应迅速分离和测定,以免因血浆中 HCO_3^- 与红细胞内氯离子发生转移导致血浆结果偏高。

5. 尿液测定时,应离心尿样,以去除细胞、晶体等,将 1 份尿液用 9 份尿样稀释液稀释。

6. 仪器后箱内 220 V 电压对人身安全有危险性,在没有拔除电源插头以前,千万不要打开仪器后盖。

7. 因样品中可能含有致病细菌或病毒,对仪器更换下来的所有连接管、泵管、电极以及废液收集瓶,都应作专门处理后废弃。

【思考题】

1. 检测钾的含量时一定要注明是血清还是血浆,为什么?

2. 影响电解质分析实验的标本因素有哪些?

3. 试述离子选择性电极电位法的检测原理。

第二节 血清氯化物的测定

氯化物的测定通常利用银或汞与氯离子结合生成不解离的氯化银或氯化汞,然后用不同的方法对标本中的氯化物进行测定。常用测定方法有:①硝酸汞滴定法:以目测判断滴定终点,手工操作,效率低,误差大,精密度不好,一般建议不采用此方法。②硫氰酸汞比色法:准确度和精密度良好,既可手工操作,又可作自动化分析,是临床使用的常规方法。③库仑电量滴定法:准确度高,被推荐为氯测定的参考方法。④离子选择电极法:已成为使用最广泛的测定方法,准确度和精密度良好。⑤同位素稀释质谱法:一般使用^{37}Cl,为氯测定的决定性方法。⑥酶法:准确简便,但国内尚未推广应用。下面仅介绍临床检测中常用的一种方法,即硫氰酸汞比色法。

实验 2 硫氰酸汞比色法测定血清氯

【实验目的】

掌握:硫氰酸汞比色法测定血清氯的原理和方法。

熟悉:比较氯化物测定的各种方法的优缺点以及测定的临床意义。

了解:测定血清氯的其他方法。

【实验原理】

样品中的氯离子与未解离的硫氰酸汞[$Hg(SCN)_2$]溶液混合时,氯离子首先与汞结合形成难以解离的氯化汞($HgCl_2$),并释放出相应当量的硫氰酸离子,此离子与试剂中的铁离子结合,生成橙红色的硫氰酸铁[$Fe(SCN)_3$],其色泽深度与氯的含量成正比。其反应式如下:

$$2Cl^- + Hg(SCN)_2 \longrightarrow HgCl_2 + 2SCN^-$$

$$3SCN^- + Fe^{3+} \longrightarrow Fe(SCN)_3(橙红色)$$

【器材与试剂】

(一)器材

721 或 722 型分光光度计。

(二)试剂

1. 饱和硫氰酸汞溶液 称取硫氰酸汞 2.0 g,溶于 1 L 去离子水中,室温放置 48 h,并经常摇动,应用时取上清液。

2. 硝酸汞溶液　称取硝酸汞 6.0 g,用 50 mL 去离子水溶解,加入 1 mL 浓硝酸,并用去离子水定容至 100 mL。

3. 显色应用液　称取硝酸铁[Fe(NO₃)₃·9H₂O]13 g,加去离子水约 400 mL 溶解,再加入 1.5 mL 浓硝酸、500 mL 饱和硫氰酸汞溶液和 5 mL 硝酸汞溶液,最后用去离子水定容至 1000 mL,用塑料瓶存放,置于室温保存。

4. 氯化物标准储存液(1 mol/L)　准确称取经干燥、恒重的氯化钠 29.225 g,加去离子水溶解后定容至 500 mL,4 ℃保存,若未长菌,可长期使用。

5. 氯化物标准应用液(100 mmol/L)　取氯化物标准储存液 10 mL 于 100 mL 容量瓶中,加去离子水至刻度,摇匀备用。

6. 空白试剂　称取硝酸铁 13 g,溶于 400 mL 去离子水中,加浓硝酸 1.5 mL,再用去离子水定容至 1000 mL。

【操作步骤】

取试管 4 支,标明测定管、样品空白管、标准管和试剂空白管,按表 5-1 操作。

表 5-1　硫氰酸汞比色法测定氯化物操作步骤

加入物/mL	测定管	标准管	样品空白管	试剂空白管
血清	0.05	—	0.05	—
氯校准应用液	—	0.05	—	—
空白试剂	—	—	3.0	—
显色应用液	3.0	3.0	—	3.0

混匀,室温放置 10 min,以试剂空白管调零,在 460 nm 波长处比色,读取各管吸光度。

【结果计算】

$$氯化物(mmol/L) = \frac{测定管吸光度 - 样品空白管吸光度}{标准管吸光度} \times 100\ mmol/L$$

【参考区间】

血清(浆)氯化物为 96～108 mmol/L;脑脊液氯化物为 120～132 mmol/L;尿液氯化物为 170～250 mmol/24 h。

【临床意义】

1. 血清(浆)氯化物增高　氯在体内的变化基本与钠平衡。高氯血症性代谢性酸中毒,细胞外的碳酸氢钠减少,为了维持电解质平衡,含氯量必须增加。其所增加的氯是由于肾小管重吸收氯相对大于钠所致。临床上高氯血症还常见于高钠血症,失水大于失盐,氯化物相对浓度增高;注射过量生理盐水等。

2. 血清(浆)氯化物减低　临床上低氯血症较为多见。常见原因有代谢性碱中毒时,碳酸氢根过多,在钠含量正常情况下必须排出氯以维持电解质平衡;还有氯化钠的异常丢失或摄入减少,如严重呕吐、腹泻使消化液大量丢失,长期限制氯化钠的摄入,阿狄森病,抗利尿激素分泌增多的稀释性低钠、低氯血症。

3. 脑脊液低氯症　脑脊液为细胞外液的一部分,低钠血症均伴有脑脊液低氯症。重症结核性脑膜炎时,氯化物含量显著降低;化脓性脑膜炎时偶见减少;普通型脊髓灰质炎与病毒性脑炎时基本正常。重型中枢神经系统感染时,抗利尿素分泌增多,因水潴留而发生稀释性低钠、低氯血症,脑脊液氯化物亦相应减低。

4. 尿液氯化物排泄量的增减情况基本上同尿钠一致。

【注意事项】

1. 本法对氯离子并非特异,其他一些卤族元素如 F^-、Br^-、I^- 与之起同样呈色反应。但在正常人血液中,上述元素含量较低,故可忽略不计。若接受大量含上述离子药物治疗,可使血清中氯测定结果偏高。

2. 本法线性范围较窄(75~125 mmol/L)。若血清标本中氯化物含量在 125 mmol/L 以上或低于 75 mmol/L 时,应将血清用去离子水进行适当稀释或将血清用量适当加倍后进行检测,其结果乘以稀释倍数或除以标本加大的倍数。

3. 显色应用液的呈色强度与硫氰酸汞和硝酸汞的含量有关。如呈色过强,线性范围在 125 mmol/L 以下,则要增加硝酸汞的用量;若呈色太弱,则要增加硫氰酸汞的用量。使用前二者要进行调整,使其色泽在 460 nm 波长处,用 1 cm 光径比色杯测定的吸光度值在 0.4 左右为宜。

4. 本法呈色温度不低于 20 ℃。室温过低,易产生混浊,影响比色,并且吸光度会随温度升高而增高,故本法测定时必须同时测标准管。

5. 每批标本测定,应同时测定正常和异常值的质控血清,所得值应该在允许误差范围内,否则应寻找原因。

【思考题】

1. 阐述硫氰酸汞比色法测定血氯的原理。

2. 比较血氯各种测定方法的优缺点。

3. 简述血氯测定的临床意义。

第三节　血清总钙测定

人体内 99% 的钙存在于骨骼中,形成磷酸钙和碳酸钙。血液中钙含量甚微,全部在血清中,细胞内几乎无钙。血清中的钙 40% 与血浆蛋白结合,不能进入组织间隙,称为非扩散钙(nondiffusional calcium);60% 是可扩散钙,其中一部分与柠檬酸、重碳酸根等形成不解离的复合钙,另一部分是发挥生理作用的离子钙(游离钙),占血浆总钙的 45%。血清钙是指非扩散钙和扩散钙的总和。在正常情况下两者处于动态平衡。

血清总钙的测定方法很多,有原子吸收光谱法、滴定法、火焰光度法、同位素稀释质谱法、酶法和分光光度法。国际临床化学联合会推荐同位素稀释质谱法为决定性方法,但该方法费用高。临床上最常用的是分光光度法。分光光度法需要合适的金属指示剂或选择性结合钙离子后引起变色的染料化合物。本节重点介绍甲基百里香酚蓝、邻-甲酚酞络合酮、偶氮胂Ⅲ这三种方法。

实验 3　甲基百里香酚蓝法测定血清总钙

【实验目的】

掌握:甲基百里香酚蓝法测定血清总钙的原理。

熟悉:甲基百里香酚蓝法测定血清总钙的操作方法、注意事项。

了解:甲基百里香酚蓝法测定血清钙的方法学评价。

【实验原理】

在碱性条件下,血清钙与甲基百里香酚蓝(methylthymol blue,MTB)结合生成蓝色络合物,显色后的吸光度值与钙浓度成比例关系。加入适当的8-羟基喹啉,可消除镁、铜及镉离子对测定的干扰,与同样处理的标准液进行比较,可求得血清总钙的含量。

【器材与试剂】

(一)器材

分光光度计。

(二)试剂

1. MTB溶液　称取甲基百里香酚蓝(MTB)152.0 mg、8-羟基喹啉 650.0 mg、聚乙烯吡咯烷酮(polyvinylpyrrolidone,PVP)2.0 g,溶于 100 mL 二甲亚砜中,加去离子水至1000 mL,调 pH 值至 3.8~4.0。

2. 碱性溶液　2-氨基-2-甲基-1,3-丙二醇 21.0 g,乙醇胺 200 mL,溶于去离子水并加至 1000 mL,pH 值约为 12.5。

3. 消色剂　乙二醇-双(2-氨基乙醚)-四乙酸[ethylene glycol-bis(2-amino-ethylether)N,N,N′,N′-tetraacetic acid,EGTA]0.5 g,2-氨基-2-甲基-1,3-丙二醇 2.1 g,加去离子水至 100 mL,溶解。

4. 钙标准液(2.5 mmol/L)　精确称取经 110 ℃干燥 12 h 的碳酸钙 250 mg,置于 1 L 容量瓶内,加稀盐酸(1 份浓盐酸加 9 份去离子水)7 mL溶解后,加去离子水约 900 mL,然后用 500 g/L 醋酸铵溶液调节 pH 值至 7.0,最后加去离子水至刻度,混匀。

【操作步骤】

取试管 3 支,标明测定管、样品空白管和标准管,按表 5-2 操作。

表 5-2　血清钙的 MTB 法操作步骤

加入物/mL	空白管	标准管	测定管
血清	—	—	0.05
标准液	—	0.05	—
去离子水	0.05	—	—
MTB 溶液	1.5	1.5	1.5
碱性溶液	1.5	1.5	1.5

充分混匀,室温放置 5 min 后比色,在 612 nm 波长处,以空白管调零,读取各管吸光度值。

【结果计算】

$$血清钙(mmol/L)=\frac{测定管吸光度}{标准管吸光度}\times2.5\ mmol/L$$

【参考区间】

成人:2.08~2.60 mmol/L(8.3~1.4 mg/dL)。

儿童:2.23~2.80 mmol/L(8.9~11.2 mg/dL)。

【临床意义】

1. 血钙增高　常见于下列疾病:甲状旁腺功能亢进症,维生素 D 过多症,多发性骨髓瘤,肿瘤的广泛骨转移,阿狄森病,结节病。

2. 血钙降低　可引起手足抽搐,常见于下列疾病。

(1) 各种原因引起的甲状旁腺功能减退。

(2) 肾病综合征,由于血浆清蛋白降低,使蛋白结合钙降低,最终可导致血浆总钙量改变,但这种变化一般不影响离子钙的浓度。

(3) 佝偻病和骨软化病,体内缺乏维生素 D,使钙吸收障碍,血清钙、磷均偏低。

(4) 吸收不良性低血钙,在严重乳糜泻时,饮食中的钙与不吸收的脂肪酸生成钙皂而排泄。

【注意事项】

1. MTB 是一种优良的金属络合剂,也是酸碱指示剂。其水溶液在 pH6.5~8.5 为浅蓝色,在 10.5~11.6 为灰色,在 12.7 以上为深蓝色。为保证测定的精密准确,必须在强碱性环境进行显色反应(通常是用 12±0.3)。

2. MTB 溶液在 pH<4.0 的酸性溶液中稳定,而在碱性条件下不稳定,容易在空气中逐渐氧化褪色,故显色剂宜新鲜配制。

3. 所用的玻璃器材必须严格清洗,以防止微量钙和其他金属离子的污染。

4. EGTA 能螯合钙。消除钙质与 MTB 的显色反应,用作消除干扰实验。在操作中测定管和空白管加显色剂后测量吸光度值,然后各加消色剂 0.02 mL,以空白管调零,在 612 nm 重新测吸光度值。若此吸光度值在 0.01 以下,表示无干扰物存在。若此吸光度值较高,表示有干扰,应从原来测定的吸光度值减去此值,得到消除干扰后的校正吸光度值。

5. 标本不能溶血。

6. 高脂血症时,亦可在测定管中加消色剂 0.02 mL。

【思考题】

1. 阐述甲基百里香酚蓝法测定总钙的原理及方法。

2. 试述血清钙的存在形式及它们之间的关系。

3. 如何判断实验结果。

实验4　邻-甲酚酞络合酮比色法测定血清总钙

【实验目的】

掌握:邻-甲酚酞络合酮法测定血清总钙的原理。

熟悉:邻-甲酚酞络合酮法测定血清总钙的操作方法、注意事项。

了解:邻-甲酚酞络合酮比色法测定血清钙的方法学评价。

【实验原理】

邻-甲酚酞络合酮是金属络合指示剂,同时也是酸碱指示剂,在 pH11.0 的碱性溶液中与钙、镁络合生成紫红色螯合物,加入 8-羟基喹啉可以消除镁的干扰。与同样处理的钙标准液比色,可求得血钙含量。

【器材与试剂】

（一）器材

分光光度计。

（二）试剂

1. 邻-甲酚酞络合酮显色剂 称取 8-羟基喹啉 500 mg,置于烧杯中,加浓盐酸 5 mL,使其溶解并转入 500 mL 容量瓶中,再加入邻-甲酚酞络合酮 25 mg,待完全溶解后,加 Triton X-100 1 mL,混匀,然后加去离子水至刻度,置于聚乙烯瓶内保存。

2. 1 mol/L AMP 碱性缓冲液 称取 2-氨基-2-甲基-1-丙醇（2-amino-2-methyl-1-propanol,AMP)89.14 g,置于 1 L 容量瓶内,加 500 mL 去离子水溶解,待完全溶解后加至刻度,置于聚乙烯瓶内室温保存。

3. 显色应用液 试剂 1 和试剂 2 等量混合,临用时配制。

4. 钙标准液(2.5 mmol/L) 精确称取经 110 ℃ 干燥 12 h 的碳酸钙 250 mg,置于 1 L 容量瓶内,加稀盐酸(1 份浓盐酸加 9 份去离子水)7 mL 溶解后,加去离子水约 900 mL,然后用 500 g/L 醋酸铵溶液调节 pH 值至 7.0,最后加去离子水至刻度,混匀。

【操作步骤】

取试管 3 支,标明测定管、样品空白管和标准管,按表 5-3 操作。

表 5-3 邻-甲酚酞络合酮比色法测定血钙操作步骤

加入物/mL	空白管	标准管	测定管
血清	—	—	0.05
钙标准液	—	0.05	—
去离子水	0.05	—	—
显色应用液	4.0	4.0	4.0

充分混匀,室温放置 10 min 后,在 575 nm 波长处,以空白管调零,读取各管的吸光度。

【结果计算】

$$血清钙(mmol/L)=\frac{测定管吸光度}{标准管吸光度}\times 2.5\ mmol/L$$

【参考区间】

成人:2.03～2.54 mmol/L(8.11～10.15 mg/dL)。

儿童:2.25～2.67 mmol/L(8.98～10.78 mg/dL)。

【临床意义】

见甲基麝香草酚蓝法测定血清总钙。

【注意事项】

1. 用血清或肝素抗凝血浆标本,不能用钙螯合剂(如乙二胺四乙酸二钠盐,EDTA-Na$_2$)及草酸盐作抗凝剂的标本。

2. 邻-甲酚酞络合酮试剂灵敏度很高,所用的器皿如有微量的钙污染亦即会引起测定误差,测定最好用一次性的塑料管,所有试剂应在聚乙烯瓶内保存。如果条件不允许而用玻璃试管和器皿时,一定要经稀盐酸泡洗,再用去离子水冲净后方可使用。

3. 用来作血清钙测定的碱性缓冲液较多,可根据条件选用,常用的有乙二胺-氰化钾、乙二胺-醋酸钾-盐酸、乙二胺-乙二醇、乙醇胺-硼酸、2-氨基-2-甲基-1-丙醇等。用乙二胺-乙二醇缓冲液测定较稳定。乙醇胺-硼酸缓冲液缓冲容量较大,能使空白试剂的吸光度保持在较低读数。

4. 若试剂吸光度较高,则标准曲线不通过零点,产生负截距。遇此情况,可在试剂中加入适量的 EDTA-Na$_2$(注意:试剂应呈淡紫色,不可无色)或用 1.25 mmol/L、2.50 mmol/L 标准液做两点定标。

5. 钙测定时,在试剂中加入 8-羟基喹啉可起络合镁离子的作用,以消除标本中镁离子的干扰。

【思考题】

1. 阐述邻-甲酚酞络合酮法的测定原理。

2. 如何提高测定的准确性?

实验 5 偶氮胂 Ⅲ 比色法测定血清总钙

【实验目的】

掌握:偶氮胂 Ⅲ 比色法测定血清总钙的原理。

熟悉:偶氮胂 Ⅲ 比色法测定血清总钙的操作方法、注意事项。

了解:偶氮胂 Ⅲ 比色法测定血清钙的方法学评价。

【实验原理】

在碱性条件下,血清钙与偶氮胂 Ⅲ(arsenazo Ⅲ)络合形成紫蓝色的偶氮胂 Ⅲ-Ca^{2+} 复合物,最大吸收峰在 650 nm 处。通过比较标本、标准和试剂反应后的吸光度值,可求得血清(浆)钙含量。加入 8-羟基喹啉-5-磺酸可避免镁的干扰。

【器材与试剂】

(一)器材

721 或 722 型分光光度计。

(二)试剂

1. 显色剂 偶氮胂 Ⅲ 0.04 g,8-羟基喹啉-5-磺酸 1.13 g,溶于硼酸-KCl-NaOH 缓冲液(pH9.0,50 mmol/L)并稀释至 1 L,每升加 Triton X-100 0.5 mL。

2. 钙标准液(2.5 mmol/L) 精确称取经 110 ℃ 干燥 12 h 的碳酸钙 25 mg,置于 1 L 容量瓶中,加稀盐酸(1 份浓盐酸加 9 份去离子水)7 mL 溶解后,加去离子水约 90 mL,然后用 500 g/L 醋酸铵溶液调 pH 值至 7.0,最后加去离子水至刻度,混匀。

【操作步骤】

取试管 3 支,标明测定管、样品空白管和标准管,按表 5-4 操作。

表 5-4 偶氮胂 Ⅲ 比色法测定血钙操作步骤

加入物/mL	空白管	标准管	测定管
血清	—	—	0.02
钙标准液	—	0.02	—

续表

加入物/mL	空白管	标准管	测定管
去离子水	0.02	—	—
显色应用液	2.0	2.0	2.0

充分混匀,置于室温 3 min,以空白管调零,在 650 nm 波长处读取各管的吸光度值。

【结果计算】

$$血清钙(mmol/L) = \frac{测定管吸光度}{标准管吸光度} \times 2.5 \ mmol/L$$

【参考区间】

成人:2.04～2.58 mmol/L(8.2～10.3 mg/dL)。

儿童:2.21～2.78 mmol/L(8.8～11.1 mg/dL)。

【临床意义】

见甲基麝香草酚蓝法测定血清总钙。

【注意事项】

1. 钙、镁等无机离子的测定受试管清洁度影响较大,因此必须保证试管清洁,或使用一次性试管,严防外源性 Ca^{2+} 的污染。

2. 严重脂血标本可产生正干扰,消除的办法是做标本空白管(0.05 mL 血清加 5 mL 蒸馏水后于 650 nm 波长处测吸光度值,然后与被测定管吸光度值相减)。

3. 在碱性条件下,镁对钙测定有干扰,加入 8-羟基喹啉-5-磺酸可消除镁的干扰。

【思考题】

1. 简述偶氮胂Ⅲ比色法测定血清总钙的原理。

2. 简述偶氮胂Ⅲ比色法测定血清总钙的注意事项。

第四节 血清无机磷测定

成人体内 70%～80%的磷分布于骨骼中,其余则以磷酸化合物的形式存在,大部分构成软组织成分,只有小部分存在于体液中。人体内的磷元素不能直接测定,通常测定的是血清中无机磷的含量,即两种无机磷酸盐($H_2PO_4^-$,HPO_4^{2-})所含的磷。由于 $H_2PO_4^-$ 和 HPO_4^{2-} 这两种阴离子在不同 pH 值的环境中能快速相互转换,在 pH7.4 血清中,一价和二价阴离子的比例为 1∶4;酸中毒时两者浓度大致相等;碱中毒时两者比例为 1∶9;在 pH 4.5 的尿液中两者比例为 100∶1,因而不能确切地说出无机磷酸盐的相对分子质量。

最古老、最常用的方法是基于磷酸盐离子和钼酸盐反应生成磷钼酸盐复合物,然后用分光光度法测定。磷钼酸盐复合物可以用紫外吸收法(340 nm)直接测定,也可以用还原剂将磷钼酸盐复合物还原成有色的钼蓝,然后用比色法测定。此外,还有染料结合法、黄嘌呤氧化酶法、放射性核素稀释质谱法等方法可以测定血清无机磷。本实验介绍直接紫外法测定血清无机磷。

实验 6　直接紫外法测定血清无机磷

【实验目的】

掌握：直接紫外法测定血清无机磷的原理。

熟悉：直接紫外法测定血清无机磷的操作方法、注意事项。

了解：血清无机磷的其他测定方法。

【实验原理】

血清无机磷在酸性环境中与钼酸铵反应生成磷钼酸铵复合物，直接在 340 nm 或 325 nm 波长处测定吸光度。

【器材与试剂】

（一）器材

紫外分光光度计。

（二）试剂

1. 360 mmol/L 硫酸　准确吸取浓硫酸（AR）2 mL 加至 98 mL 水中，混匀即可。

2. 0.15 mmol/L 钼酸铵　称取钼酸铵（AR）111.2 mg、NaN_3 50 mg 至小烧杯中，加蒸馏水 50 mL 溶解并转入 100 mL 容量瓶中，加入 Triton X-100 0.2 mL，加蒸馏水定容至 100 mL。

3. 应用液　根据当日测定的标本数量，取适量的 1 液和 2 液等量混合（现用现配）。

4. 无机磷标准储存液（1 mL 相当于含磷 1 mg）　称取无水磷酸二氢钾（KH_2PO_4）4.39 g，用去离子水溶解后转入 1 L 容量瓶中，加 10 mol/L 硫酸 10 mL，再加水稀释至刻度，置于冰箱中保存。

5. 无机磷标准应用液（1 mL 相当于含磷 0.040 mg）　取无机磷标准储存液 4 mL，加入 100 mL 容量瓶中，加 50 g/L 三氯醋酸溶液稀释至刻度，置于冰箱中保存。

【操作步骤】

取试管 3 支，标明样品测定管、空白管和标准管，按表 5-5 操作。

表 5-5　直接紫外法测定无机磷操作步骤

加入物/mL	空白管	标准管	测定管
血清	—	—	0.1
无机磷标准品	—	0.1	—
去离子水	0.1	—	—
显色应用液	3.0	3.0	3.0

混匀，室温放置 5 min 后用分光光度计，在波长 340 nm 处，比色杯光径 10 mm，以空白管调零，读取各管的吸光度。

【结果计算】

$$血清无机磷(mmol/L) = \frac{测定管吸光度}{标准管吸光度} \times 1.292 \text{ mmol/L}$$

【参考区间】

成人:0.9~1.62 mmol/L。

儿童:1.45~2.10 mmol/L。

【临床意义】

1. 血清无机磷增高

(1) 甲状旁腺功能减退,由于甲状旁腺激素分泌减少,肾小管对磷的重吸收增强使血磷增高。

(2) 慢性肾炎晚期、尿毒症等磷酸盐排泄障碍而使血磷滞留。

(3) 维生素 D 过多,促进肠道的钙、磷吸收,使血清钙、磷含量增高。

(4) 多发性骨髓瘤、淋巴瘤、白血病及骨折愈合期等可使血磷增高。

2. 血清无机磷降低

(1) 甲状旁腺功能亢进时,肾小管重吸收磷受抑制,尿磷排出增多,血磷降低。

(2) 维生素 D 缺乏所致的软骨病与佝偻病伴有继发性甲状腺增生,使尿磷排泄增多,而血磷降低。

(3) 糖类吸收利用时,葡萄糖进入细胞内被磷酸化,磷可降低。

(4) 肾小管变性病变时,肾小管重吸收磷功能发生障碍,血磷偏低;长期服用酸类药物,因含有 $Mg(OH)_2$ 或 $Al(OH)_3$,能与磷结合,生成不溶性磷酸盐,导致吸收障碍,也可使血磷降低。

【注意事项】

1. 本反应在 5~120 min 内显色稳定,3 h 后,标准管吸光度无改变;而测定管吸光度随时间的延长而上升,这可能与血清中含有极微量的还原性物质有关。

2. 黄疸和脂血标本应做标本空白,溶血标本会使结果偏高,不宜采用。

3. 本法所有的试剂也适用于生化自动分析仪终点法测定。

4. Tween-80、Tween-20(0.4%,体积分数)和 Triton X-100(0.2%,体积分数)三种表面活性剂均适用于本法,所测结果基本相同,因此可选用其中的一种。吐温浓度以 0.4% 为佳。浓度太大,试剂颜色加深,吸光度增高。浓度太低,易产生混浊。

【思考题】

1. 血清无机磷测定应注意哪些问题?

2. 比较各种测定血清无机磷方法的优缺点。

3. 如何提高血清无机磷测定方法的准确性?

第五节 血清镁测定

成人体内 50%~80% 的镁以磷酸盐、碳酸盐、氟化物的形式存在于骨骼中,其余的分布于肌肉及其他软组织中,45% 在细胞内液,细胞外液中仅占 5%。红细胞内镁含量为血浆的 3 倍,是细胞内液含量仅次于钾的阳离子。血清中镁 54% 为离子型,13% 与磷酸盐、枸橼酸盐等形成复合物,22% 与清蛋白结合,7% 与球蛋白结合。前两者为可超滤镁,占 2/3;后两者为结合镁,占 1/3。

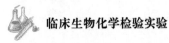

镁的测定方法很多,有比色法、荧光法、离子选择电极法、离子层析法、原子吸收分光光度法、同位素质谱法等。其中以同位素质谱法为决定性方法,原子吸收分光光度法为参考方法。但国内外多数实验室仍采用金属显色染料直接显色和比色分析,其中甲基麝香草酚蓝、钙镁试剂已广泛应用于镁的自动分析或手工操作。本节重点介绍甲基麝香草酚蓝法。

实验 7　甲基麝香草酚蓝法测定血清镁

【实验目的】

掌握:甲基麝香草酚蓝法测定血清镁的原理。

熟悉:甲基麝香草酚蓝法测定血清镁的操作方法、注意事项。

了解:血清镁的其他测定方法。

【实验原理】

甲基麝香草酚蓝(methylthymol blue,MTB)是一种金属络合剂,在碱性溶液中能与血清镁、钙离子络合生成蓝紫色的复合物。此复合物在 600 nm 波长处的吸光度与样本中的镁含量成正比。在试剂中加入 EGTA 可掩盖钙离子的干扰,表面活性剂可防止蛋白干扰,以避免复合物吸收峰的偏移。

【器材与试剂】

(一)器材

721 或 722 型分光光度计。

(二)试剂

1. MTB 溶液　称取甲基百里香酚蓝(MTB)20 mg 和聚乙烯吡咯烷酮(polyvinylpyrrolidone,PVP)0.6 g 置于小烧杯中,加 1 mol/L 盐酸 10 mL,使其溶解后转入 100 mL 容量瓶中,加去离子水至刻度,混匀,置于棕色瓶中保存。

2. 碱性缓冲液　称取无水亚硫酸钠 2 g、叠氮钠 100 mg、甘氨酸 750 mg 和乙二醇-双(2-氨基乙醚)-四乙酸[ethylene glycol-bis(2-amino-ethylether)N,N,N',N'-tetraacetic acid,EGTA]90 mg 于小烧杯中,加 1 mol/L 氢氧化钠溶液 23 mL,使其溶解后,转入 100 mL 容量瓶中,加去离子水至刻度。

3. 显色剂　精确取 MTB(AR)20 mg 和聚乙烯吡咯烷酮 0.6 g 于烧杯中,加 1 mol/L 盐酸 10 mL,使其溶解后转入 100 mL 容量瓶中,加去离子水至刻度,混匀,置于棕色瓶中保存。

4. 显色应用液　临用前将上述 1 液和 2 液等量混合即可。

5. 1 mmol/L 镁标准液　精确称取硫酸镁(MgSO$_4$·7H$_2$O)246.48 mg 于 1 L 容量瓶中,加去离子水约 50 mL 溶解。再精确称取经 110 ℃干燥 12 h 的碳酸钙 250 mg 于小烧杯中,加去离子水 40 mL 及 1 mol/L 盐酸 6 mL,加温至 60 ℃,使其溶解,冷却后转入上述容量瓶中,再加入叠氮钠 1 g,然后用去离子水加至刻度,混匀。储存于塑料瓶中可长期保存。此溶液含镁 1 mmol/L(2.43 mg/dL)、钙 2.5 mmol/L(10 mg/dL)。

【操作步骤】

取试管 3 支,标明样品测定管、空白管和标准管,按表 5-6 操作。

表 5-6 甲基麝香草酚蓝法测定血清镁操作步骤

加入物/mL	空白管	标准管	测定管
血清	—	—	0.1
镁标准液(1 mmol/L)	—	0.1	—
去离子水	0.1	—	—
显色剂	4.0	4.0	4.0

混匀,室温放置 5 min 后用分光光度计,在波长 600 nm 处,比色杯光径 10 mm,以空白管调零,读取各管的吸光度。

【结果计算】

$$血清镁(mmol/L) = \frac{测定管吸光度}{标准管吸光度} \times 1.0\ mmol/L$$

【参考区间】

成人血清镁:0.67~1.04 mmol/L。

儿童血清镁:0.5~0.9 mmol/L。

【临床意义】

1. 血清镁降低 镁摄入减少和丢失增多都可产生低镁血症。其最主要的原因是长期进食不良、长期消化液丢失和长期只靠输液而无镁的补充。一般镁缺乏都产生血钙过高,镁缺乏的症状为神经肌肉和心脏的兴奋性升高。

2. 血清镁升高

(1)高镁血症的一个主要原因是服用治疗剂(如硫酸镁)过量。肾功能不全,特别是尿少的病人接受镁剂注射后(少数可因口服或灌肠)容易发生镁中毒(当血清镁离子高于 3 mmol/L 时,通常会出现中毒症状)。镁过多的症状表现为拮抗神经冲动传递,导致肌肉无力。

(2)尿毒症、急性和慢性肾功能衰竭、慢性肾小球肾炎。

(3)内分泌疾病,如甲状腺功能减退症、甲状旁腺功能减退症、阿狄森病和糖尿病昏迷。

(4)多发性骨髓瘤、严重脱水症、系统性红斑狼疮等。

【注意事项】

1. 镁显色剂显色的条件是 pH 11.7,否则试剂的灵敏度降低。

2. 标本应避免溶血,因红细胞内含镁量为血浆的 3 倍,血红蛋白大于 7 g/L 时出现正干扰。

3. 不能采用含有枸橼酸盐、草酸盐、乙二胺四乙酸二钠(EDTA-Na$_2$)等能与镁结合的抗凝剂的血浆。

4. 所用器材要防止镁的污染。在镁标准液中含有 2.5 mmol/L 钙离子可以防止 EDTA 对镁离子的络合。

5. MTB 溶液与碱性溶液分别置于室温至少可稳定 6 个月。

6. 所用试管应经稀盐酸处理及去离子水清洗、干燥。

7. EGTA 是一个金属络合剂,在碱性条件下能络合钙而不是络合镁,但浓度过高也能

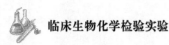

络合镁,因此称量必须准确。

【思考题】

1. 血清镁测定时应注意哪些问题?

2. 测定血清镁有哪些方法,比较一下优缺点。

第六节　血气分析

生命的基本特征是新陈代谢。机体需要不断地从环境中摄入营养物、水、无机盐和氧气,同时不断地排出废物,呼出二氧化碳。O_2 主要在机体内参与能量代谢,使代谢物释放出大量能量,以维持生命活动,在代谢过程中,不断产生 CO_2 并排出体外。这种消耗 O_2 产生 CO_2 的过程,是依赖于机体的气体交换系统来完成的,血液在气体交换中起着重要作用。正常人血液的酸碱度即 pH 值始终维持在一定的水平。血液酸碱度的相对恒定是机体进行正常生理活动的基本条件之一。机体每天在代谢过程中,均会产生一定量的酸性或碱性物质并不断地进入血液,这些都可能影响到血液的酸碱度,机体通过酸碱平衡调节机制调节体内酸碱物质含量及其比例,维持血液 pH 值在正常范围内的过程,称为酸碱平衡。体内酸性或碱性的物质过多,超出机体的代偿能力,或者肺和肾功能障碍使调节酸碱平衡的功能障碍,均可使血浆中 HCO_3^- 与 H_2CO_3 的浓度及其比值的变化超出正常范围而导致酸碱平衡紊乱。血气分析是评价病人机体酸碱平衡状态的必要指标,已普遍应用于临床,对急、重症病人的监护和抢救尤为重要。

实验 8　血气分析

【实验目的】

掌握:血气分析常用指标的定义、检测方法和标本要求。

熟悉:血气分析仪日常维护和指标测定的临床意义及血气分析仪基本结构和使用。

了解:血气分析仪的进展。

【实验原理】

血液的酸碱度(pH)、氧分压(PO_2)、二氧化碳分压(PCO_2)三项指标,主要通过血气分析仪直接测定,利用公式推算出其他酸碱平衡指标。血气分析仪是应用电化学分析技术和原理,采用电极对血液的 pH 值、PCO_2 和 PO_2 进行测定的临床分析仪器。

血气分析仪由电极测量室(或样品室)、液气管路系统和电路系统等基本部分组成。电极测量室的测量毛细管管壁上分别插有 pH、PCO_2 和 PO_2 三支测量电极和一支 pH 参比电极。

1. pH 电极　pH 电极由玻璃电极(指示电极)、饱和甘汞电极或 Ag/AgCl 电极(参比电极)和电极间的液体组成。利用电位法测定标本 pH 值,实际上是测定标本的氢离子活度。电位高低与氢离子活度的负对数成正比,结果以 pH 值的形式输出。

2. PCO_2 电极　PCO_2 电极是一种气敏电极,由 pH 玻璃电极、饱和甘汞电极和装有电极液(外缓冲液)的电极套组成的复合电极。电极套头部装有 CO_2 透气膜,此膜为聚四氟乙烯膜或硅胶膜,能选择性地透过 CO_2 分子,而带电荷的 H^+ 和 HCO_3^- 则不能通过。血液中

CO_2 分子通过膜与碳酸氢盐平衡改变了 pH 值而被测定,结果换算成 PCO_2。

3. PO_2 电极　PO_2 电极由铂阴极、Ag/AgCl 阳极和一盛有 PO_2 电极缓冲液(含 KCl 的磷酸盐缓冲液)的有机玻璃套组成。玻璃套的顶端覆盖一层能选择性透过 O_2 的聚丙烯膜。在铂丝阴极外加 $-0.65\ V$ 极化的直流电压,当样本中的 O_2 透膜扩散到铂阴极表面时被还原,所产生的电解电流与 PO_2 成正比。

4. 参比电极　pH 测量系统的故障大多数为参比电极影响所致,因此参比电极的安装和更换是极其重要的。饱和 KCl 溶液易渗出产生结晶,参比电极膜及电极套要定期更换,否则会影响 pH 值测试结果。

在微机控制下,管路系统中的泵体运动,待测血液样标本进入电极测量室的测量毛细管内,管路系统停止抽吸。在电极测量室中,样品被四个电极同时感应测量,产生 pH、PCO_2 和 PO_2 三项参数的电极电信号,这些电信号分别经放大、模拟数字转换后送到微机处理系统处理。最后测量结果被显示或输出打印。

【器材与试剂】

(一)器材

血气分析仪:大体可分为电极系统、管路系统和电路系统三大部分。

1. 电极系统

(1) pH 电极:其玻璃电极的毛细管是由具有氢功能的钠或锂玻璃熔融吹制而成,电极支持管则由绝缘优良的铅玻璃制成,内部是银/氯化银电极,电极内充液为中性磷酸盐和氯化钾的混合液。pH 电极产生的电位高低与样本中氢离子浓度有关,符合 Nernst 方程,结果以 pH 形式计。

(2) pH 参比电极:为饱和甘汞电极,是金属(Hg)、该金属难溶盐(Hg_2Cl_2)和与该盐有相同阴离子的溶液(KCl 溶液)三者构成的电极。pH 电极和 pH 参比电极共同完成对 pH 值的测量。

(3) PCO_2 电极:一种气敏电极,由 pH 玻璃电极、饱和甘汞电极和装有电极液的电极套组成的复合电极。套头部为 CO_2 透气膜,成分是聚四氟乙烯或硅橡胶膜,可选择性透过 CO_2 分子,让其溶解、水化,解离至平衡,从而增加 H^+ 浓度,使 pH 值下降并被测定,结果换算成 PCO_2。

(4) PO_2 电极:是一种克拉克电极(Clark electrode),由铂(阴极)、银/氯化银(阳极)组成,装在有机玻璃套内,内部充满 PO_2 电极缓冲液,套前端覆盖一层能选择性渗透 O_2 的膜,成分是聚丙烯、聚乙烯或聚氟乙烯。PO_2 电极原理与极谱分析原理相同,以氧化还原为依据。当外加电压达一定值时,O_2 在阴极表面被还原产生电流,发生极化现象,标本的氧离子渗过膜扩散到阴极表面,发生去极化作用,最终形成不随外加电压升高而增大的所谓极限电流,极限电流与 PO_2 成正比。

2. 管路系统　管路系统是在电子计算机控制下,为完成自动定标、测量、冲洗等功能而设置的,包括以下几部分。

(1) 气路系统:用来提供 PCO_2 和 PO_2 电极定标时所用的两种气体,可分为以下两种类型。

①压缩气瓶供气方式(外配气方式):由两个压缩气瓶来供气。一种为含 5%CO_2、20% O_2,其余为 N_2 的气体;另一种为含 10%CO_2、不含 O_2,其余为 N_2 的气体。经减压后输出的

气体,先经湿化器饱和湿化后,再送到测量室中,对 PCO_2 和 PO_2 电极进行定标。

②气体混合器供气方式(内配气方式):将空气压缩机产生的压缩空气和气瓶送来的纯 CO_2 气体用仪器本身的气体混合器产生定标气体。产生的气体也要经湿化器饱和湿化后,再送到测量室中,对 PCO_2 和 PO_2 电极进行定标。

(2) 液路系统:有两种功能。一是提供 pH 电极系统定标用的两种缓冲液;二是自动将定标和测量后停留在测量毛细管中的液体冲洗干净。通常有四个分别盛放缓冲液Ⅰ、缓冲液Ⅱ、冲洗液和废液的瓶子。有的仪器还配有专门的清洁液。血气分析仪一般均采用蠕动泵抽吸液体。电磁阀用来控制液体的通断。转换装置则在电子计算机控制下,让不同液体按预先设置的程序进入测量室。

3. 电路系统　完成对仪器测量信号的放大、模数转换、温控、结果显示和打印等,现已发展到由电脑控制完成自动分析。

(二) 试剂

应使用血气分析仪生产商提供的配套试剂。

1. 定标缓冲液,包括缓冲液Ⅰ(pH7.383)和缓冲液Ⅱ(pH6.840)。

2. 标准气体,由两个压缩气瓶提供定标气,一个含有 5%CO_2 和 20%O_2,另一个含有 10%CO_2,不含 O_2。

3. 冲洗和清洁液,包括:①冲洗液是带有表面活性剂与防腐剂的溶液;②清洁液作清洁管道用;③去蛋白液是含有蛋白酶的溶液,定期使用以清除管道内黏附的血浆蛋白质。

【操作步骤】

1. 仪器待命　自动化血气分析仪 24 h 开机,能定时自动定标,仪器处于待命状态,一旦有标本即可上机分析。

2. 进样　将标本混匀,打开进样器,自动和手动进样,注意血液必须无凝块,否则会造成管道堵塞。

3. 测定　血液样本进入电极测量室的测量毛细管后,被四个电极同时感应测量,产生 pH、PCO_2 及 PO_2 三项参数的电极信号。

4. 输入数据　输入病人的资料、操作者的资料和其他相关检测指标结果等。

5. 报告　仪器自动计算,打印出结果,发出报告。

【结果计算】

仪器自动计算,打印出结果。

【参考区间】

1. 酸碱度　动脉血 pH:7.35～7.45。静脉血 pH:7.32～7.42。

2. 动脉血氧分压　10.0～13.3 kPa(75～100 mmHg)。

3. 动脉血二氧化碳分压　4.67～6.00 kPa(35～45 mmHg)。

【临床意义】

1. 酸碱度(pH 值)　血液的酸碱度必须维持在一定范围内,才能维持细胞的正常代谢。pH>7.45 为碱血症,pH<7.35 为酸血症,但 pH 值正常不能排除有无酸碱失衡;单凭 pH 值不能区别是代谢性还是呼吸性酸碱平衡失调。

2. 动脉血氧分压(PO_2)　PO_2 是指血浆中物理溶解的 O_2 所产生的张力。氧分压与氧在血液中溶解量的多少成正比。PO_2 是缺氧的敏感指标,肺通气和换气功能障碍可造成

PO_2 下降。PO_2 低于 7.31kPa（55 mmHg）即有呼吸衰竭。氧分压降低使脑血流量增加（脑血管扩张），可减轻脑组织缺氧；氧分压低于 4.00 kPa（30 mmHg）以下即有生命危险。PO_2 升高主要见于输 O_2 治疗过度，上升幅度与所用 O_2 的浓度有关。

3. 二氧化碳分压（PCO_2） 以物理形式溶解在动脉血中的 CO_2 产生的张力称为 PCO_2。PCO_2 既是血气指标，又是酸碱指标，起着双重作用，是人体血气内稳和酸碱内稳的联系环节。PCO_2 的平均值为 40 mmHg。PCO_2 可用于：①判断肺泡通气状态：PCO_2 升高，肺泡通气量降低；PCO_2 降低，肺泡通气量升高。②判断呼吸性酸碱失衡的性质：$PCO_2 < 35$ mmHg 时，为低碳酸血症，提示肺通气过度，存在呼吸性碱中毒；$PCO_2 > 50$ mmHg 时，为高碳酸血症，提示存在肺通气不足（原发或继发的），结果是 CO_2 潴留，发生呼吸性酸中毒。③判断代谢性酸碱失衡的代偿情况：在代谢性酸中毒时，PCO_2 降低提示已通过呼吸代偿；在代谢性碱中毒时，PCO_2 增高提示已有代偿。

【注意事项】

不同类型的仪器有不同的特点和性能，但也有共同的要求，要严格按操作规程进行操作。

1. 标本采集要求 病人体温、吸入氧的浓度等数据必须正确输入，否则对测定结果有较大影响。在测定前血标本必须充分混匀，特别对能测定血红蛋白的全自动血气分析仪更应该注意，否则血红蛋白浓度既测不准确又缺乏重复性。由于血红蛋白的测定误差，也影响了剩余碱、氧饱和度、氧含量等结果的可靠性。

2. 气体 对气体的要求因各厂家仪器型号不同而有差异。

3. 血气分析仪

（1）缓冲液（4 mol/L KCl 溶液）：参比电极内充缓冲液，在保养时需经常更换。

（2）pH 电极：由于血液蛋白对电极污染出现反应异常，因玻璃电极不可随便拆换，可用 0.lg/dL 胃蛋白酶盐酸溶液浸泡 30 min，然后用 pH7.383 的缓冲液冲洗。若经酶处理仍无改善，可检查参比电极，更换氯化钾溶液和参比电极膜。

（3）PCO_2 电极：技术性能基本等同于 pH 电极，但 PCO_2 电极需装尼龙网及渗透膜以及注入外缓冲液。其渗透膜应平整，不能有皱纹、裂缝和针眼，并保持清洁。渗透膜及尼龙网与敏感玻璃膜紧贴，不能夹有空气。有气泡可致反应速度变慢，显示不稳定，引起测定误差。

（4）PO_2 电极：PO_2 电极用久后，其阴极端的磨砂玻璃上会有 Ag 或 AgCl 沉积，使电极灵敏度改变，此时应在细砂纸上滴上数滴 PO_2 电极外缓冲液，摩擦去掉沉积，用 PO_2 电极外缓冲液洗净即可得到好的效果。

（5）参比电极：pH 测量系统的故障大多数为参比电极影响所致，因此参比电极的安装和更换是极其重要的。饱和 KCl 溶液易渗出产生结晶，参比电极膜及电极套要定期更换，否则会影响 pH 值测试结果。

（6）仪器 24 h 开机，处于稳定的工作状态。如不能 24 h 开机运转时，开机后应待仪器预热到 37 ℃ 1～2 h 后再使用，否则可能出现明显的漂移现象。

（7）电极要经常清洗，清洗时应用随机所带清洁剂。电极填充缓冲液，在 PO_2 电极、PCO_2 电极保养时需更换。

4. 定期定时做好仪器质量控制。通常有 2 个或 3 个不同浓度的质控物，仪器生产厂家

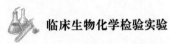

一般都可提供商品质控物。

【思考题】

1. 血气分析标本应为动脉血还是静脉血,为什么?

2. 单凭 pH 值不能区别是代谢性还是呼吸性酸碱平衡失调,为什么?

3. 血气标本从采集后到送检前需要注意什么?

【参考文献】

[1]　周新,府伟灵.临床生物化学检验[M].4 版.北京:人民卫生出版社,2007.

[2]　刘新光.临床检验生物化学实验指导[M].北京:高等教育出版社,2006.

[3]　姜旭淦.临床生物化学检验实验指导[M].2 版.北京:中国医药科技出版社,2010.

[4]　王琰,钱士匀.生物化学和临床生物化学检验实验教程[M].北京:清华大学出版社,2005.

[5]　钱士匀.临床生物化学和生物化学检验实验指导[M].2 版.北京:人民卫生出版社,2003.

[6]　郑铁生,林雪松.临床生物化学检验实验指导[M].北京:高等教育出版社,2012.

（王会岩）

第六章　血清酶活性测定

　　酶是一类由活细胞产生的具有催化活性的蛋白质,人体内绝大多数代谢反应均是在酶的催化作用下完成的。正常情况下,血清中酶的活性相对较低且较为恒定,但在某些病理情况下,如细胞膜通透性增加或细胞坏死、细胞内酶合成异常、酶排泄障碍等,常导致血清中酶活性的改变。目前,已有 20 多种酶及同工酶成为临床常规的检测项目,其测定在疾病的诊断、鉴别诊断、疗效评估和预后判断等方面发挥重要作用。目前,血清酶活性的测定方法按照监测时间的不同分为固定时间法和连续监测法。本章分两节介绍临床上常测定的血清酶,第一节的测定方法为固定时间法,第二节的测定方法为连续监测法。

第一节　固定时间法测定血清酶活性

　　酶活性测定的固定时间法是通过测定酶促反应开始后一段时间内底物的减少量或产物的增加量以求取酶促反应速率的方法。该方法一般是在酶促反应一开始即计时,到达规定时间时(计时必须准确)加入终止剂(强酸、强碱、蛋白沉淀剂等)终止酶促反应,加入显色剂呈色,测出底物或产物的变化。该法的主要优点:操作简便,对仪器要求不高,用分光光度计即可测定,不用考虑显色剂对酶活性的影响,是早期测定酶活性的常用方法。主要缺点:难以确定反应时间段是否处于线性期,故难以保证测定结果的真实性。

实验 1　赖氏法测定血清丙氨酸氨基转移酶

【实验目的】

掌握:赖氏法测定血清丙氨酸氨基转移酶的实验原理和测定的临床意义。

熟悉:赖氏法测定血清丙氨酸氨基转移酶校准曲线的绘制。

了解:赖氏法测定血清丙氨酸氨基转移酶的方法性能、试剂配制及注意事项。

【实验原理】

　　血清中的丙氨酸氨基转移酶(ALT),在 37 ℃、pH7.4 的条件下,可催化基质(底物)缓冲液中丙氨酸与 α-酮戊二酸之间发生氨基转移反应,生成丙酮酸和谷氨酸,丙酮酸的生成量与样品中 ALT 活性有关。丙酮酸与 2,4-二硝基苯肼发生反应,生成丙酮酸-2,4-二硝基苯腙,后者在碱性条件下呈红棕色,与丙酮酸标准品配制的系列标准液比较,可计算样品中 ALT 活性。

$$\text{L-丙氨酸}+\alpha\text{-酮戊二酸} \xrightarrow{\text{ALT}} \alpha\text{-丙酮酸}+\text{L-谷氨酸}$$

$$\alpha\text{-丙酮酸} + 2,4\text{-二硝基苯肼} \xrightarrow{\text{碱性条件}} \text{丙酮酸-2,4-二硝基苯腙（红棕色）}$$

【器材与试剂】

1. 磷酸盐缓冲液(0.1 mol/L,pH7.4)

(1) 磷酸二氢钾溶液(0.1 mol/L)：称取 KH_2PO_4 13.61 g,溶解于蒸馏水中,加水至 1 L,4 ℃保存。

(2) 磷酸氢二钠溶液(0.1 mol/L)：称取 Na_2HPO_4 14.22 g,溶解于蒸馏水中,加水至 1 L,4 ℃保存。

取(1)液 80 mL 和(2)液 420 mL 混匀,即为 pH7.4 的磷酸盐缓冲液。加氯仿数滴,4 ℃保存。

2. 基质缓冲液(丙氨酸 200 mmol/L,α-酮戊二酸 2.0 mmol/L)　精确称取 D(L)-丙氨酸 1.79 g,α-酮戊二酸 29.2 mg,先溶于磷酸盐缓冲液(0.1 mol/L,pH7.4)约 50 mL 中,用 1 mol/L NaOH 溶液调 pH 值至 7.4,再加磷酸盐缓冲液至 100 mL,4～6 ℃保存,可稳定 2 周。(注：每升基质缓冲液中可加入麝香草酚 0.9 g 或氯仿数滴防腐,4 ℃保存,至少可稳定 1 个月)。

3. 2,4-二硝基苯肼溶液(1.0 mmol/L)　称取 2,4-二硝基苯肼(AR)19.8 mg,溶于1.0 mol/L 盐酸 100 mL,置于棕色玻璃瓶中,室温保存,若有结晶析出,应重新配制。

4. NaOH 溶液(0.4 mol/L)　称取 NaOH 16 g,溶解于蒸馏水中,并加蒸馏水至 1 L,置于具塞塑料试剂瓶内,室温中可长期稳定。

5. 丙酮酸标准液(2.0 mmol/L)　准确称取丙酮酸钠(AR)22.0 mg,置于 100 mL 容量瓶中,加 0.05 mol/L 硫酸至刻度。丙酮酸不稳定,开封后易相互聚合为多聚丙酮酸而变质,需干燥后使用。

【操作步骤】

1. 标本的测定

(1) 测定前取适量待测血清和基质缓冲液,37 ℃水浴预温 5 min 后使用,具体操作按表 6-1 进行。

表 6-1　赖氏法测定 ALT 操作步骤

加入物/mL	测定管	对照管
血清	0.1	0.1
基质缓冲液(已预温至 37 ℃)	0.5	—
混匀,37 ℃水浴 30 min		
2,4-二硝基苯肼溶液	0.5	0.5
基质缓冲液	—	0.5
混匀,37 ℃水浴 20 min		
0.4 mol/L NaOH 溶液	5.0	5.0

(2) 充分混匀,室温放置 5 min,在波长 505 nm 处,以蒸馏水调零,读取各管吸光度。

2. 校准曲线绘制

(1) 按表 6-2 加入相应试剂。

表 6-2　赖氏法测定 ALT 校准曲线绘制

加入物/mL	0	1	2	3	4
0.1 mol/L 磷酸盐缓冲液	0.1	0.1	0.1	0.1	0.1
2.0 mmol/L 丙酮酸标准液	0	0.05	0.10	0.15	0.20
基质缓冲液	0.50	0.45	0.40	0.35	0.30
2,4-二硝基苯肼溶液	0.5	0.5	0.5	0.5	0.5
混匀,37 ℃水浴 20 min					
0.4 mol/L NaOH 溶液	5.0	5.0	5.0	5.0	5.0
相当于酶活性浓度(卡门氏单位)	0	28	57	97	150

(2) 充分混匀,室温放置 5 min,在波长 505 nm 处,以蒸馏水调零,读取各管吸光度。

(3) 以各管吸光度减"0"号管吸光度的差值为纵坐标,对应的酶活性单位为横坐标,绘制校准曲线。

【结果计算】

根据测定管吸光度减去对照管吸光度的差值,在校准曲线上查得血清 ALT 的卡门氏单位。

【参考区间】

5～25 卡门氏单位。

【临床意义】

ALT 广泛分布于全身各组织,尤以肝中含量最为丰富,且主要存在于肝细胞的胞浆中。当肝细胞受损时,此酶可释放入血,使血中该酶活性浓度增加,故测定 ALT 主要用于肝脏疾病的诊断,是反映肝细胞损害的一个灵敏的指标。

1. 急性病毒性肝炎、药物或酒精中毒等引起的急性肝损坏,血清 ALT 常明显升高。

2. 脂肪肝、慢性肝炎、肝硬化、肝癌等,血清 ALT 常轻度、中度升高或正常。

应注意,重症肝炎由于大量肝细胞坏死,此时血中 ALT 可仅轻度增高,临终时常明显下降,但胆红素却进行性升高,即所谓的"酶胆分离",常是肝坏死的征兆。

3. 心血管疾病、骨骼肌疾病、外伤、休克、剧烈运动等也可导致 ALT 升高。

4. 某些药物及化学物质可不同程度地损伤肝细胞,引起 ALT 的升高,如氯丙嗪、苯巴比妥、四氯化碳、乙醇、铅和有机磷等。

【注意事项】

1. 血清中 ALT 室温(25 ℃)可以保存 2 天,4 ℃冰箱可保存 1 周,-25 ℃可保存 1 个月。红细胞内 ALT 约为血清中的 7 倍,应避免溶血。

2. 一般血清对照管吸光度与试剂空白管(以蒸馏水代替血清,其他和对照管同样操作)吸光度接近。所以,成批标本测定时,一般不需要每份标本都做自身血清对照管,以试剂空白管代替即可。严重脂血、黄疸及溶血血清可增加测定的吸光度,糖尿病酮症酸中毒病人血中的大量酮体亦能和 2,4-二硝基苯肼作用呈色,引起测定管吸光度的增加。因此,检测此类标本时,应做血清标本对照。

3. 基质液中的 α-酮戊二酸和显色剂 2,4-二硝基苯肼均为呈色物质,称量必须准确,每批试剂的试剂空白管吸光度上下波动不应超过 0.015,如超出此范围,应检查试剂及仪器等方面问题。

4. 丙酮酸不稳定,见空气易发生聚合反应,生成多聚丙酮酸,而失去其原有的化学性质,在制备校准曲线时,不会出现显色反应。此时应将变性的丙酮酸放在干燥箱中(40~55 ℃)2~3 h,或放置于干燥器中过夜后再使用。

5. 底物 α-酮戊二酸与产物丙酮酸均能与 2,4-二硝基苯肼发生反应生成各自相应的 2,4-二硝基苯腙,尽管在 505 nm 处丙酮酸苯腙的显色强度是 α-酮戊二酸苯腙的 3 倍,但试剂中仍需限制 α-酮戊二酸的浓度。此外,2,4-二硝基苯肼在碱性条件下自身亦呈色,故 2,4-二硝基苯肼浓度亦不足。赖氏法考虑到 2,4-二硝基苯肼和底物 α-酮戊二酸的浓度不足,酶作用产生的丙酮酸的量不能与酶活性成正比,故没有制定自身的单位定义,而是以实验数据套用速率法的卡门氏单位。卡门法是早期的酶偶联速率法,卡门氏单位定义为血清 1 mL,反应液总体积 3 mL,反应温度 25 ℃,波长 340 nm,比色杯光径 1.0 cm,每分钟吸光度下降 0.001 为一个卡门氏单位(相当于 0.48 U)。赖氏法校准曲线所定的单位是用比色法的实验结果和卡门分光光度法实验结果作对比后求得的,以卡门氏单位报告结果,校准曲线仅至 150 卡门氏单位。

6. 赖氏法因受底物 α-酮戊二酸浓度与 2,4-二硝基苯肼浓度不足的影响,使得 ALT 的测定不是在最佳条件下进行,反应中丙酮酸的生成量与 ALT 活性不呈直线关系,而呈现一种特殊的曲线关系(抛物线状),因此,校准曲线不适于用直线回归法进行处理。目前,国内不少学者推荐使用曲线回归法处理 ALT 校准曲线,应选择相关程度最佳的曲线进行处理。

7. 加入 2,4-二硝基苯肼溶液后,应充分混匀,使反应完全。加入 NaOH 溶液的方法和速度要一致,如液体混合不完全或 NaOH 溶液的加入速度不同均会导致吸光度读数的差异。呈色的深浅与 NaOH 的浓度也有关系,NaOH 浓度越大呈色越深,因此 NaOH 浓度要准确。

【思考题】

1. 简述赖氏法测定 ALT 的实验原理及 ALT 测定的临床意义。

2. 赖氏法测定 ALT 的校准曲线为何不呈直线?绘制 ALT 校准曲线时应注意哪些问题?

3. 固定时间法测定酶活性为什么要求底物与酶作用的时间要非常准确?

4. 赖氏法测定 ALT 时,如何设置对照?

附:赖氏法测定血清天门冬氨酸氨基转移酶

【实验目的】

掌握:赖氏法测定血清天门冬氨酸氨基转移酶的实验原理和测定的临床意义。

熟悉:赖氏法测定血清天门冬氨酸氨基转移酶的操作步骤。

了解:赖氏法测定血清天门冬氨酸氨基转移酶的方法性能及注意事项。

【实验原理】

天门冬氨酸和 α-酮戊二酸在天门冬氨酸氨基转移酶(AST)作用下,发生氨基转移反应,生成草酰乙酸和谷氨酸,草酰乙酸在反应过程中可自行脱羧生成丙酮酸,后者与 2,4-二硝基苯肼作用生成红色的 2,4-二硝基苯腙,与丙酮酸标准品配制成的系列标准液比较,可计算样品中 AST 活性。

$$\text{天门冬氨酸} + \alpha\text{-酮戊二酸} \xrightarrow{\text{AST}} \text{草酰乙酸} + \text{L-谷氨酸}$$

$$草酰乙酸 \xrightarrow{自发} \alpha\text{-丙酮酸} + CO_2$$

$$\alpha\text{-丙酮酸} + 2,4\text{-二硝基苯肼} \xrightarrow{碱性条件} 2,4\text{-二硝基苯腙(红棕色)}$$

【器材与试剂】

1. 0.1 mol/L 磷酸盐缓冲液(pH7.4)　与赖氏法测定血清丙氨酸氨基转移酶相同。

2. 2,4-二硝基苯肼溶液(1 mmol/L)　与赖氏法测定血清丙氨酸氨基转移酶相同。

3. NaOH 溶液(0.4 mol/L)　与赖氏法测定血清丙氨酸氨基转移酶相同。

4. 丙酮酸标准液(2.0 mmol/L)　与赖氏法测定血清丙氨酸氨基转移酶相同。

5. 基质缓冲液(α-酮戊二酸 2.0 mmol/L,天门冬氨酸 200 mmol/L)　称取 α-酮戊二酸 29.2 mg 和 D(L)-天门冬氨酸 2.66 g,置于一小烧杯中,加入 1 mol/L NaOH 溶液 1.5 mL,溶解后加磷酸盐缓冲液(0.1 mol/L,pH7.4)约 80 mL,用 1 mol/L NaOH 溶液调节 pH 值至 7.4,然后将溶液移入 100 mL 容量瓶中,用磷酸盐缓冲液稀释至刻度,放置于冰箱保存。

【操作步骤】

1. 标本的测定

(1) 测定前取适量的待测血清和基质缓冲液,37 ℃水浴预温 5 min 后使用,具体操作按表 6-3 进行。

表 6-3　赖氏法测定 AST 操作步骤

加入物/mL	测定管	对照管
血清	0.1	0.1
基质缓冲液(已预温至 37 ℃)	0.5	—
混匀,37 ℃水浴 60 min		
2,4-二硝基苯肼溶液	0.5	0.5
基质缓冲液	—	0.5
混匀,37 ℃水浴 20 min		
0.4 mol/L NaOH 溶液	5.0	5.0

(2) 充分混匀,室温放置 5 min,在 505 nm 波长处,以蒸馏水调零,读取各管吸光度。

2. 校准曲线绘制

(1) 按表 6-4 加入相应试剂。

表 6-4　赖氏法测定 AST 校准曲线绘制

加入物/mL	0	1	2	3	4
0.1 mol/L 磷酸盐缓冲液	0.1	0.1	0.1	0.1	0.1
2.0 mmol/L 丙酮酸标准液	0	0.05	0.10	0.15	0.20
基质缓冲液	0.50	0.45	0.40	0.35	0.30
2,4-二硝基苯肼溶液	0.5	0.5	0.5	0.5	0.5
混匀,37 ℃水浴 20 min					
0.4 mol/L NaOH 溶液	5.0	5.0	5.0	5.0	5.0
相当于酶活性浓度(卡门氏单位)	0	24	61	114	190

（2）充分混匀，室温放置 5 min，在 505 nm 波长处，以蒸馏水调零，读取各管吸光度。

（3）以各管吸光度减"0"号管吸光度的差值为纵坐标，对应的酶活性单位为横坐标，绘制校准曲线。

【结果计算】

根据测定管吸光度减去对照管吸光度的差值，在校准曲线上查得血清 AST 的卡门氏单位。

【参考区间】

8～28 卡门氏单位。

【临床意义】

AST 广泛分布于全身各组织，以心肌中含量最丰富，其次为肝细胞。AST 有两种同工酶：存在于胞浆内的 ASTs 和存在于线粒体内的 ASTm。临床测定 AST 主要作为心肌细胞损伤和肝细胞损伤的标志物。

1. 心肌梗死病人发病后 6～12 h 血中 AST 开始升高，24～48 h 达高峰，3～5 天恢复正常。AST 作为心肌梗死指标，诊断特异性低，心肌梗死后出现及达峰时间较长，不能用于早期诊断，但 ASTm 用于判断心肌的损伤程度及预后较好。

2. 肝病病人血清 AST 通常升高。临床上亦常用 AST/ALT 的值来反映肝细胞的损害情况。肝病时 AST/ALT<1，常提示肝脏损害较轻，AST/ALT>1，则提示肝脏损害较重。ALT 和 AST 均在正常值范围内时该值意义不大。

此外，心肌炎、胸膜炎、肾炎及肺炎病人等也可引起血清 AST 的轻度增高。

【注意事项】

1. 配制基质缓冲液时，若用 L-天门冬氨酸，称量为 1.33 g。

2. 草酰乙酸对 AST 有反馈抑制作用，常使测定结果偏低。酮血症血清中升高的乙酰乙酸和 β-羟丁酸，如设血清对照管则不会引起测定结果假性增高。

3. 当标本的酶活性超过 190 卡门氏单位时，应将标本用 0.145 mmol/L NaCl 溶液稀释后再测定，其结果乘以稀释倍数。

4. 其他实验注意事项与 ALT 赖氏测定法相同。

【思考题】

1. 简述 AST 测定的临床意义。

2. 赖氏法测定 ALT 和 AST 有何不同？

实验 2　苄醛偶氮萘酚法测定血清单胺氧化酶

【实验目的】

掌握：血清单胺氧化酶测定的临床意义。

熟悉：苄醛偶氮萘酚法测定血清单胺氧化酶的原理。

了解：苄醛偶氮萘酚法测定血清单胺氧化酶的注意事项。

【实验原理】

单胺氧化酶（monoamine oxidase，MAO）是一组作用于不同单胺的酶类，参与单胺的氧化过程。本实验以苄胺偶氮-β-萘酚为底物，在 O_2 与 H_2O 参与下，经 MAO 作用生成苄醛偶氮-β-萘酚、氨和过氧化氢，用环己烷抽提苄醛偶氮-β-萘酚后比色测定，与已知量的对苄醛偶氮-β-萘酚相比即可求出 MAO 的活性单位。

【器材与试剂】

1. Tris-HCl 缓冲液(0.1 mol/L,pH7.2)　称取 Tris 12.1 g,用蒸馏水溶解,加入 1 mol/L 盐酸约 85 mL,调节 pH 值至 7.2,加蒸馏水至 1 L。

2. 苄胺偶氮-β-萘酚基质(底物)缓冲液(0.5 mmol/L)　称取苄胺偶氮-β-萘酚 13.8 mg 于小烧杯中,加入 0.1 mol/L Tris-HCl 缓冲液约 20 mL,水浴加热并搅动,尽量溶解出色素部分,倒入 100 mL 容量瓶中,重复此操作,直至用 Tris-HCl 溶解的色素部分达 100 mL,弃去黑色不溶物质。放置于冰箱可保存 3 周。

3. 对苄醛偶氮-β-萘酚标准液(100 μmol/L)　准确称取对苄醛偶氮-β-萘酚 2.77 mg,用无水乙醇溶解并稀释至 100 mL。4 ℃冰箱可保存数月。

4. 10%过氯酸(质量浓度)。

5. 环己烷。

【操作步骤】

1. 取 10 mL 带塞试管 3 支,按表 6-5 操作。

表 6-5　苄醛偶氮萘酚法测定 MAO 活性

加入物/mL	测定管	标准管	空白管
血清	0.5	—	—
对苄醛偶氮-β-萘酚标准液	—	0.5	—
蒸馏水	—	—	0.5
基质缓冲液(已预温至 37 ℃)	2.0	2.0	2.0
混匀,37 ℃水浴 60 min			
10%过氯酸	3 滴	3 滴	3 滴
环己烷	4.0	4.0	4.0

2. 加塞振荡 5 min,置于 37 ℃水浴 30 min,其间用玻璃棒搅拌 2 次,取出离心(3000 r/min,10 min),取上清液,于 500 nm 波长处以空白管调零比色测定。

【结果计算】

MAO 活性单位的定义:1 mL 血清在 37 ℃与基质作用 60 min 产生 1 nmol 对苄醛偶氮-β-萘酚为一个单位。

$$\text{MAO 活性(U/mL)} = \frac{\text{测定管吸光度值}}{\text{标准管吸光度值}} \times 100 \text{ U/mL}$$

【参考区间】

12~40 U/mL。

【临床意义】

MAO 是一种可催化各种单胺类氧化生成相应的醛,然后进一步氧化成酸的酶,广泛分布于体内各组织器官,以肝、心、肾、脑等组织中含量较多,细胞内单胺氧化酶主要存在于线粒体膜外面,并与膜紧密结合,另有少量存在于细胞浆中,能促进纤维结缔组织的形成。血清单胺氧化酶主要来自结缔组织,其活性增高与体内结缔组织增生密切相关。

1. 血清单胺氧化酶的活性高低能反映肝纤维化的程度。纤维化发生在汇管区之间或汇管中心区之间时,MAO 活性明显增高,阳性率在 80% 以上;在假小叶周围有广泛纤维化形成时,则几乎全部增高,且升高的幅度最大。

2. 临床上 MAO 的测定主要用于肝硬化的诊断。肝硬化时血清 MAO 活性平均比正常升高 3 倍,且阳性率可达到 80% 以上,早期肝硬化病人尤为明显;而急、慢性肝炎时血清 MAO 活性大多数正常,仅部分有轻度增高;急性坏死性肝炎时由于 MAO 从坏死的肝细胞线粒体上脱落导致血清酶活性升高;慢性肝炎活动期血清 MAO 活性有增高的趋势;严重脂肪肝病人 MAO 亦升高。

3. 神经系统病变如阿尔兹海默病(Alzheimer 病)、帕金森病(Parkinson 病)和抑郁症病人血清和脑内 MAO 活性明显升高。血清 MAO 活性升高还见于甲状腺功能亢进、糖尿病、肢端肥大症、心力衰竭所致的肝淤血等疾病。

【注意事项】

1. 对苄醛偶氮-β-萘酚不易溶解,配制前必须在热水浴中逐步洗下其色素,直至仅剩下黑色不溶物质。

2. 环己烷的作用是从酶作用的产物中提取生成的苄醛化合物,为了充分抽提,需置于 37 ℃水浴 30 min,并搅拌 1~2 次,使其充分乳化,完全抽提。

3. 环己烷抽提物的吸收峰在 480 nm,为减少胆红素的干扰常采用 500 nm 作为检测波长。

4. 环己烷与水不能互溶,因此比色杯必须先用无水乙醇和乙醚清洗干净,干燥后才能使用。否则,会形成混浊导致无法测定。

【思考题】

1. 试述苄醛偶氮萘酚法测定血清单胺氧化酶的实验原理。

2. 简述 MAO 测定的临床意义。

3. 为什么要用无水乙醇和乙醚清洗比色杯?

实验 3   磷酸苯二钠比色法测定血清碱性磷酸酶

【实验目的】

掌握:血清碱性磷酸酶测定的临床意义。

熟悉:磷酸苯二钠比色法测定血清碱性磷酸酶的实验原理。

了解:磷酸苯二钠比色法测定血清碱性磷酸酶的注意事项。

【实验原理】

碱性磷酸酶(ALP)在碱性条件下(pH10.0)作用于磷酸苯二钠,使之水解释放出游离酚和磷酸。酚在碱性溶液中与 4-氨基安替比林作用,并经铁氰化钾氧化生成红色醌类化合物,根据红色深浅计算 ALP 的活力。

【器材与试剂】

1. 碳酸盐缓冲液(0.1 mol/L,pH10.0)   称取无水碳酸钠 6.36 g、碳酸氢钠 3.36 g、4-氨基安替比林 1.5 g,溶于约 800 mL 蒸馏水中,将此溶液转入 1 L 容量瓶内,加蒸馏水至刻度,置于棕色瓶中储存。

2. 磷酸苯二钠基质液(20 mmol/L)   先将蒸馏水约 400 mL 煮沸,迅速加入磷酸苯二钠 2.18 g(磷酸苯二钠如含 2 分子结晶水,则应称取 2.54 g),使其溶解,冷却后用煮过的冷蒸馏水加至 500 mL,再加氯仿 2 mL,置于 4 ℃冰箱保存。

3. 铁氰化钾溶液 称取铁氰化钾 2.5 g,硼酸 17 g,各自溶于蒸馏水约 400 mL 中,两液混合后,加蒸馏水至 1 L,置于棕色瓶中避光保存(如出现蓝绿色即变质)。

4. 酚标准储存液(1 mg/mL) 称取重蒸馏苯酚 1.0 g,溶解于 0.1 mol/L 盐酸中,并定容至 1 L。

5. 酚标准应用液(0.05 mg/mL) 取酚标准储存液 5 mL,加蒸馏水稀释至 100 mL。此液仅能保存 2~3 天。

【操作步骤】

1. 校准曲线制作

(1)按表 6-6 加入相应试剂。

表 6-6 磷酸苯二钠法测定 ALP 校准曲线制作

加入物/mL	B	1	2	3	4	5
0.05 mg/mL 酚标准应用液	0	0.2	0.4	0.6	0.8	1.0
蒸馏水	1.1	0.9	0.7	0.5	0.3	0.1
碳酸盐缓冲液	1.0	1.0	1.0	1.0	1.0	1.0
铁氰化钾溶液	3.0	3.0	3.0	3.0	3.0	3.0
相当于金氏单位	0	10	20	30	40	50

(2)立即充分混匀,在波长 510 nm 处比色,以 B 管调零,读取各管吸光度。以吸光度为纵坐标,相应酶活性金氏单位为横坐标绘制校准曲线。

2. 标本测定

(1)取试管标明对照管和测定管,按表 6-7 操作。

表 6-7 磷酸苯二钠比色法测定血清 ALP 操作步骤

加入物/mL	测定管	对照管
血清	0.1	—
碳酸盐缓冲液	1.0	1.0
混匀,37 ℃水浴 5 min		
基质液(已预温至 37 ℃)	1.0	1.0
混匀后,置于 37 ℃水浴 15 min		
铁氰化钾溶液	3.0	3.0
血清	—	0.1

(2)立即充分混匀,在波长 510 nm 处比色,用蒸馏水调零,读取各管吸光度。

【结果计算】

根据测定管吸光度减去对照管吸光度的差值,在校准曲线上查得样品中 ALP 的金氏单位。

注:ALP 金氏单位定义:100 mL 血清在 37 ℃与底物作用 15 min,产生 1 mg 酚为 1 个金氏单位。

【参考区间】

成人:3～13金氏单位。

儿童:5～28金氏单位。

【临床意义】

碱性磷酸酶广泛分布于人体的肝脏、肾脏、骨骼、肠、胆汁等部位,但以肝脏、肾脏和骨骼中含量较多。正常人血清中的 ALP 主要来源于肝脏,小部分来自骨骼。临床上,血清 ALP 活力测定主要用于肝胆疾病和骨骼疾病的诊断和鉴别诊断。

1. 血清 ALP 活性升高

(1) 肝胆疾病:胆管阻塞性疾病,如梗阻性黄疸,ALP 常明显升高;肝内局限性胆道阻塞,如肝癌、肝脓肿等,ALP 一般中度升高;累及肝实质细胞的肝胆疾病,如肝炎,ALP 常轻度升高。

(2) 骨骼疾病:由于骨的损伤或疾病使成骨细胞内所含高浓度的碱性磷酸酶释放进入血液中,引起血清碱性磷酸酶活力增高,如成骨肉瘤、纤维性骨炎、成骨不全症、佝偻病、骨软化病、恶性肿瘤骨转移和骨折修复愈合期等。

此外,骨骼的迅速生长、妊娠、脂肪餐等可引起血清 ALP 活性生理性升高。

2. 血清 ALP 活性降低 血清 ALP 活性降低比较少见,主要见于呆小症、磷酸酶过少症、维生素 C 缺乏症。

【注意事项】

1. 基质液中不应含有游离酚,如含有酚则空白管显红色,说明磷酸苯二钠已经开始分解,不宜使用。

2. 铁氰化钾溶液中加入硼酸有稳定显色作用。该液应避光保存,如出现蓝绿色不宜使用。

3. 加入铁氰化钾溶液后必须立即混匀,否则显色不充分,影响实验结果。

4. 黄疸血清及溶血血清应分别做各自的对照管,一般血清标本可以共用对照管。

【思考题】

1. 简述磷酸苯二钠法测定 ALP 的实验原理及测定的临床意义。

2. 磷酸苯二钠法测定 ALP 使用的反应终止剂是什么？为什么加入铁氰化钾溶液后必须迅速混匀？

3. 实验过程中两次 37 ℃水浴保温,意义相同吗？有何区别？

实验4 碘-淀粉比色法测定血清淀粉酶

【实验目的】

掌握:碘-淀粉比色法测定血清淀粉酶的实验原理和血清淀粉酶测定的临床意义。

熟悉:碘-淀粉比色法测定血清淀粉酶的步骤。

了解:碘-淀粉比色法测定血清淀粉酶的注意事项。

【实验原理】

血清中 α-淀粉酶(AMY)催化淀粉分子中 α-1,4-糖苷键水解,产生葡萄糖、麦芽糖及含有 α-1,6-糖苷键支链的糊精。在底物(已知浓度)过量的条件下,反应后加入碘液与未被水解的淀粉结合生成蓝色复合物,其蓝色的深浅与未经酶促反应的空白管比较,推算出淀粉酶的活力单位。

【器材与试剂】

1. 缓冲淀粉溶液(0.4 g/L) 称取氯化钠 9 g、无水磷酸氢二钠 22.6 g(或 Na_2HPO_4 · $12H_2O$ 56.94 g)和无水磷酸二氢钾 12.5 g,溶于约 500 mL 蒸馏水中,加热至沸。另取一小烧杯,精确称取可溶性淀粉 0.4 g,加入蒸馏水约 10 mL,使溶液呈糊状后,加入上述沸腾溶液中,水洗烧杯一并倒入,冷至室温后,加入 37% 甲醛溶液 5 mL,用蒸馏水定容至 1 L,该溶液 pH 值为 7.0±0.1,置于 4 ℃ 冰箱保存。

2. 碘储存液(0.1 mol/L) 于蒸馏水约 400 mL 中,溶解碘酸钾 1.7835 g 及碘化钾 22.5 g,缓慢加入浓盐酸 4.5 mL,边加边搅拌,用蒸馏水定容至 500 mL,充分混匀,储存于棕色瓶中,塞紧,置于 4 ℃ 冰箱保存。

3. 碘应用液(0.01 mol/L) 取碘储存液,用蒸馏水稀释 10 倍,混匀,储存于棕色瓶中,4 ℃ 冰箱保存可稳定 1 个月。

【操作步骤】

1. 血清用生理盐水作 10 倍稀释,然后按表 6-8 操作。

表 6-8 碘-淀粉比色法测定血清淀粉酶操作步骤

加入物/mL	测定管	空白管
缓冲淀粉溶液(已预温至 37 ℃)	1.0	1.0
稀释血清	0.2	—
混匀,37 ℃ 水浴 7.5 min		
碘应用液	1.0	1.0
蒸馏水	6.0	6.2

2. 混匀,在波长 660 nm 处,以 10 mm 光径比色杯,蒸馏水调零,读取各管吸光度。

【结果计算】

淀粉酶单位(苏氏单位,U)定义:100 mL 血清中的淀粉酶,在 37 ℃ 作用 15 min 水解淀粉 5 mg 为 1 个单位。

$$淀粉酶(U) = \frac{空白管吸光度 - 测定管吸光度}{空白管吸光度} \times \frac{0.4}{5} \times \frac{15}{7.5} \times \frac{100}{0.02}$$

$$= \frac{空白管吸光度 - 测定管吸光度}{空白管吸光度} \times 800$$

【参考区间】

血清:80～180 U。尿液:100～1200 U。

【临床意义】

人体内淀粉酶主要由胰腺、唾液腺分泌。流行性腮腺炎,尤其是急性胰腺炎时,血和尿中的 AMY 显著增高。急性胰腺炎发病后 8～12 h 血清 AMY 开始增高,12～24 h 达峰值,2～5 天下降至正常,如超过 500 U 即有诊断意义,达 350 U 时应怀疑此病。淀粉酶的相对分子质量为 40000～50000,可通过肾小球滤过膜滤过,尿 AMY 于急性胰腺炎发病后 12～24 h 开始升高,下降也比血清 AMY 慢,因此,在急性胰腺炎后期测定尿 AMY 更有价值。此外,急性阑尾炎、肠梗阻、胰腺癌、胆石症、溃疡病穿孔、肾功能衰竭及吗啡注射后等均可见血清 AMY 增高,但常低于 500 U。

【注意事项】

1. 酶活性在 400 U 以下时,与底物的水解量成线性。如测定管吸光度小于空白管吸光度一半时,应加大血清稀释倍数或减少稀释血清加入量,测定结果乘以稀释倍数。

2. 淀粉酶是一种钙依赖性金属蛋白酶,草酸盐、枸橼酸盐、EDTA-Na$_2$等抗凝剂及氟化钠由于螯合或沉淀了血中的钙,均有抑制作用,肝素则无抑制作用。卤族元素和其他阴离子有激活作用,如 Cl$^-$,所以操作时应用生理盐水稀释血清。

3. 唾液中含高浓度淀粉酶,采集标本和测定过程中应防止唾液污染。

4. 淀粉产品来源不同,其淀粉分子平均链长及直链淀粉与支链淀粉比例均有差异。具有螺旋结构的、由 α-1,4-糖苷键形成的较长糖链与碘结合生成蓝色复合物;中等长度的具有螺旋结构的糖链,与碘结合生成红色复合物;糖链更短者无螺旋结构,不与碘结合。因而,不同产品配成的底物,按上述方法其空白管吸光度可有明显差异。根据经验,空白管吸光度应在 0.40 以上。

5. 缓冲淀粉溶液若出现混浊或絮状物,表示溶液受污染或变质,不能再用。

6. 本法亦适用于其他体液淀粉酶的测定。尿液应用生理盐水先作 20 倍稀释后再测定。

【思考题】

1. 简述碘-淀粉比色法测定血清淀粉酶的实验原理及测定的临床意义。

2. 淀粉酶测定时标本处理应注意哪些问题? 为什么?

实验 5 比色法测定乳酸脱氢酶总酶活性

【实验目的】

掌握:比色法测定乳酸脱氢酶总酶活性的实验原理。

熟悉:乳酸脱氢酶总酶活性测定的临床意义。

了解:比色法测定乳酸脱氢酶总酶活性的注意事项。

【实验原理】

乳酸脱氢酶(LDH)以 NAD$^+$ 为受氢体,催化 L-乳酸脱氢,生成丙酮酸。丙酮酸与 2,4-二硝基苯肼反应生成丙酮酸-2,4-二硝基苯腙,后者在碱性的溶液中呈红棕色。其颜色的深浅与丙酮酸的浓度成正比,根据测得的丙酮酸含量计算 LDH 的活性。

【器材与试剂】

1. 底物缓冲液(pH8.8,0.3 mol/L 乳酸锂) 称取二乙醇胺 2.1 g,乳酸锂 2.9 g,加蒸馏水约 80 mL,用 1 mol/L HCl 调节 pH 值至 8.8,加蒸馏水至 100 mL。

2. NAD$^+$ 溶液(11.3 mmol/L) 称取 NAD$^+$ 15 mg(若含量为 70%,则称取 21.4 mg),溶于 2 mL 蒸馏水中,4 ℃可保存 2 周。

3. 2,4-二硝基苯肼溶液(1 mmol/L) 称取 2,4-二硝基苯肼 198 mg,加 10 mol/L 盐酸 100 mL,待溶解后加蒸馏水至 1 L。棕色瓶中室温放置。

4. NaOH 溶液(0.4 mol/L)。

5. 丙酮酸标准液(0.5 mmol/L) 准确称取丙酮酸钠(AR)11 mg,以底物缓冲液溶解后,移入 200 mL 容量瓶中,用底物缓冲液定容至刻度。临用前配制。

【操作步骤】

1. 校正曲线的制作

（1）按表 6-9 加入相应试剂。

表 6-9 比色法测定乳酸脱氢酶总酶活性校正曲线的制作

加入物/mL	B	1	2	3	4	5
丙酮酸标准液	0	0.025	0.05	0.10	0.15	0.20
底物缓冲液	0.5	0.475	0.45	0.40	0.35	0.30
蒸馏水	0.11	0.11	0.11	0.11	0.11	0.11
2,4-二硝基苯肼溶液	0.50	0.50	0.50	0.50	0.50	0.50
混匀，37 ℃水浴 15 min						
0.4 mol/L NaOH 溶液	5.0	5.0	5.0	5.0	5.0	5.0
相当于 LDH 活性（金氏）单位	0	125	250	500	750	1000

（2）充分混匀，室温放置 5 min 后，于 440 nm 波长处比色，比色杯光径为 1.0 cm，以 B 管调零，读取各管吸光度。以吸光度为纵坐标，相应的酶活性单位为横坐标绘制校正曲线。

2. 酶活性的测定

（1）按表 6-10 加入相应试剂。

表 6-10 LD 活性的测定

加入物/mL	测定管	对照管
血清	0.01	0.01
底物缓冲液	0.50	0.50
混匀，37 ℃水浴 5 min		
NAD$^+$溶液	0.1	—
混匀，37 ℃水浴 15 min		
2,4-二硝基苯肼溶液	0.5	0.5
NAD$^+$溶液	—	0.1
混匀，37 ℃水浴 15 min		
0.4 mol/L NaOH 溶液	5.0	5.0

（2）充分混匀，室温放置 5 min 后，于 440 nm 波长处比色，比色杯光径为 1.0 cm，用蒸馏水调零，读取各管吸光度。以测定管与对照管吸光度之差值查校正曲线，即得 LDH 活性。

LDH 活性单位定义：以 100 mL 血清，37 ℃，作用底物 15 min，产生 1 μmol 丙酮酸为 1 个金氏单位。

【参考区间】

190～437 金氏单位。

【临床意义】

LDH 是糖无氧酵解中催化丙酮酸转化为乳酸的极重要的酶，广泛存在于心脏、肝脏、骨骼肌、肺、脾脏、脑、红细胞、血小板等组织细胞的胞浆和线粒体中。血清 LDH 活性增高主要见于心肌梗死、肝病、肺梗死、溶血性疾病、恶性肿瘤等。同时,某些肿瘤转移后所致的胸、腹水中 LDH 活性往往也升高。目前临床测定 LDH 活性常用于心肌梗死、肝病和恶性肿瘤的辅助诊断,是传统心肌酶谱之一。

【注意事项】

1. 缓冲液除用二乙醇胺外,还可用 Tris 或焦磷酸缓冲液。甘氨酸对 LDH 有抑制作用,故不采用甘氨酸缓冲液。

2. 底物的选择:乳酸锂、乳酸钾、乳酸钠都可以作为 LDH 的底物。乳酸锂因纯度高、易称量、稳定性好为首选。后两种为水溶液,若保存不当,则容易产生酮酸类物质,从而抑制酶促反应,且含量不够准确,目前少用。

3. 因红细胞中含丰富的 LDH(约为血清的 100 倍),故标本严禁溶血,此外,抽血前应避免剧烈运动。

4. 样品以血清为宜,如用血浆,宜采用肝素作抗凝剂,因草酸盐、EDTA 对 LDH 有抑制作用,不宜采用。另外,因血小板含丰富的 LDH,血清和血浆 LDH 有一定差异。

5. 标本采集后应迅速分离血清或血浆。由于 LDH_4、LDH_5 对冷不稳定,标本如不能及时测定,不应储存于冰箱中,可在室温下保存,血清标本室温可存放 2~3 天。

6. 比色应在 5~15 min 内完成,否则吸光度值会降低。

【思考题】

1. 简述比色法测定 LDH 总酶活性的实验原理。

2. LDH 测定对标本有何要求? LDH 测定的主要临床意义是什么?

实验6 肌酸显色法测定血清肌酸激酶

【实验目的】

掌握:肌酸显色法测定血清肌酸激酶的原理。

熟悉:血清肌酸激酶测定的临床意义。

了解:肌酸显色法测定血清肌酸激酶的注意事项和影响因素。

【实验原理】

磷酸肌酸和二磷酸腺苷(ADP)在肌酸激酶(CK)的作用下生成 ATP 和肌酸,后者与双乙酰和 α-萘酚结合生成红色化合物。在一定的范围内,红色化合物的颜色深浅与肌酸激酶的活性成正比,从而可以得出肌酸激酶的活性。

$$磷酸肌酸 + ADP \xrightarrow{\text{CK}} 肌酸 + ATP$$

$$肌酸 + 双乙酰 + \alpha\text{-}萘酚 \xrightarrow{\text{Mg}^{2+}} 红色化合物$$

【器材与试剂】

(一)器材

1. 各类型全自动生化分析仪或者半自动生化分析仪。

2. 分光光度计。

3. 恒温水浴箱。

4. 精确称量天平。

5. 微量加样器。

（二）试剂

1. Tris-HCl 缓冲液（pH7.4） 称取 Tris2.42 g，加蒸馏水溶解至 100 mL，加入 0.2 mol/L HCl 88.8 mL，无水硫酸镁 0.34 g，调 pH 值至 7.4，室温可保存数月。

2. 12 mmol/L 磷酸肌酸溶液 称取磷酸肌酸钠盐 43.6 mg，加蒸馏水溶解至 10 mL，溶解后于 −20 ℃冰箱内中保存。

3. 4 mmol/LADP 溶液 称取 ADP 钠盐 23.3 mg，加蒸馏水溶解至 10 mL，保存于 −20 ℃冰箱或冰盒中。

4. 混合底物溶液 临用前将试剂 1、2 及 3 等量混合，在 9 mL 混合底物溶液中加入盐酸半胱氨酸 31.5 mg，调 pH 值至 7.4，置于 −20 ℃冰箱可保存 1 周。若空白管吸光度太高，表明有游离肌酸产生，应弃去重新配制。

5. 50 g/L 硫酸锌溶液 准确称取硫酸锌（$ZnSO_4 \cdot 7H_2O$）5 g，加入少许蒸馏水溶解，并定容至 100 mL。

6. 60 g/L 氢氧化钡溶液 称取氢氧化钡$[Ba(OH)_2 \cdot 8H_2O]$6 g，溶于 90 mL 热蒸馏水中，煮沸数分钟，冷却后加蒸馏水至 100 mL，过滤。

取 50 g/L 硫酸锌溶液 5 mL，加少许蒸馏水和酚酞指示剂 2 滴，用氢氧化钡溶液滴定至出现粉红色为止。根据滴定结果，用蒸馏水稀释氢氧化钡溶液，使其恰与等体积的硫酸锌溶液中和。

7. 储存碱溶液 称取氢氧化钠（NaOH）30 g，无水碳酸钠 64 g，加入蒸馏水溶解，并稀释定容至 500 mL，置于塑料瓶保存。

8. α-萘酚溶液 称取 α-萘酚 400 mg，加储存碱溶液 10 mL。需新鲜配制，否则空白管吸光度偏高。

9. 双乙酰溶液 先配成 10 g/L 水溶液，置于冰箱中可保存数月。临用前用蒸馏水作 20 倍稀释。

10. 1.7 mmol/L 肌酸标准液 精确称取无水肌酸 22.3 mg，加蒸馏水至 100 mL，冰箱可保存数月。

11. 待测样本 病人血清或者质控血清。

【操作步骤】

（一）自动生化分析仪法

请参照试剂盒说明书操作。

（二）手工操作法

1. 取 8 支试管，分别标明为空白管、标准管、对照管和测定管。

2. 按照表 6-11 操作。

表 6-11 肌酸显色法测定血清肌酸激酶操作表

加入物/mL	空白管	标准管	对照管	测定管
血清	—	—	—	0.1
肌酸标准液	—	0.1	—	—
蒸馏水	0.1	—	—	—

加入物/mL	空白管	标准管	对照管	测定管
混合底物溶液	0.75	0.75	0.75	0.75
混匀,37 ℃水浴 30 min				
氢氧化钡溶液	0.5	0.5	0.5	0.5
硫酸锌溶液	0.5	0.5	0.5	0.5
蒸馏水	0.5	0.5	0.5	0.5
充分振荡,混匀后离心(2000 r/min)10 min,另取试管 4 支继续操作				
上清液	0.5	0.5	0.5	0.5
α-萘酚溶液	1.0	1.0	1.0	1.0
双乙酰溶液	0.5	0.5	0.5	0.5
混匀,37 ℃水浴 15~20 min				
蒸馏水	2.5	2.5	2.5	2.5

3. 混匀,在 540 nm 波长处,用空白管调零比色,读取吸光度值。

【结果计算】

$$CK 活性单位(U/L) = \frac{测定管吸光度-对照管吸光度}{标准管吸光度} \times 标准管浓度(\mu mol/L)$$

$$\times \frac{1}{反应时间(h)} \times \frac{1}{血清用量}$$

$$= \frac{测定管吸光度-对照管吸光度}{标准管吸光度} \times 0.17 \times \frac{1}{0.5} \times \frac{1}{0.1}$$

$$= \frac{测定管吸光度-对照管吸光度}{标准管吸光度} \times 3.4$$

【参考区间】

常用单位:0.5~3.6 U/mL。

国际单位:8~60 U/L。

【临床意义】

CK 通常存在于心脏、肌肉以及脑等组织的细胞浆和线粒体中,是一个与细胞内能量运转和肌肉收缩有直接关系的激酶。年龄、性别和种族对 CK 含量都有一定影响。新生儿 CK 常为正常成年人的 2~3 倍,过 6~10 周可逐步下降至接近成年人水平。CK 含量和肌肉运动密切相关,其量和人体肌肉总量有关。

正常人血浆中酶活性很低。CK 测定主要用于心肌梗死的诊断,对其他系统疾病的诊疗也具有一定意义。

1. 急性心肌梗死,CK 在发病 2~4 h 开始升高,12~48 h 达到峰值,2~4 天恢复正常,其升高程度较 AST、LDH 大,且出现早,与心肌损伤的程度基本一致,心电图不易诊断的心内膜下心肌梗死和复发性心肌梗死时 CK 活性亦升高。动态监测有助于心肌梗死的病情观察和预后估计。

2. 多发性肌炎、进行性肌营养不良、严重肌肉创伤等 CK 明显升高。

3. 脑血管意外、脑膜炎、甲状腺功能减退、全身性惊厥、休克、破伤风以及某些感染性疾病等均可导致 CK 活性升高。

4. 一些非疾病性因素,如剧烈运动,各种插管及手术,肌内注射氯丙嗪、抗生素,以及进行一些心脏疾病治疗,如心导管、电复律时均可引起 CK 活性升高。

5. 甲状腺功能亢进、系统性红斑狼疮、慢性关节炎及应用类固醇制剂、避孕药和化疗可使 CK 活性降低。

【注意事项】

1. Mg^{2+} 为激活剂,半胱氨酸提供巯基,氢氧化钡和硫酸锌沉淀蛋白并中和反应。

2. 本实验的许多试剂都易失效,因此最好在每次实验前临时配制。肌酐、精氨酸、胍乙酸等也可与 α-萘酚及双乙酰试剂产生颜色反应。故肾功能衰竭病人应用自身血清做空白对照,以消除肌酐的影响。

3. α-萘酚为白色或略带黄色的结晶,若颜色过深,应在乙醇中重结晶后再用。

4. 血清 CK 活性大于 200 U/L 时,应用已知 CK 活性正常的血清稀释后重测,其结果乘以稀释倍数。

5. 肌酸呈色不稳定,振摇充分与否直接影响呈色的深浅及过程,用旋涡混合器充分振摇 15 s,37 ℃水浴 5 min 后,颜色可达最高点,并持续 30 min 以上。

【思考题】

1. 简述肌酸显色法测定血清肌酸激酶的原理。

2. 简述肌酸激酶检测的临床意义。

第二节 连续监测法测定血清酶活性

连续监测法,也称为"动力学法"或"速率法",是指每隔一定时间(2～60 s),连续多次测定酶反应过程中某一反应产物或底物量随时间变化的数据,求出酶反应初速度,从而间接计算酶活性的方法。由于无需终止酶促反应,也不需要添加呈色试剂,就可测定反应物的变化,监测反应的整个过程,易于选择线性反应期来计算酶的活性。

连续监测法具有测定方法简单、结果准确等众多的优点,随着全自动生化分析仪的推广使用,目前已取代"固定时间法"而成为临床实验室测定酶活性浓度最常用的方法。

实验 7 连续监测法测定丙氨酸氨基转移酶

【实验目的】

掌握:连续监测法测定丙氨酸氨基转移酶的原理。

熟悉:血清丙氨酸氨基转移酶测定的临床应用。

了解:血清丙氨酸氨基转移酶测定的影响因素和评价。

【实验原理】

采用酶偶联反应测定血清丙氨酸氨基转移酶(ALT)活性,ALT 催化 L-丙氨酸和 α-酮戊二酸反应生成的丙酮酸,被乳酸脱氢酶(LDH)还原成乳酸,并使 NADH 氧化成 NAD^+,在 340 nm 波长下吸光度降低,NADH 的氧化速率与 ALT 活力成正比。

$$\text{L-丙氨酸} + \alpha\text{-酮戊二酸} \xrightarrow{\text{ALT}} \text{丙酮酸} + \text{L-谷氨酸}$$

$$丙酮酸 + NADH + H^+ \xrightarrow{\text{LDH}} 乳酸 + NAD^+$$

【器材与试剂】

（一）器材

1. 各类型全自动生化分析仪及半自动生化分析仪。

2. 紫外分光光度计。

3. 恒温水浴箱。

4. 微量加样器。

（二）试剂

1. 试剂的成分和浓度　试剂 1（R_1）：Tris 缓冲液（pH7.5，100 mmol/L）、L-丙氨酸（500 mmol/L）、LDH（1200 U/L）、NADH（0.18 mmol/L）。

2. 试剂 2（R_2）　α-酮戊二酸（15 mmol/L）。

3. 待测标本　病人血清或质控血清。

【操作步骤】

（一）自动生化分析仪法

各实验室可根据本室的分析仪型号及试剂盒操作说明书而定。

（二）手工操作法

1. 按照表 6-12 操作。

表 6-12　手工法测定血清丙氨酸氨基转移酶操作

加入物/μL	空白管	测定管
R_1	1000	1000
蒸馏水	100	—
标本	—	100
混匀，置于 37 ℃温育 5 min		
R_2	100	100

2. 以空白管调零，在波长 340 nm 处，延滞期 30 s，连续监测吸光度下降速率 60 s。根据线性反应期吸光度下降速率（$\Delta A/\text{min}$），计算出 ALT 活性单位。

【结果计算】

$$ALT 活力（U/L）= \Delta A/\text{min} \times \frac{10^6}{6220} \times \frac{1.2}{0.1} = \Delta A/\text{min} \times 1929$$

注：6220 为 NADH 在 340 nm 处的微摩尔吸光系数。

【参考区间】

参考值：5～40 U/L。

【临床意义】

ALT 生理变异较小，性别、年龄、进食、适度运动对酶活性无明显影响。

ALT 在肝细胞中含量较多，当肝脏受损时，此酶可释放入血，导致血中酶活性浓度增加。因此 ALT 常作为判断肝细胞损伤的灵敏指标，但其他疾病或因素亦会引起 ALT 不同程度的增高。

1. ALT 测定对肝炎的诊断、疗效观察和预后估计均具有重要价值。

（1）急性肝炎：显著升高，尤其对无黄疸、无症状肝炎的早期诊断更有帮助，其阳性率高，阳性出现时间较早，其活性随肝病的进展而改变。ALT 持续处于高水平或反复波动，表示病变仍在进行或转为慢性肝炎。若黄疸加重，ALT 反而降低，即所谓的"胆酶分离"现象，常是肝坏死的先兆。

（2）重症肝炎或亚急性肝坏死：监测 ALT 可以观察病情的发展，并作预后判断。在症状恶化的同时，ALT 活性反而降低，说明肝细胞坏死后增生不良，预后不佳。

（3）慢性肝炎或脂肪肝：ALT 轻度增高（100～200 U），或属正常范围，且 AST＞ALT。

（4）肝硬化、肝癌：ALT 轻度或中度增高，提示可能并发肝细胞坏死，预后严重。

（5）其他原因引起的肝脏损害：如心功能不全时，肝淤血导致肝小叶中央带细胞的萎缩或坏死，可使 ALT 明显升高；某些化学药物如异烟肼、氯丙嗪、苯巴比妥、四氯化碳、砷剂等可不同程度地损害肝细胞，引起 ALT 的升高。

2. 胆道疾病、心肌和骨骼肌损伤也可引起 ALT 升高。

【注意事项】

1. 最好采用血清标本。草酸盐、肝素、枸橼酸盐虽不抑制酶的活性，但可引起反应液轻度混浊，影响测定结果。严重脂血症或黄疸血清可使测定管吸光度明显增加，检测此类标本时，应做血清对照管。红细胞内 ALT 含量为血清中 3～5 倍，应避免使用溶血标本。

2. 血清不宜反复冰冻保存，以免影响酶活性。血清置于 4 ℃冰箱 1 周，酶活性无显著变化，不推荐冰冻保存 ALT 测定标本。

3. 使用连续监测法测定酶的活性时，要求使用分光光度计的带宽≤6 nm，比色杯光径为 1.0 cm，具有（37±0.1）℃的恒温装置。

4. 试剂空白测定值：以蒸馏水代替血清，测定 ALT 活性单位，规定测定值应小于 5 U/L。试剂空白的读数来自工具酶中的杂酶及 NADH 自发氧化。在报告结果时应扣除每批试剂的空白测定值。

5. 本法是由 ALT 和 LDH 催化的特异性很强的酶促反应。但在连续监测法测定系统中存在两个副反应，一个是血清中存在的 d-酮酸（如丙酮酸）能消耗 NADH，另一个是血清中谷氨酸脱氢酶（GLDH）增高时，在有氨存在条件下，也能消耗 NADH。这两个副反应均可引起测定结果偏高。解决方法：采用过量的 NADH（终浓度 0.14～0.2 mmol/L），将血清同不含 α-酮戊二酸的所有试剂一起预温，使其他副反应充分进行，再加入 α-酮戊二酸以启动酶反应，可完全排除这种干扰。一般血清中 NH_4^+ 的含量甚微，此干扰反应不大。

线性范围随试剂配方和操作条件的不同，其上限也不同。有的报道线性上限为 200～250 U/L，超过此上限的所得结果偏高，应将血清样品作适当稀释后重测。日立 7170 全自动生化分析仪，线性上限可达到 1500 U/L。本法国内报道的批内变异系数＜2.9%。

6. 在 AACC（美国临床化学学会）或 IFCC（国际临床化学学会）推荐的试剂盒中，含有磷酸吡哆醛（P-5′-P），它是转氨酶的辅基，能使血清中 ALT 显示最大活性。文献报道，在某些病理状态下，血清中存在着脱辅基的 ALT 酶蛋白，当使用含 P-5′-P 的底物时可使血清 ALT 活性提高 7%～55%。变化幅度大小与血清中原有 P-5′-P 含量有关，健康人血清中 P-5′-P 含量适中,底物中 P-5′-P 对增高 ALT 活性作用不大。但肾脏病病人血清 P-5′-P 水平偏低,底物中 P-5′-P 可显著升高血清 ALT 活性。根据我国的实际情况和习惯,国家卫生部临床检验中心的推荐方法,试剂中不加 P-5′-P,以求保持测定结果与历史资料的一致性。

【思考题】

1. 简述连续监测法测定丙氨酸氨基转移酶的原理。

2. 简述血清丙氨酸氨基转移酶检查的临床应用。

3. 简述连续监测法相对于比色法测定丙氨酸氨基转移酶的优势。

附:连续监测法测定天门冬氨酸氨基转移酶

【实验目的】

掌握:连续监测法测定天门冬氨酸氨基转移酶的原理。

熟悉:自动生化分析仪和手工操作的方法以及评价。

了解:血清天门冬氨酸氨基转移酶检查的临床意义。

【实验原理】

天门冬氨酸氨基转移酶(AST)催化天门冬氨酸和 α-酮戊二酸反应生成草酰乙酸,在过量的指示酶苹果酸脱氢酶(MDH)作用下,草酰乙酸生成苹果酸,同时使 NADH 氧化成 NAD$^+$,在 340 nm 波长处检测 NADH 氧化速度,其吸光度下降的速率($-\Delta A/\min$)与 AST 活力成正比,从而计算出 AST 的活性。

$$天门冬氨酸+\alpha\text{-酮戊二酸} \xrightarrow{AST} \text{L-谷氨酸}+草酰乙酸$$

$$草酰乙酸+NADH \xrightarrow{MDH} 苹果酸+NAD^+$$

【器材与试剂】

(一)器材

1. 各类型全自动生化分析仪及半自动生化分析仪。

2. 恒温水浴箱。

3. 微量加样器。

(二)试剂

1. 试剂 1

Tris 缓冲液	80 mmol/L
L-天门冬氨酸	240 mmol/L
NADH	0.18 mmol/L
苹果酸脱氢酶(MDH)	420 U/L
乳酸脱氢酶(LDH)	600 U/L
pH 值	7.8

2. 试剂 2 12 mmol/L α-酮戊二酸。

上面为双试剂的组成和在反应液中的最终浓度,按此终浓度将各成分混合为单试剂。

3. 待测标本 病人血清或质控血清。

【操作步骤】

（一）自动生化分析仪法

请参照试剂盒说明书操作，主要参数同 ALT 连续监测法。

（二）手工操作法

1. 按照表 6-13 操作。

表 6-13　手工法测定血清天门冬氨酸氨基转移酶操作表

加入物/μL	空白管	测定管
R₁	1000	1000
蒸馏水	100	—
标本	—	100
混匀，置于 37 ℃温育 5 min		
R₂	100	100

2. 在波长 340 nm 处，比色杯光径 1.0 cm，延滞期 30 s，连续监测 60 s 吸光度下降的速率，求出线性反应期吸光度下降速率（$\Delta A/\min$）。

【结果计算】

$$AST\ 活力（U/L）=\Delta A/\min \times \frac{10^6}{6220} \times \frac{1.2}{0.1}=\Delta A/\min \times 1929$$

注：6220 为 NADH 在 340 nm 处的微摩尔吸光系数。

【参考区间】

参考值：5～40 U/L。

【临床意义】

AST 存在于各种组织细胞内，肝、心、肾组织中的含量较多，正常时血清中 AST 活性很低。由于 AST 相对分子质量较 ALT 小，血浆中半衰期较短。正常人 AST/ALT 为 1.15。根据其活性及比值的变化，可用于临床疾病的诊断和鉴别。

1. 急性肝炎时 AST 虽显著升高，但升高幅度不如 ALT，AST/ALT<1。若该比值明显升高，则预示暴发型肝炎。

2. 慢性肝炎，尤其是肝硬化时，AST 升高幅度大于 ALT，故该比值测定有助于肝病的鉴别诊断。在慢性肝炎中，该比值按慢性迁延性肝炎、慢性活动性肝炎、肝硬化、肝癌（该比值＞2）的顺序依次升高。在肝炎恢复期，若 ALT 已恢复正常，而 AST 仍轻度升高，说明仍未痊愈。

3. 急性心肌梗死时 AST 活性显著升高，在发病 4～12 h 开始升高，20～48 h 达峰值，因此 AST 测定是诊断急性心肌梗死的重要酶学指标之一。心绞痛时 AST 正常，故可用于鉴别诊断。

4. 其他肌肉疾病，如进行性肌营养不良、皮肌炎、多发性肌炎等 AST 亦增高，其 AST/ALT 值大于 1。

5. 实质性脏器有非感染性炎症或损伤时，如脂肪肝、梗阻性黄疸、肝内胆汁淤积、胆管炎、胆囊炎、肝癌、心肌炎、心力衰竭时的肝脏淤血等，血清 AST 伴随 ALT 共同升高，但幅度较低。

【注意事项】

1. 临床治疗中使用的很多药物可导致血清 AST 升高,如利福平、四环素、庆大霉素、红霉素、卡那霉素、氯霉素、灰黄霉素、环孢素、非那西丁、苯巴比妥、己烯雌酚、口服避孕药、地西泮、奎尼丁、保泰松、磺胺类、呋喃类等药物,尤其是长期服用这些药物对肝细胞有损害,对 AST 活性测定均有不同的影响。

2. 连续监测法测定 AST 的误差可来自内源性和(或)外源性干扰,内源性干扰主要来自血清中高浓度丙酮酸和 L-谷氨酸脱氢酶(GLDH)。外源性干扰来自试剂中污染的 GLDH 和 AST。内源性丙酮酸的干扰通过加入高活性 LDH 在温育期间将其迅速转变为乳酸而消除。血清中的 GLDH 能催化 α-酮戊二酸和 NH₃ 生成谷氨酸,同时使 NADH 氧化为 NAD$^+$,可使测定结果假性增高。消除外源性干扰最有效的方法是使用高质量的试剂,工具酶中所夹杂的 GLDH 和 AST 应小于 MDH 或 LDH 催化活性的 0.005%,且试剂中不能含氨。

3. IFCC 推荐的试剂盒中,含有 P-5′-P,能使血清中脱辅基的 AST 酶蛋白(无活性)与辅基结合,使之具有 AST 的活力。某些病理状态下,血清中存在脱辅基的 AST 酶蛋白,当使用含 P-5′-P 的底物时,可使血清 AST 活力提高 7%~55%。这种变化幅度的大小与血清中原有的 P-5′-P 含量有关。健康人血清中 P-5′-P 含量适中,底物中 P-5′-P 对增高 AST 活性作用不显著。但肾病病人血清 P-5′-P 含量偏低,底物中加 P-5′-P 可显著升高血清 AST 活性。一般而言,加了 P-5′-P 的结果比不加的要高,但是没有恒定比例,所以不可用因子换算的办法来纠正或调整两种方法的测定结果。

4. AST 测定方法中大多用 Tris 缓冲液,也有的用磷酸盐缓冲液。有报道认为:①NADH在 Tris 缓冲液中稳定性较高;②P-5′-P 在 Tris 缓冲液中显示出更有效的激活作用,而磷酸盐缓冲液有延缓 P-5′-P 与脱辅基酶蛋白结合的作用。

5. 避免采用严重脂血、黄疸以及溶血的标本。

【思考题】

1. 简述血清 AST 检测的临床意义。

2. 简述连续监测法测定 AST 的原理。

3. 试述血清测定 AST 和 ALT 在临床应用上的联系。

实验8 连续监测法测定 γ-谷氨酰基转移酶

【实验目的】

掌握:连续监测法测定 γ-谷氨酰基转移酶的原理。

熟悉:连续监测法测定 γ-谷氨酰基转移酶的实验操作和公式计算。

了解:血清检测 γ-谷氨酰基转移酶的临床应用。

【实验原理】

γ-谷氨酰基转移酶(GGT)可使 L-γ-谷氨酰-3-羧基-4-硝基苯胺中的谷氨酰基转移到受体双甘肽分子上,同时释放出黄色的 2-硝基-5-氨基苯甲酸,在 405 nm 处其吸光度的增高速率与 GGT 活性成正比。在 405~410 nm 处监测吸光度的变化,利用连续监测法酶活性的计算公式计算吸光度增高速率($\Delta A/min$),从而求出 GGT 活性。

$$L-γ-谷氨酰-3-羧基-4-硝基苯胺 + 双甘肽 \xrightarrow{GGT} γ-谷氨酰基甘氨酰甘氨酸 + 2-硝基-5-氨$$

基苯甲酸(黄色化合物,$\lambda=405$ nm)

【器材与试剂】

（一）器材

1. 各类型全自动生化分析仪及半自动生化分析仪。

2. 恒温水浴箱。

3. 微量加样器。

（二）试剂

1. 试剂成分和反应液中的参考浓度

Tris-HCl 缓冲液	110 mmol/L
L-谷氨酰-3-羧基-4-硝基苯胺	6 mmol/L
双甘肽	110 mmol/L
pH	8.1(25 ℃)

2. 待测标本　病人血清或质控血清。

【操作步骤】

（一）自动生化分析仪法

请参照试剂盒说明书操作。

（二）手工操作法

1. 37 ℃预温的底物缓冲液。

2. 在光径为 1.0 cm 的石英比色皿中加入血清 100 μL 及预温的底物缓冲液 1000 μL；在 37 ℃，波长 405 nm 处连续监测 60 s 吸光度的变化，求出 $\Delta A/\min$。

【结果计算】

$$GGT(U/L)=\Delta A/\min\times\frac{10^6}{9490}\times\frac{1.1}{0.1}=\Delta A/\min\times 1159$$

注：9490 为 2-硝基-5-氨基苯甲酸在 405 nm 处的微摩尔吸光系数。

【参考区间】

男性：11～50 U/L。

女性：7～32 U/L。

【临床意义】

1. GGT 在体内分布较广，如肾、肝、胰等脏器均有此酶。血清中 GGT 主要来自肝脏，具有较强的特异性，临床上常通过测定此酶活性来协助诊断胆汁淤积及肝占位性病变。

（1）病毒性肝炎：急性肝炎 GGT 可升高，但不及阻塞性黄疸明显。慢性活动性肝炎时 GGT 常高于正常的 1～2 倍，如果长期升高，可能有肝坏死倾向。

（2）肝癌：肝癌病人 GGT 活性显著升高，尤其是恶性肿瘤肝转移及肝癌手术复发时更明显，阳性率可达 90%。GGT 升高幅度与癌组织大小及范围有关，当肿瘤切除后，GGT 可降至正常，复发时又升高，故动态观察可监测疗效、判断预后。

（3）肝内或肝外胆管梗阻：肝内外阻塞性黄疸病人血清 GGT 均显著升高，其幅度与阻塞程度呈正相关，阻塞越严重，升高越显著。

2. 肾脏中 GGT 含量虽高，但肾脏疾病时，血液中该酶活性增高却不明显。可能肾单位病变时,GGT 经尿排出,所以测定尿中酶活性可能有助于诊断肾脏疾病。

3. 药物性、酒精性肝病、脂肪肝等:GGT 均有升高,显著性升高是酒精性肝病的重要特征。但一般营养性脂肪肝时,血清 GGT 活性多数不超过正常值的 2 倍。

【注意事项】

1. 以 L-γ-谷氨酰-α-萘胺或 L-γ-谷氨酰-对硝基苯胺等人工合成的底物进行比色法测定即重氮试剂法。由于底物水溶性差,缓冲液和 pH 值对结果影响较大,现已较少应用。目前国内外多采用 L-γ-谷氨酰-3-羧基-4-硝基苯胺作为底物,检测的准确性和精确性优势都比较明显。

2. 测定波长为 405 nm,因为在此波长下羧基底物比非羧基底物有更高的吸光度,而空白吸光度更低。2-硝基-5-氨基苯甲酸的微摩尔吸光系数,由于各仪器的性能与精度有差别,需要各实验室自行测定。

3. 甘氨酸对 GGT 反应有抑制作用,所用双甘肽制剂中甘氨酸含量应少于 0.1%。血清中 GGT 的活力在室温或 4 ℃可稳定 7 天,在冷冻状态下可稳定 2 个月。

4. 溶血标本,血红蛋白在 500 mg/L 以上可使 GGT 活性减低。双波长速率法测定时,胆红素浓度<752 μmol/L,血红蛋白浓度<2 g/L,甘油三酯浓度<20.5 mmol/L 时对反应没有明显干扰。

【思考题】

1. 简述连续监测法测定 GGT 的检测原理。

2. 溶血标本对于血清检测 GGT 的影响有哪些?

3. 简述临床上检测血清 GGT 对于肝脏疾病的诊断意义。

实验 9   连续监测法测定血清胆碱酯酶

胆碱酯酶(ChE)是一类催化酰基胆碱水解的酶类,又称酰基胆碱水解酶。人体主要有两类胆碱酯酶:①假性胆碱酯酶也即血清胆碱酯酶,又称丁酰胆碱酯酶或称拟乙酰胆碱酯酶(PChE)或胆碱酯酶Ⅱ。临床常规检查的即为此类酶,通常简称为 ChE。②全血中乙酰胆碱酯酶(AChE)又称真性胆碱酯酶或胆碱酯酶Ⅰ。

【实验目的】

掌握:连续监测法测定血清胆碱酯酶的原理。

熟悉:血清检测胆碱酯酶的临床作用和 F 值的计算公式。

了解:血清胆碱酯酶的生理作用和评价。

【实验原理】

胆碱酯酶(ChE)催化水解丁酰硫代胆碱产生硫代胆碱,硫代胆碱与 5,5-二硫代-2-硝基苯甲酸(DTNB)产生黄色的硫代硝基苯甲酸,通过测定 410 nm 处吸光度的增加速率,可以计算出样品中胆碱酯酶活力。

$$丁酰硫代胆碱 \xrightarrow{\text{ChE}} 丁酸 + 硫代胆碱$$
$$硫代胆碱 + 5,5\text{-二硫代-2-硝基苯甲酸} \longrightarrow 5\text{-硫代-2-硝基苯甲酸}$$

【器材与试剂】

(一)器材

1. 各类型全自动生化分析仪或半自动生化分析仪。

2. 恒温水浴箱。

3. 微量加样器。

（二）试剂

反应混合物中各种试剂的最终浓度如下：

1. 试剂 1（R_1）

磷酸盐缓冲液	50 mmol/L；
DTNB	0.25 mmol/L；

2. 试剂 2（R_2）

丁酰硫代胆碱	6.0 mmol/L；
pH（37 ℃）	7.7

【操作步骤】

（一）自动生化分析仪法

根据各个实验室生化仪的型号，并参照试剂盒说明书操作。

（二）手工操作法

1. 按照表 6-14 操作。

表 6-14 连续监测法测定血清胆碱酯酶操作步骤

加入物/μL	空白管	测定管
R_1	750	750
蒸馏水	10	—
标本	—	10
混匀，置于 37 ℃温育 1～5 min		
R_2	250	250
混匀，置于 37 ℃温育 1～5 min		

2. 待 20 s 延滞期后，在波长 410 nm 处，连续监测线性反应期吸光度变化速率（30 s），以吸光度增加速率（$\Delta A/min$）计算血清中 ChE 的活性浓度。

【结果计算】

$$ChE 活性（U/L）＝\Delta A/min\times F（410\ nm，1\ cm\ 光径）$$

注：F 值为 4726，F 值在不同的生化仪上可能不同，建议各个实验室建立自己的 F 值。

【参考区间】

4500～13000 U/L。

【临床意义】

胆碱酯酶（ChE）是由肝合成而分泌入血的，它们和血浆清蛋白一样，是肝合成蛋白质功能的指标。人和动物的 ChE 有两类。一类是真胆碱酯酶（AChE），分布于红细胞及脑灰质等中。另一类是拟胆碱酯酶（PChE），分布于肝、脑白质及血清等中。由于 ChE 在肝脏合成后立即释放到血浆中，故它是评价肝细胞合成功能的灵敏指标。ChE 的主要功能为催化乙酰胆碱的水解。有机磷毒剂是 AChE 及 PChE 的强烈抑制剂，测定血清 ChE 与测定全血 ChE 一样，是协助有机磷中毒诊断及预后估计的重要手段。

1. 增高　见于神经系统疾病、甲状腺功能亢进、糖尿病、高血压、支气管哮喘、Ⅳ型高脂蛋白血症、肾功能衰竭等。

2. 减低　血清 ChE 测定的临床意义在于酶活力降低。血清 ChE 减少主要见于肝病和有机磷中毒。各种慢性肝病,如肝炎(包括病毒性肝炎,阿米巴肝炎),肝脓肿和肝硬化病人中,约有 50% 病人 ChE 活性降低。各种肝病时,病情越差,血清 ChE 活性越低,持续降低无回升迹象者多预后不良。有机磷和氨基甲酸酯类杀虫剂中毒时,血清 ChE 活性明显降低,并与临床症状一致。

肝炎、肝硬化、营养不良、恶性贫血、急性感染、心肌梗死、肺梗死、肌肉损伤、慢性肾炎、皮炎及妊娠晚期等,以及摄入雌激素、皮质醇、奎宁、吗啡、可待因、可可碱、氨茶碱、巴比妥等药物时也可引起 ChE 的减低。

3. 血浆或血清中 AChE 的含量甚微,临床上测定红细胞中的 AChE 常用于有机磷中毒的诊断。此外,羊水中乙酰胆碱酯酶的测定可以用于神经管缺陷的产前诊断。

【注意事项】

1. 临床常规 ChE 的测定主要有两类方法。一类以乙酰胆碱为底物,测定水解反应生成的酸。常用指示剂测 pH 值法。特别是纸片法简便快速,适用于急诊有机磷中毒的快速筛查,但此类方法准确度较差。另一类以人工合成底物测定胆碱衍生物的生成。丁酰硫代胆碱法是目前测定血清 ChE 最常用的方法。本法简便、快速,易于自动化。但只能测定血清 ChE,不能测定红细胞 AChE。

2. 试剂空白吸光度≤0.5,浓度为 5000 U/L 的 ChE 引起的 $\Delta A/\min \geqslant 0.3$。

3. 血清样本 20 ℃可以保存 3 天,4 ℃可稳定 14 天,−20 ℃可稳定 3 年。

4. 血红蛋白≤1000 mg/dL,胆红素≤40 mg/L,甘油三酯≤1000 mg/dL 对测定结果没有明显的干扰,但是应避免严重溶血标本。

【思考题】

1. 简述连续监测法测定血清胆碱酯酶的原理。

2. 简述血清胆碱酯酶的分类和生理作用。

3. 试述血清胆碱酯酶检测的临床意义。

实验 10　连续监测法测定血清肌酸激酶

【实验目的】

掌握:连续监测法测定血清肌酸激酶的原理。

熟悉:连续监测法测定血清肌酸激酶的临床意义、操作步骤。

了解:血清肌酸激酶检测方法的影响因素和评价。

【实验原理】

采用酶偶联反应测定肌酸激酶(CK)活性浓度。磷酸肌酸和 ADP 在 CK 作用下,生成肌酸和 ATP。ATP 和葡萄糖在己糖激酶(HK)催化下,生成葡萄糖-6-磷酸(G-6-P)。G-6-P 在葡萄糖-6-磷酸脱氢酶(G-6-PD)作用下脱氢,同时使 NADP$^+$ 还原生成 NADPH。NADPH 可引起在 340 nm 处吸光度值的增高,并且其生成速率与 CK 活性成正比。因此,监测 NADPH 在 340 nm 处吸光度变化,可计算出 CK 的活性浓度。

$$磷酸肌酸＋ADP \xrightarrow{CK} 肌酸＋ATP$$

$$ATP+葡萄糖\xrightarrow{\quad HK \quad}ADP+葡萄糖\text{-}6\text{-}磷酸$$

$$葡萄糖\text{-}6\text{-}磷酸+NADP^+\xrightarrow{\quad G\text{-}6\text{-}PD \quad}6\text{-}磷酸葡萄糖+NADPH$$

【器材与试剂】

（一）器 材

1. 半自动生化仪或者分光光度计。

2. 恒温水浴箱。

3. 微量加样器。

（二）试 剂

1. 目前各实验室多购买商品试剂盒,国际临床化学联合会(IFCC)推荐的配方为:HK 300 U/L,G-6-PD 2000 U/L,ADP 2.0 mmol/L,AMP 5.0 mmol/L,5′-腺苷二磷酸 10 mmol/L,NADP 2.0 mmol/L,N-乙酰半胱氨酸(NAC)20 mmol/L,磷酸肌酸 30 mmol/L,葡萄糖 20 mmol/L,醋酸镁 10 mmol/L,EDTA 2.0 mmol/L,咪唑缓冲液(pH6.7)0.1 mmol/L。

2. 手工法试剂的配制

(1) 128 mmol/L 咪唑-醋酸盐缓冲储存液(pH7.0,25 ℃):取咪唑 8.27 g,溶于蒸馏水约 950 mL 中,加 EDTA-Na₂0.95 g 及醋酸镁 2.75 g,完全溶解后,用 1 mol/L 醋酸调 pH 值至 6.7(25 ℃),稀释至 1 L,置于 4 ℃可稳定 2 个月。

(2) 试剂 1:取上述缓冲储存液 90 mL,加入 ADP 98 mg,AMP 211 mg,二腺苷-5′-磷酸锂盐(AP5′A)1.1 mg,D-葡萄糖 414 mg,NADP 二钠盐 181 mg 及 N-乙酰半胱氨酸 375 mg,用 1 mol/L 醋酸调 pH 值至 6.7(30 ℃),再加 HK260～290 U 及 G-6-PD 175 U,以蒸馏水稀释到 100 mL,此液制备后,在 340 nm 处的吸光度应小于 0.35,在 4 ℃可稳定 5 天,室温稳定 6 h,−20 ℃至少 1 周。

(3) 试剂 2:取磷酸肌酸二钠盐 1.25 g,以蒸馏水溶解并稀释到 10 mL,此液制备后在 340 nm 处的吸光度应小于 0.15,在 4 ℃稳定 3 个月,−20 ℃至少 1 年。

3. 待测标本 病人血清或质控血清。

【操作步骤】

（一）自动生化分析仪法

各实验室可根据本室的自动分析仪型号及说明书操作,主要参数如下:

方法	连续监测法
波长	340 nm
温度	37 ℃
标本与试剂体积比	1∶50
延迟时间	120 s
反应时间	120 s

（二）手工操作法

以具有 37 ℃恒温比色池的分光光度计为例。

1. 将试剂 12 mL 加入测定管中,加血清 100 μL,混合,放入 37 ℃水浴至少 5 min。

2. 在 37 ℃水浴中预温应用试剂 2 至少 5 min。

3. 加入试剂 2200 μL，混合，转入 3 mL 比色杯(1.0 cm 光径)，立即放入恒温比色槽内。

4. 待 120 s 延滞期后，在波长 340 nm 处，连续监测线性反应期吸光度变化速率(120 s)，以吸光度增加的速率(ΔA/min)计算血清中 CK 的活性浓度。

【结果计算】

$$CK(U/L) = \Delta A/min \times \frac{10^6}{6220} \times \frac{2.3}{0.1} = \Delta A/min \times 3698$$

式中：6220 为 NADPH 在 340 nm 处的微摩尔吸光系数；2.30 为反应液的总体积(mL)；0.10 为血清用量(mL)；ΔA/min 为平均每分钟的吸光度变化值。

【参考区间】

男性：38～174 U/L(37 ℃)。

女性：26～140 U/L(37 ℃)。

【临床意义】

同肌酸显色法测定血清肌酸激酶。

【注意事项】

1. 最好使用血清作标本，也可用肝素抗凝血浆。因 CK 活性不稳定，室温仅能稳定 4 h，4 ℃仅稳定 8～12 h，因此标本采集后应尽快分离血清，及时测定。如果不能及时测定，应避光、低温保存。−20 ℃可长期保存，活性损失最小。温度升高引起的酶失活为不可逆的。

2. Mg^{2+}、Ca^{2+}、Mn^{2+} 的存在对 CK 有激活作用。EDTA 可防止 N-乙酰半胱氨酸由于二价离子催化发生的氧化，有利于试剂的稳定。血清 Ca^{2+} 是 Mg^{2+} 的竞争性抑制剂。加入 2 mmol/L 的 EDTA 可消除 Ca^{2+} 的影响；Mg^{2+} 为 10 mmol/L 时，虽与 EDTA 结合，但不影响对 CK 的激活。

3. Cl^-、SO_4^{2-}、PO_4^{3-}、枸橼酸、氟化物可抑制 CK 活性。血清中存在有内源性的抑制剂，CK 活性随血清稀释倍数增加而增加，故不宜用盐水稀释，而应用已知 CK 活性正常的血清稀释后重新测定。

4. 红细胞及几乎所有组织中均含有腺苷酸激醇(AK)，可催化 2 分子 ADP 生成 ATP ＋AMP，反应中产生的 ATP 导致表观 CK 活性增加。氟化物、AMP 及 AP5'A 可抑制 AK 活性。F^- 可与 Mg^{2+} 反应形成不溶性的 MgF_2，故不宜用氟化物作抑制剂。AMP 是 AK 的竞争性抑制剂，可使 AK 催化反应的产物受到抑制。AP5'A 竞争性地抑制肌肉及红细胞的 AK，对肝及肾的 AK 很少抑制。5 mmol/L AMP 与 10 μmol/L AP5'A 合用，能有效地抑制红细胞及肝的 AK。

5. 红细胞内不含 CK，轻度溶血无影响，但中、重度溶血可因红细胞内释放出的 AK、ATP 及 G-6-P，影响延滞期及产生副反应，使 CK 检测值假性升高。

6. 本法线性范围至少达 300 U/L，超出线性检测范围的血清用已知 CK 活性正常的血清稀释后再测，结果乘以稀释倍数。试剂空白的速率(ΔA/min)应小于 0.001，即小于 3.7 U/L。

【思考题】

1. 如何对肌酸显色法、连续监测法测定肌酸激酶进行评价？

2. 连续监测法测定肌酸激酶的原理是什么？

3. 肌酸激酶测定值超出线性范围,如何处理？

【参考文献】

[1] 叶应妩,王毓三,申子瑜.全国临床检验操作规程[M].3 版.南京:东南大学出版社,2006.

[2] 姜旭淦.临床生物化学检验实验指导[M].2 版.北京:中国医药科技出版社,2010.

[3] 王琰,钱士匀.生物化学和临床生物化学检验实验教程[M].北京:清华大学出版社,2005.

[4] 钱士匀.临床生物化学检验实验教程[M].4 版.北京:人民卫生出版社,2012.

[5] Xing-Jiu Huang, Yang-Kyu Choi, Hyung-Soon Im, et al. Aspartate Aminotransferase (AST/GOT) and Alanine Aminotransferase (ALT/GPT) Detection Techniques[J]. Sensors 2006,01(6):756-782.

[6] Talwar GP, Srivastava LM. Textbook of Biochemistry and Human Biology[M]. 3rd ed. Prentice-Hall of India, Pvt. Ltd. , New Delhi, India, 2003.

[7] 李如飞,吕小龙.警惕连续监测法测定血清酶活力结果的双向性[J].厂矿医药卫生.1999(2):117-118.

[8] 陈继中.连续监测法测定谷丙转氨酶参数的优化[J].江西医学检验.2005(2):127-128.

(侯丽娟 张 霞)

第七章 肝脏疾病的生物化学检验

肝脏是人体最重要的器官之一,体内几乎所有的物质代谢都与肝脏有关,因此当肝脏有病变时常常会导致许多物质的代谢紊乱。肝功能检验是临床生物化学检验的重要内容之一,围绕肝的生理功能,从物质代谢、胆汁酸的合成与分泌、胆色素代谢和血清酶学等方面进行肝脏功能的检测与评价,为临床医师对肝脏疾病的诊断和疗效观察提供有效的证据。本章实验内容主要是血清胆红素、胆汁酸、乙醇和血浆氨的测定。物质代谢、血清酶学指标的检测详见第二、三、四、六章的内容。

第一节 胆红素测定

血清中胆红素有两种存在形式:间接胆红素、直接胆红素。血清中胆红素能与重氮试剂直接而迅速反应的胆红素部分,称为直接胆红素;而需要加速剂使之迅速反应的胆红素部分,称为间接胆红素。在加速剂存在的情况下,所有的胆红素都参与反应,其测定结果称为总胆红素。根据总胆红素和直接胆红素,可以计算出间接胆红素。

胆红素测定的方法有重氮试剂法、胆红素氧化酶法、钒酸盐氧化法、干化学法、高效液相色谱法(high performance liquid chromatography,HPLC)法,其中 HPLC 是参考方法。重氮试剂法有多种,其方法之间的主要区别是加速剂不同,所用的加速剂有苯甲酸钠-咖啡因、甲醇、二甲亚砜、尿素和去污剂(表面活性剂)。加速剂的作用机制在于破坏间接胆红素分子内部的氢键,增进溶解度,使之与重氮试剂反应,生成偶氮胆红素。

实验1 钒酸盐氧化法测定血清总胆红素和直接胆红素

【实验目的】

掌握:钒酸盐氧化法测定血清总胆红素和直接胆红素的原理。

熟悉:钒酸盐氧化法测定血清总胆红素和直接胆红素的操作步骤及临床意义。

了解:钒酸盐氧化法测定血清总胆红素和直接胆红素时的注意事项。

【实验原理】

在 pH3.0 左右,表面活性剂和钒酸钠作用于样品中的总胆红素,将其氧化成胆绿素,使胆红素所特有的黄色减少,通过测定钒酸钠作用前后吸光度的变化,可计算出样品中总胆红素的浓度。

在 pH3.0 左右,有表面活性剂和间接胆红素抑制剂的条件下,样品中的直接胆红素被氧化剂钒酸钠氧化为胆绿素。胆红素的黄色特异性吸光度下降,通过测定钒酸盐氧化前后吸光度的变化,计算出样品中直接胆红素的浓度。

【器材与试剂】

1. 总胆红素试剂 1

0.1 mol/L 枸橼酸盐缓冲液(pH2.9)

9.1 g/L 溴化十六烷基三甲铵溶液

2. 总胆红素试剂 2

10 mmol/L 磷酸盐缓冲液(pH7.0)

4 mmol/L 钒酸钠溶液

20 g/L EDTA-Na$_2$溶液

3. 直接胆红素试剂 1

0.1 mol/L 酒石酸盐缓冲液(pH2.9)

20 mmol/L 硫酸羟胺溶液

2 g/L 羟乙磷酸溶液

4. 直接胆红素试剂 2

10 mmol/L 磷酸盐缓冲液(pH7.0)

4 mmol/L 钒酸钠溶液

20 g/L EDTA-Na$_2$溶液

【操作步骤】

（一）自动生化分析仪法

请参照试剂盒说明书操作。

（二）手工操作法

总胆红素测定按照表 7-1 操作,直接胆红素测定按照表 7-2 操作。

表 7-1　血清(浆)总胆红素钒酸盐氧化法操作步骤

加入物/μL	测定管	标准管
血清(浆)	10	—
标准液	—	10
总胆红素试剂 1	280	280
混匀,37 ℃水浴 5 min,主波长 450 nm、次波长 546 nm,以蒸馏水调零,读取测定管吸光度 A_1和标准管吸光度 A_1		
总胆红素试剂 2	70	70

混匀,37 ℃水浴 5 min,主波长 450 nm,次波长 546 nm,以蒸馏水调零,读取总胆红素测定管吸光度 A_2和总胆红素标准管吸光度 A_2。

表 7-2　血清(浆)直接胆红素钒酸盐氧化法操作步骤

加入物/μL	测定管	标准管
血清(浆)	10	—
标准液	—	10

续表

加入物/μL	测定管	标准管
直接胆红素试剂 1	280	280

混匀,37 ℃水浴 5 min,主波长 450 nm,次波长 546 nm,以蒸馏水调零,
读取测定管吸光度 A_1 和标准管吸光度 A_1

直接胆红素试剂 2	70	70

混匀,37 ℃水浴 5 min,主波长 450 nm,次波长 546 nm,以蒸馏水调零,读取直接胆红素测定管吸光度 A_2 和直接胆红素标准管吸光度 A_2。

【结果计算】

$$血清(浆)总胆红素(\mu mol/L) = \frac{A_{测定1} - (A_{测定2} \times 360/290)}{A_{标准1} - (A_{标准2} \times 360/290)} \times C_{标准}$$

$$血清(浆)直接胆红素(\mu mol/L) = \frac{A_{测定1} - (A_{测定2} \times 360/290)}{A_{标准1} - (A_{标准2} \times 360/290)} \times C_{标准}$$

【参考区间】

健康成人血清(血浆)总胆红素浓度:3.4~17.1 μmol/L(0.2~1.0 mg/dL)。

健康成人血清(血浆)直接胆红素浓度:0~3.4 μmol/L(0~0.2 mg/dL)。

【临床意义】

1. 血清(浆)总胆红素测定的意义

(1)黄疸及黄疸程度的鉴别:溶血性、肝细胞性及阻塞性黄疸时均可引起血清胆红素升高。

(2)肝细胞损害程度和预后的判断:胆红素浓度明显升高反映有严重的肝细胞损害。但某些疾病如胆汁淤积型肝炎时,尽管肝细胞受累较轻,血清胆红素却可升高。

(3)新生儿溶血症:血清胆红素有助于了解疾病严重程度。

(4)再生障碍性贫血及数种继发性贫血(主要见于癌或由慢性肾炎引起),血清总胆红素减少。

2. 血清直接胆红素测定的意义　直接胆红素与总胆红素的比值可用于鉴别黄疸类型。

(1)比值<20%:溶血性黄疸,阵发性血红蛋白尿,恶性贫血,红细胞增多症等。

(2)比值为 40%~60%:主要见于肝细胞性黄疸。

(3)比值>60%:主要见于阻塞性黄疸。

但以上几类黄疸,尤其是(2)、(3)类之间有重叠。

【注意事项】

1. 血液标本和标准液应避免阳光直照,防止胆红素的光氧化。胆红素对光的敏感度与温度有关,血标本应避光置于冰箱保存。标本保存于冰箱可稳定 3 天,-70 ℃暗处保存,稳定 3 个月。

2. 血红蛋白在 4 g/L 以下对测定几乎没有影响。血红蛋白在 8 g/L 以下对总胆红素测定没有干扰,但对直接胆红素测定有轻微负干扰。血脂及脂溶性色素对测定有干扰,应尽量取空腹血。

3. 氟化钠对测定没有影响,肝素、枸橼酸盐、草酸盐和 EDTA 在常规用量下对测定没

有影响。

4. 本法线性范围总胆红素可达 684 μmol/L,直接胆红素达 342 μmol/L。超过此范围,可减少标本用量,或用 0.154 mmol/L NaCl 溶液稀释血清后重测,并将测定结果乘以稀释倍数。

5. 钒酸盐氧化法试剂稳定、保存期长,可室温保存;操作简单,特别适宜于各种生化自动分析仪。

【思考题】

1. 钒酸盐氧化法测定血清总胆红素和直接胆红素时对标本有什么要求?

2. 血清总胆红素和直接胆红素测定有什么临床意义?

实验 2 胆红素氧化酶法测定血清总胆红素和直接胆红素

【实验目的】

掌握:胆红素氧化酶法测定血清总胆红素和直接胆红素的原理。

熟悉:胆红素氧化酶法测定血清总胆红素和直接胆红素的操作过程。

了解:胆红素氧化酶法测定血清总胆红素和直接胆红素的方法性能。

【实验原理】

胆红素呈黄色,在波长 450 nm 附近有最大吸收峰。胆红素氧化酶(bilirubin oxidase,BOD)能催化胆红素氧化,引起 450 nm 波长处吸光度下降,下降程度与胆红素被氧化的量相关。在 pH8.2 条件下,间接胆红素及直接胆红素均被氧化,因而检测 450 nm 吸光度的下降值可反映总胆红素含量;加入 SDS 及胆酸钠等阴离子表面活性剂可促进其氧化。

在邻苯二甲酸盐缓冲液(pH5.5)中,当有氟化钠(NaF)、N-乙酰半胱氨酸(NAC)和对甲苯磺酸盐(p-toluenesulfonate,TPS)存在时,胆红素氧化酶(BOD)选择性地氧化直接胆红素,生成无色的物质,引起 450 nm 波长处的吸光度下降。其吸光度下降值与直接胆红素浓度成正比。

【器材与试剂】

1. 0.1 mol/L Tris-HCl 缓冲液(pH8.2) 称取三羟甲基氨基甲烷(Tris)1.211 g,胆酸钠 172.3 mg,十二烷基硫酸钠(SDS)432.6 mg,溶于去离子水 90 mL 中,在室温(25~30℃)用 1 mol/L 盐酸调节 pH 值至 8.2(约用 6 mL),再加蒸馏水至 100 mL,置于冰箱保存,此液含 4 mmol/L 胆酸钠、15 mmol/L SDS。

2. BOD 溶液 酶活性为 25000 U/L。

3. 0.12 mol/L 邻苯二甲酸盐缓冲液(pH5.5) 称取邻苯二甲酸氢钾(M_w 204.2)2.45 g,溶于蒸馏水中,用 1 mol/L NaOH 溶液调节 pH 值至 5.5,再定容至 100 mL。

4. 直接胆红素试剂1(R$_1$) 0.12 mol/L 邻苯二甲酸盐缓冲液、2.5 mmol/L NaF、2.5 mmol/L NAC、0.1 mmol/L EDTA、50 mmol/L 对甲苯磺酸(PTS)和 1000 U/L 抗坏血酸氧化酶,pH5.5。

5. 直接胆红素试剂2(R$_2$) 0.12 mol/L 邻苯二甲酸盐缓冲液、150 U/L BOD,pH5.5。

6. 总胆红素标准液

(1)稀释用血清配制:收集无溶血、无黄疸、无脂浊的新鲜血清,混合,必要时可用滤菌器过滤。取过滤后的血清 1 mL,加入新鲜 0.154 mmol/L NaCl 溶液 24 mL,混合。在 414

nm 波长处,1 cm 光径,以 0.154 mmol/L NaCl 溶液调零点,其吸光度应小于 0.100;在 460 nm 波长处的吸光度应小于 0.04。

（2）总胆红素标准储存液（171 μmol/L）：准确称取符合要求的胆红素 10 mg,加入二甲亚砜 2 mL,用玻璃棒搅拌,使成混悬液。待胆红素完全溶解后,移入 100 mL 容量瓶中,以稀释用血清洗涤数次移入容量瓶中,最后以稀释用血清定容。配制过程中应尽量避光,储存容器用黑纸包裹,置于 4 ℃ 冰箱 3 天内有效,但要求配后尽快作标准曲线。

7. 直接胆红素标准液　将二牛磺酸胆红素（ditaurobilirubin,DTB）配于胆红素浓度可忽略不计的人血清中,或用冻干品按说明书要求重建。配制后分装于聚丙烯管内,−70 ℃ 保存,可稳定 6 个月。冻干品未重建前置于低温中,至少稳定 1 年。

【操作步骤】

总胆红素和结合胆红素测定分别按表 7-3 和表 7-4 进行。

表 7-3　酶法测定总胆红素操作步骤

加入物/mL	标准空白管	测定空白管	标准管	测定管
血清	—	0.05	—	0.05
总胆红素标准液	0.05	—	0.05	—
加入物	标准空白管(SB)	测定空白管(UB)	标准管(S)	测定管(U)
Tris 缓冲液	1.0	1.0	1.0	1.0
蒸馏水	0.05	0.05	—	—
BOD 溶液	—	—	0.05	0.05

加入 BOD 溶液后立即混匀,置于 37 ℃ 水浴 5 min,在 450 nm 波长处,用蒸馏水调零,读取各管吸光度（A）。用于对照管的比色杯与非对照管的比色杯不得混用。

表 7-4　酶法测定直接胆红素操作步骤

加入物/mL	标准空白管	测定空白管	标准管	测定管
血清	—	0.05	—	0.05
直接胆红素标准液	0.05	—	0.05	—
R_1	1.0	1.0	1.0	1.0
混匀,37 ℃ 水浴 5 min				
邻苯二甲酸盐缓冲液	0.25	0.25		
R_2			0.25	0.25

加入 R_2 后立即混匀,置于 37 ℃ 水浴 5 min,用分光光度计,在 450 nm 波长处,用蒸馏水调零,读取各管吸光度（A）。用于对照管的比色杯与非对照管的比色杯不得混用。

【结果计算】

$$血清总胆红素(\mu mol/L) = \frac{A_{UB} - A_U}{A_{SB} - A_S} \times C_{总胆红素}$$

$$血清直接胆红素（\mu mol/L）=\frac{A_{UB}-A_U}{A_{SB}-A_S}\times C_{直接胆红素}$$

【参考区间】

健康成人血清（血浆）总胆红素浓度：$3.4\sim17.1$ $\mu mol/L$（$0.2\sim1.0$ mg/dL）。

健康成人血清（血浆）直接胆红素浓度：$0\sim3.4$ $\mu mol/L$（$0\sim0.2$ mg/dL）。

【临床意义】

同钒酸盐氧化法。

【注意事项】

1. BOD 浓度的选择　文献报道 BOD 在反应液中终浓度为 $0.18\sim1.14$ U/mL。国内有些厂家的试剂盒，BOD 在反应液中终浓度按标示值计算很高，但反应速度很慢。选择BOD 浓度时，可根据所用制品在测定高胆红素血清标本或 342 $\mu mol/L$ 标准液的反应速度，即能否在 5 min 反应完全而确定。由于测定结合胆红素时反应液 pH 值偏离 BOD 的最适范围，因此要求 BOD 有较高的浓度，一般使反应液中终浓度不低于 0.5 U/mL。

2. Hb 在 1.0 g/L 以下时，对结果影响不大。每升血清中分别加入维生素 C 0.1 g、半胱氨酸 0.5 g、谷胱苷肽 0.5 g、尿素 0.5 g、尿酸 0.5 g、葡萄糖 10 g、乙碘醋酸 1 g、清蛋白40 g 对总胆红素及结合胆红素测定几乎无干扰。每升血清中加 L-多巴 0.15 g、α-甲基多巴0.15 g 使结果偏低约 10%。

3. BOD 的最适 pH 值　在 pH7.3$\sim$9.0 之间 BOD 酶活性的 pH 曲线变化幅度不大，但最适 pH 值为 8.0$\sim$8.2。在测定直接胆红素时，为防止间接胆红素反应，加入 NaF、NAC、TPS 可抑制 BOD 对 δ-胆红素和间接胆红素的氧化作用，当 NaF 和 NAC 的浓度分别为 2 mmol/L 及 1$\sim$2 mmol/L 时，抑制作用达到最大，同时反应液的 pH 值为 5.5，对间接胆红素的氧化降至 1% 以下，从而保证了直接胆红素反应的特异性。

4. 直接胆红素标准品　合成的二牛磺酸胆红素（DTB）为水溶性化合物，可与重氮化氨基苯磺酸直接反应，产生吸收光谱与偶氮胆红素相似的偶氮色素。用 J-G 法测得的摩尔吸光系数与间接胆红素相同。20 世纪 80 年代后期以来，国外直接胆红素测定大多用 DTB作标准品。DTB 反应前后的吸收光谱与间接胆红素相似，最大吸收峰也在 450$\sim$460 nm之间。

5. 混浊问题　成人黄疸血清或肝素抗凝血浆，反应 15 min 几乎均产生混浊而影响结果。在磷酸盐缓冲液中加入尿素可防止混浊。经电泳证明，混浊是因球蛋白及纤维蛋白原沉淀引起。应避免使用肝素抗凝。

6. 光对 BOD 法测定直接胆红素有较大影响。经过蓝光治疗的新生儿黄疸血清，用BOD 法测定直接胆红素结果远比钒酸盐氧化法高，属假性增高。新生儿血清在体外经蓝光照射后，用高效液相色谱法未检出直接胆红素，重氮法结果通常保持不变，但 BOD 法结果显著增高。蓝光照射能产生光胆红素，其在 pH3.7 易被 BOD 氧化。此种假性增高对临床监控新生儿黄疸及鉴别生理性黄疸与初期的病理性黄疸有影响。

【思考题】

1. BOD 法测总胆红素和直接胆红素时，其反应体系的 pH 值有何不同，为什么？

2. 在测定直接胆红素反应体系中为什么加入 NaF、NAC、TPS？

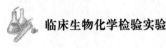

第二节　胆汁酸测定

血清总胆汁酸(total bile acid,TBA)测定有层析法、放射免疫法、酶法等。酶法又可分为酶荧光法、酶比色法和酶循环法。其中酶比色法既适合于手工操作,又适合于自动生化分析仪检测,应用较广。近年来发展起来的酶循环法因灵敏度高、特异性好,已得到广泛的应用。

实验3　酶比色法测定总胆汁酸

【实验目的】

掌握:酶比色法测定总胆汁酸的基本原理。

熟悉:酶比色法测定血清总胆汁酸的操作过程,血清总胆汁酸的参考区间。

了解:血清总胆汁酸测定对肝脏疾病诊断的临床价值。

【实验原理】

在 3α-羟类固醇脱氢酶(3α-HSD)作用下,各种胆汁酸 C_3 上 α 位的烃基(3α-OH)脱氢形成碳基。同时 NAD 还原成 NADH。随后,NADH 上的氢由黄递酶催化转移给碘化硝基四氮唑(INT),产生红色的甲臜。甲臜的产量与总胆汁酸(TBA)成正比,在 500 nm 波长处比色。反应式如下:

$$3\alpha\text{-羟基胆酸}+\text{NAD}\xrightarrow{3\alpha\text{-HSD}}3\text{-氧代胆酸}+\text{NADH}+\text{H}^+$$

$$\text{NADH}+\text{H}^++\text{INT}\xrightarrow{\text{黄递酶}}\text{NAD}^++\text{甲臜(红色)}$$

【器材与试剂】

1. 试剂1　黄递酶 1000 U,NAD$^+$ 1 mmol,碘化硝基四氮唑(INT)0.5 mmol,丙酮酸 50 mmol 溶于 0.1 mol/L 的磷酸缓冲液(pH7.5)1 L 中,加表面活性剂适量。

2. 试剂2　3α-羟类固醇脱氢酶(3α-HSD)2000 U,溶于 0.1 mol/L pH7.5 的磷酸缓冲液 1 L 中。

3. 终止液　1 mol/L HCl。

4. 胆汁酸标准液(50 μmol/L)　24.38 mg 甘氨胆酸钠(M_w 487.6)溶于 1 L 经透析的混合血清中。

【操作步骤】

1. 手工法　按表 7-5 操作。

表 7-5　血清总胆汁酸酶比色法测定操作步骤

加入物/mL	测定管	测定空白管	标准管	标准空白管
血清	0.3	0.3	—	—
标准液	—	—	0.3	0.3
试剂1	0.9	0.9	0.9	0.9
试剂2	0.3	—	0.3	—
蒸馏水	—	0.3	—	0.3

混匀,37 ℃水浴 10 min,加终止液 0.3 mL,摇匀,在 500 nm 波长处,以蒸馏水调零,读取各管吸光度值。

2. 自动分析测定 一般无法做对照管,而是设置两点终点法,读取前后两个吸光度 A_1 和 A_2。

参数设定:

反应温度	37 ℃
反应类型	终点法
波长	500 nm(主)/700 nm(次)
血清	25 μL
试剂 1	200 μL
第一点读数时间	280 s
试剂 2(300 s 时加入)	50 μL
第二点读数时间	600 s

【结果计算】

手工法:
$$TBA(\mu mol/L) = \frac{A_{测定} - A_{测定空白}}{A_{标准} - A_{标准空白}} \times 标准液浓度$$

自动分析法:
$$TBA(\mu mol/L) = \frac{A_{测定2} - A_{测定1}}{A_{标准2} - A_{标准1}} \times 标准液浓度$$

【参考区间】

健康成人的空腹血清 TBA 为 0.14~9.66 μmol/L;餐后 2 h 血清 TBA 为 2.4~14 μmol/L。

【临床意义】

血清胆汁酸水平是反映肝实质损伤的一个灵敏指标,对肝病的诊断有十分重要的价值。

1. 急性肝炎 急性肝炎时血清 TBA 显著增高,可达正常人水平的 10~100 倍,甚至更高。空腹和餐后 TBA 对急性肝炎早期诊断的价值与 ALT 和 AST 测定相同。急性肝炎初愈病人血清 TBA 由最初的高值几乎与 AST 在同一时间降至正常水平,若持续不降或反而上升者则有发展为慢性肝炎的可能。

2. 慢性肝炎 慢性肝炎分为轻度、中度和重度三个类型,空腹总胆汁酸(F-TBA)和餐后 2 h 总胆汁酸(P-TBA)测定对慢性肝炎的分型、监测、预后及疗效有着重要意义。慢性肝炎病人如果空腹 TBA>20 μmol/L 应考虑慢性活动性肝炎。

3. 肝硬化 肝硬化时,肝脏对胆汁酸的代谢能力减低,血清 TBA 在肝硬化的不同阶段均增高,增高幅度一般高于慢性活动性肝炎,即使在肝硬化晚期亦如此。当肝病活动降至最低时,胆红素、转氨酶及碱性磷酸酶等指标转为正常,血清 TBA 仍维持在较高水平。

4. 酒精性肝病 酒精性肝病血清 TBA 可增高,当酒精性肝病(包括肝硬化)发生严重的肝损伤时,血清 TBA 明显增高,而轻、中度损伤增高不明显。有报道认为,血清 TBA 测定对酒精性肝病肝细胞损伤诊断的可信度和灵敏度远优于各种酶学检查和半乳糖耐量试验等指标,甚至建议将血清 TBA 再加上 β-氨基己糖苷酶作为酒精性肝病的诊断指标。有人认为,餐后 60 min 测定 TBA 对酒精性肝病诊断更有意义。

5. 中毒性肝病 在中毒性肝病时血清 TBA 也将异常。

6. 胆汁淤积 血清 TBA 测定对胆汁淤积的诊断有较高灵敏度和特异性。肝外胆管阻塞及肝内胆汁淤积包括急性肝炎、初期胆管性肝硬化、新生儿胆汁淤积、妊娠性胆汁淤积等均可引起 TBA 增高。在胆管阻塞的初期,胆汁分泌减少,使血清中的 TBA 显著增高,且在阻塞的不同阶段几乎保持不变;而血清胆红素水平则随不同阶段而变化。胆汁淤积病人肝组织中的胆汁酸含量明显高于正常人。肝外阻塞经引流缓解后,血清 TBA 水平迅速下降,而其他指标则缓慢恢复。

所有肝病中,餐后血清 TBA 水平及异常率均比空腹时测定更灵敏,有人甚至认为餐后测定 TBA 对各种肝病的诊断灵敏度和特异性高达 100%,而同时测定空腹血清胆汁酸有 40% 的病人在正常范围。急性肝炎是否转为慢性,连续监测餐后血清 TBA 可以观察慢性过程,慢性活动性肝炎是否发生纤维化改变,连续监测餐后血清 TBA 可以了解纤维化过程,不做肝活检即可获得肝损伤的程度。

【注意事项】

1. 由于血清中 TBA 含量低,样品中存在干扰物质的影响相对就大,乳酸脱氢酶(LD)是主要的干扰物质,由 LD 反应中生成的 NADH 往往比 TBA 反应中生成的量要大得多,因此测定前去除血清中 LD 的影响至关重要,方法如下:①血清 67 ℃加温 30 min;②加草酸铵作为 LD 的封闭剂;③碱或酸处理;④用丙酮酸钠抑制 LD 活性。上述 4 种方法中以丙酮酸钠法最好,可免去前处理步骤,直接加入反应体系,不影响体系的 pH 值,且对反应无干扰。

2. 除 LD 外,血清中还存在其他脱氢酶(有相应底物存在时)和还原性物质,设置标本空白管和标准空白管,可消除这些物质干扰。自动生化分析法测定 TBA,设计成双试剂两点终点法,样品先与不加 3α-HSD 的反应体系孵育,使样品中的干扰物质先反应(完毕),然后再加入 3α-HSD,启动 TBA 反应。

3. 脂肪酶、胆固醇(包括 HDL-C、LDL-C)和三酯酰甘油测定试剂中均加有胆酸盐,自动分析时会引起携带污染,必须引起注意。某些先进的仪器可以设定试剂针、样品针和反应杯的补充清洗程序,亦可将 TBA 编排在上述有污染的项目前测定。对某些不具备上述功能的仪器,最好将 TBA 单批测定。

4. 试剂中加适量表面活性剂可防止甲䐶沉淀。

5. 反应混合物的吸光度受蛋白质影响,故应于甘氨胆酸钠标准液配制于混合血清中。

【思考题】

1. TBA 测定对肝脏疾病诊治的临床价值如何?

2. 如何克服脂肪酶、胆固醇和三酯酰甘油测定试剂对酶比色法测 TBA 时所造成的携带污染?

3. 酶比色法测定 TBA 的原理是什么?

 # 第三节　血液乙醇测定

乙醇测定方法有微量扩散法、分光光度法、气相色谱法、酶法和检气法等。其中,测定乙醇的参考方法是气相色谱法,气相色谱法首先是用 NaCl 的饱和液在一封闭的容器中将血清或血样稀释,在封闭容器的上部是挥发的气体。优点是这部分的取样使标本清洁,很少或没有基质的影响,通过标准曲线可以完成峰值的定量;缺点是气相色谱仪昂贵,手续复杂不便推广。微量扩散法简单、实用、快速,可初步评估血液中乙醇的含量。

实验 4　微量扩散法测定血液乙醇的含量

【实验目的】

掌握:微量扩散法测定血液乙醇含量的原理。

熟悉:微量扩散法测定血液乙醇含量的操作步骤。

了解:微量扩散法测定血液乙醇含量的临床意义。

【实验原理】

血液中的乙醇通过扩散进入强氧化剂重铬酸钾-硫酸溶液中,橙黄色的重铬酸钾被还原成蓝绿色的亚铬离子溶液,乙醇则被氧化产生乙醛、乙酸、二氧化碳和水,其氧化程度取决于反应条件。

【器材与试剂】

(一)器材

微量扩散皿。

(二)试剂

1. 重铬酸钾-硫酸溶液　取重铬酸钾 0.37 g 溶解于 15 mL 水中,缓慢加入浓硫酸 2 mL,边滴加边搅动,放冷后备用。

2. 饱和碳酸钠溶液。

【操作步骤】

在微量扩散皿的内槽放入重铬酸钾-硫酸溶液 2.0 mL,外槽一侧加饱和碳酸钠溶液 1.0 mL,用玻盖封闭,缓慢旋转,使外槽两液混匀,室温下(25～30 ℃)放置 1 h,观察结果。如果血液中有乙醇,以其含量大小呈现出黄绿色至蓝色变化,具体见表 7-6。

表 7-6　血液中乙醇不同含量的颜色变化

乙醇含量/(%)	重铬酸钾-硫酸识别颜色	结果
0.00	鲜黄色	0
0.08	黄色-黄绿色	＋
0.15	黄绿色-绿色	＋＋
0.23	绿色-深绿色	＋＋＋
0.30	深绿色-蓝色	＋＋＋＋

【注意事项】

1. 本实验为半定量方法,应用时需做空白和阳性对照。

2. 该方法为非特异性反应,所有挥发性物质均可发生反应。

【临床意义】

乙醇在体内代谢生成乙醛,乙醛对肝和脑的辅酶 A 的活性具有抑制作用,能抑制脑内

Na^+-K^+-ATP 酶,还是引起酒精性心肌病的一个原因。

乙醇对肝脏损伤较为严重的形式是酒精中毒性肝炎,其具有脂肪肝和肝大的特征,炎症和坏死更为广泛,是向肝硬化进展的关键阶段,严重者最终导致肝功能衰竭和死亡。酒精与胰腺炎之间的关系与肝脏之间的关系基本相同。乙醇易于通过胎盘并且影响胎儿组织,是一种胎儿毒性物质和致畸胎物质。乙醇中毒者最常见的为酒醉综合征,可引起脑功能的改变。乙醇可影响铁的代谢,又是骨髓抑制物,可导致白细胞和血小板的减少,从这两方面影响造血系统。长期饮用乙醇中毒的后果严重,所以需要迅速分析,以便用于开始阶段的适当治疗。而且从法医学角度乙醇中毒必须准确分析。

【思考题】

如何判定微量扩散法测定血液乙醇的含量结果?

第四节　血浆氨测定

氨是氨基酸和胺类分解代谢的产物。正常情况下,氨在肝内经鸟氨酸循环转变为尿素,由肾排出。严重肝脏疾病时,尿素合成障碍,氨不能从血液循环中清除,引起血氨升高。血浆氨浓度的测定一般可归纳为扩散法、波氏比色法、离子交换层析法、氨离子选择电极法、酶法和干化学法。扩散法和波氏比色法灵敏度低,精密度和准确度欠佳;离子交换层析法需要预处理,氨被吸收到阳离子交换树脂上后,用波氏比色法比色,准确度和特异性均较高,已被作为血氨测定的参考方法;氨离子选择电极法虽然精密度和准确度均好,但稳定性受多种因素影响,尚难普及使用;谷氨酸脱氢酶法精密度和准确度较好,可用自动生化分析仪测定,但因血氨标本数较少,使酶试剂盒使用周期太长,易发生变质;干化学法用指示染料与氨反应,一个标本用一条干试纸片,在干化学分析仪上检测,可避免酶法测定试剂在长期使用过程中易变质的缺陷。

实验 5　酶法测定血浆氨

【实验目的】

掌握:酶法测定血浆氨的基本原理。

熟悉:酶法测定血浆氨的操作过程及血浆氨测定的临床意义。

了解:血浆氨测定时病人准备及标本留取时的注意事项。

【实验原理】

在谷氨酸脱氢酶(GLDH)作用下,血浆中氨与 α-酮戊二酸和 NADPH 反应,生成谷氨酸和 $NADP^+$,反应体系中 NADPH 在 340 nm 吸光度的下降程度与反应体系中氨的浓度成正比关系。

$$\alpha\text{-酮戊二酸} + NH_3 + NADPH + H^+ \xrightarrow{\text{GLDH}} \text{谷氨酸} + NADP^+ + H_2O$$

【器材与试剂】

全部试剂必须用无氨去离子水制备。

1. 无氨去离子水　将蒸馏水通过 Dowex 50(氢型)或其他强阳离子交换树脂柱,可获得无氨去离子水。

2. 66 mmol/L KH_2PO_4 溶液 取 8.98 g KH_2PO_4 溶于无氨去离子水中,定容至 1 L,4 ℃保存。

3. 66 mmol/L Na_2HPO_4 溶液 取 9.37 g Na_2HPO_4 溶于无氨去离子水中,定容至 1 L,4 ℃保存。

4. 66 mmol/L 磷酸盐缓冲液(PBS,pH8.0±0.05) 取 66 mmol/L KH_2PO_4 溶液 5 mL 及 66 mmol/L Na_2HPO_4 溶液 95 mL,混合,4 ℃保存,稳定 3 周。

5. 310 mmol/L α-酮戊二酸 取 0.45 g α-酮戊二酸,溶于 5 mL 无氨去离子水中,用 3 mol/L NaOH 调 pH 接近 5.0 时,改用 0.1 mol/L NaOH 调 pH 至 6.80±0.01,以无氨去离子水定容至 10 mL,4 ℃稳定 10 天。

6. NADPH 储存液 称取 10 mg NADPH(M_w 767.4,-20 ℃、干燥器保存)溶于 1 mL PBS 中,取出 50 μL,以 PBS 稀释到 5 mL 为工作液,以 PBS 调零,1 cm 光径,340 nm 波长读 NADPH 工作液的吸光度,计算 NADPH 储存液的实际浓度:

$$NADPH(mmol/L) = \frac{A_{340}}{6.22} \times 100$$

6.22 为 NADPH 的毫摩尔吸光系数,根据上式计算结果确定制备 GLDH 工作液中加入 NADPH 储存液的量,使其浓度达到 0.15 mmol/L。

$$需用 NADPH 储存液体积(mL) = \frac{0.15 \text{ mmol/L} \times 需配 GLDH 体积(mL)}{NADPH 储存液实际浓度(mmol/L)}$$

例如:如果测定出应用液吸光度 $A=0.622$,代入上式,NADPH 储存液的实际浓度为 10 mmol/L,若要配制 100 mL GLDH 溶液(含 0.15 mmol/L NADPH),需取 10 mmol/L NADPH 储存液的体积为

$$需取 NADPH 储存液的体积(mL) = \frac{0.15 \times 100}{10} = 1.5$$

7. 谷氨酸脱氢酶工作液(GLDH 20000 U/L,NADPH 0.15 mmol/L,ADP 0.6 mmol/L) 在 100 mL 容量瓶中,加入 PBS 约 80 mL,加入 ADP(M_w 487.21)30 mg,再加入计算量的 NADPH 储存液和需要量的 GLDH 酶制品(含 2000 U/L),以 PBS 稀释到 100 mL 刻度,4 ℃保存可稳定 7 天。

8. 氨标准储存液(100 mmol/L) 取硫酸铵 1~2 g 于 100~110 ℃烘 2 h,置于干燥器中冷却,称取 660.7 mg,溶于无氨去离子水中并定容到 100 mL,4 ℃保存。

9. 氨校准应用液(100 μmol/L) 用无氨去离子水将氨标准储存液稀释成 100 μmol/L。

【操作步骤】

按表 7-7 操作。

表 7-7 酶法测定血浆氨操作步骤

加入物/mL	空白管	标准管	测定管
谷氨酸脱氢酶工作液	1.5	1.5	1.5
无氨去离子	0.3	—	—
氨标准应用液	—	0.3	—
血浆(清)	—	—	0.3

续表

加入物/mL	空白管	标准管	测定管
混匀,37 ℃水浴保温 10 min			
α-酮戊二酸	0.06	0.06	0.06

混匀,波长 340 nm,以无氨去离子水调零,于 10 s 时读取吸光度 A_1,于 70 s 时读取吸光 A_2;求各管 $\Delta A = A_1 - A_2$。

【结果计算】

$$血浆氨(\mu mol/L) = \frac{\Delta A_U - \Delta A_B}{\Delta A_S - \Delta A_B} \times 100 \ \mu mol/L$$

$$\Delta A = A_1 - A_2$$

【参考区间】

健康成年人血浆氨浓度为 18~72 $\mu mol/L$(30.7~122.6 $\mu g/dL$)。

【临床意义】

1. 肝昏迷的检测　正常情况下,氨在肝脏转变为尿素,经肾脏排出。严重肝脏疾病时,尿素合成减少,引起血氨增高。高血氨有神经毒,引起肝昏迷(肝性脑病)。成人血氨测定主要用于肝昏迷的检测和处理。

2. 儿科 Reye 综合征的诊断　该症有严重低血糖、大块肝坏死、急性肝功能衰竭并伴有肝脂肪变性,在肝功能酶谱增高前,即见血氨增高。

【注意事项】

1. 反应体系加入 ADP 可稳定 GLDH,加快反应速率。NADPH 作为辅酶较 NADH 可缩短反应时间。

2. α-酮戊二酸加入前应置于 37 ℃水浴 10 min,为血浆中 LDH、AST 等内源性物质消耗 NADPH 提供反应时间。

3. 吸烟对病人和对标本都是氨污染的原因,采血前 1 h 吸一支雪茄烟,将使空腹静脉血浆氨浓度增高 100~200 $\mu g/L$,所以采血前一天的午夜后应禁止吸烟,严重吸烟的病人,采血前必须淋浴,穿新的内衣。采血医务人员也必须是非抽烟者。

4. 血浆氨含量甚微,要减少标本和器皿受实验室空气中氨的污染可采取以下措施:最好在特定实验室中采集标本和进行测定;限制人员进出实验室;器皿必须经过化学处理。

5. 血标本必须用血浆标本,不能用血清。血浆标本采用的抗凝剂为草酸钾、EDTA 或肝素,不能用肝素铵抗凝。氟化物抗凝剂将使测定值增高。标本采集后必须立即置冰浴中,尽快离心分离出血浆,并及时进行测定。即使在 0 ℃,从采血到测定开始,滞留 15 min 以上即可使血氨升高,因为血浆中多肽和谷氨酰胺等易水解释放出 NH_3。

6. 静脉采血后,与 EDTA-Na_2 抗凝剂充分混匀后立即置于冰水中,尽快分离血浆,加塞于 2~4 ℃保存,在 2~3 h 内分析;-20 ℃可稳定 24 h。

7. 显著溶血标本不能用,因红细胞中氨浓度为血浆的 2.8 倍。

【思考题】

1. 血氨标本采集时应该注意的事项是什么?

2. 血氨标本采集后应该怎样处理?

3. 血浆氨的测定有哪些临床意义?

【参考文献】

[1] 叶应妩,王毓三,申子瑜.全国临床检验操作规程[M].3 版.南京:东南大学出版社,2006.

[2] 钱士匀.临床生物化学与检验实验指导[M].3 版.北京:人民卫生出版社,2007.

[3] 刘新光.临床检验生物化学实验指导[M].北京:高等教育出版社,2006.

(武文娟)

第八章　肾脏疾病的生物化学检验

肾脏是人体重要的排泄器官,通过排除代谢废物,调节水、电解质和酸碱平衡来维持机体内环境的相对稳定。此外,肾脏还有内分泌功能,如合成、分泌肾素和促红细胞生成素等。通过肾功能检验可以评价肾的生理功能和疾病时肾的受损情况。由于肾脏有很强的代偿储备能力,即使目前最敏感的检查方法也很难检查出肾脏早期和轻微的损害。肾功能检查还受心脏病、贫血、前列腺肥大等肾外疾病因素的干扰,因此不能仅依据肾功能检验某一项或某几项试验结果即作出肾功能的判断,需要结合病史、临床表现和其他辅助检查,全面综合分析,方能得出可靠的结论。

第一节　血清尿素测定

尿素(urea)的测定方法大体上可归纳为酶学方法和化学方法。酶学方法是间接测定法,先用尿素酶将尿素分解成铵离子(NH_4^+)和碳酸根,然后用 Berthelot(波氏)反应或谷氨酸脱氢酶法,测定反应过程中铵离子的生成量。化学方法是直接测定法。二乙酰一肟的乙酰基直接与尿素缩合反应,生成色原二嗪(diazine)。二乙酰一肟法必须用尿素作为标准液。

实验 1　二乙酰一肟法测定血清尿素

【实验目的】

掌握:二乙酰一肟法测定血清尿素的基本原理。

熟悉:二乙酰一肟法测定血清尿素的操作方法和参考区间。

了解:血清尿素测定在肾功能损害中的临床意义。

【实验原理】

在酸性溶液中,二乙酰与尿素缩合成粉红色的二嗪化合物,称为 fearon 反应,颜色深浅与尿素含量成正比,与同样处理的尿素标准液相比,即可得样品中尿素的含量。但因二乙酰不稳定,常用二乙酰一肟代替,二乙酰一肟遇酸水解成二乙酰,反应式如下:

$$二乙酰一肟 + H_2O \xrightarrow{酸} 二乙酰 + 羟基胺$$

$$二乙酰 + 尿素 \xrightarrow{酸、加热} 二嗪化合物(粉红色)$$

【器材与试剂】

（一）器材

刻度吸管(1 mL、10 mL)、20 μL 微量加样器、恒温水浴箱、分光光度计。

（二）试剂

1. 0.18 mmol/L 二乙酰一肟溶液　称取 20 g 二乙酰一肟,溶于 1 L 去离子水中,保存于棕色瓶中,4 ℃冰箱保存可稳定半年。

2. 酸性试剂　在三角烧瓶中先加入 100 mL 去离子水,然后缓慢加入浓硫酸 44 mL 及 85％磷酸 66 mL,冷至室温,加入氨基硫脲 50 mg 及硫酸镉(CdSO$_4$·8H$_2$O)2 g,溶解后用去离子水定容至 1 L。保存于棕色瓶中,4 ℃冰箱保存可稳定半年。

3. 尿素标准储存液(100 mmol/L)　准确称取于 60～65 ℃干燥至恒重的尿素(M_w 60.06)0.6 g,溶解于无氨去离子水并定容至 100 mL,加 0.1 g 叠氮钠防腐,4 ℃可保存半年。

4. 尿素标准应用液(5 mmol/L)　取上述储存液 5 mL,用去离子水定容至 100 mL。

【操作步骤】

取试管三支,按表 8-1 操作。

表 8-1　二乙酰一肟法操作步骤

加入物/mL	空白管	标准管	测定管
去离子水	0.02	—	—
尿素标准应用液	—	0.02	—
血清	—	—	0.02
二乙酰一肟溶液	0.5	0.5	0.5
酸性试剂	5.0	5.0	5.0

混匀,置于沸水浴中加热 15 min,立即用自来水冷却 5 min。分光光度计选用 540 nm 波长,以空白管调零,读取各管吸光度。

【结果计算】

$$血清尿素(mmol/L)=\frac{测定管吸光度}{标准管吸光度}×5\ mmol/L$$

$$血清尿素氮(mg/L)=尿素(mmol/L)×28\ mg/mmol$$

【参考区间】

健康成年人血清尿素浓度:2.9～8.2 mmol/L。

【临床意义】

血液尿素浓度受多种因素的影响,分生理性因素和病理性因素两个方面。

生理性因素:高蛋白饮食引起血清尿素浓度和尿液中排出量显著升高。血清尿素浓度男性比女性平均高 0.3～0.5 mmol/L。成人的日间生理变动平均为 0.63 mmol/L。妊娠妇女由于血容量增加,尿素浓度比非孕妇低。

病理性因素:有肾脏因素和非肾脏因素。血液尿素增加的原因可分为肾前性、肾性及肾后性三个方面。①肾前性:最重要的原因是失水,引起血液浓缩,使肾血流量减少,肾小球滤过率减低而使血液中尿素滞留。常见于剧烈呕吐、幽门梗阻、肠梗阻和长期腹泻等。②肾性:急性肾小球肾炎、肾病晚期、肾衰竭、慢性肾盂肾炎及中毒性肾炎都可出现血液中尿素含量增高。③肾后性:前列腺肿大、尿路结石、尿道狭窄、膀胱肿瘤致使尿道受压等都可能使尿路阻塞,引起血液中尿素含量增加。血液中尿素减少较为少见,常见于严重的肝病,如肝炎合并广泛性肝坏死。

【注意事项】

1. 本法线性范围仅达 7.14 mmol/L,如遇高于此浓度的标本,必须用生理盐水作适当的稀释后重测,结果乘以稀释倍数。

2. 20 μL 微量加样器必须校准,使用时务必注意清洁干燥,加量时务必准确。

3. 试剂中加入硫胺脲和镉离子,可增进显色强度和色泽稳定性,但仍有轻度褪色现象(每小时小于 5%)。加热、显色经冷却后,应及时比色。

4. 此法操作简单,特异性强,不受其他非蛋白质含氮化合物如尿酸、肌酸等影响,但应控制好实验条件。

5. 尿液中的尿素也可用此法进行测定。由于尿液中尿素含量高,标本需用蒸馏水以1∶50稀释。如果呈色后吸光度仍超过本法的线性范围,还需将尿液再稀释,重新测定。

6. 尿素浓度以前习惯用尿素氮(mg/dL)表示,因为一个尿素分子中有 2 个氮原子,所以 1 mmol 尿素相当于 28 mg 尿素氮(1 mmol/L 尿素相当于 2.8 mg/dL 尿素氮);另外还有以尿素氮(mmol/L)表示,则 1 mmol/L 尿素相当于 2 mmol/L 尿素氮。世界卫生组织推荐用尿素(mmol/L)表示,我国卫生部临床检验中心也已规定一律使用此表示方法,不再用"尿素氮"一词。

【评价】

1. 本法试剂单一,方法简便,但试剂具毒性和腐蚀性。在标本数量多时加热开始难以达到 100 ℃,各管间受热温度也可能不一致,因而本法重复性不佳。若改善加热条件,如采用在水浴锅底部加置高约 5 mm 的网垫,在网垫上加热显色,可使 CV 由不加网垫时的6.46%降至 2.99%。

2. 线性上限仅达 7.14 mmol/L,回收率为 96%～102.1%。

3. 二乙酰一肟法的主要干扰来自血清中存在的含氮化合物。很多化合物在结构中会有尿素的残基,如瓜氨酸、四氧嘧啶和尿囊素,虽然也会产生一种带颜色的产物,但这些化合物在血清中浓度很低,故很少引起明显的干扰。另一些化合物在血清中浓度高,但这些色素的最大吸收峰不同,因此不产生明显干扰。胆红素达 171 μmol/L、血红蛋白达 10 g/L均无影响。

【思考题】

1. 本法测定血清尿素浓度的影响因素有哪些?

2. 血清尿素测定可否用于早期肾功能损伤? 为什么?

实验 2 脲酶速率法测定血清尿素

【实验目的】

掌握:脲酶速率法测定血清尿素的基本原理。

熟悉:脲酶速率法测定血清尿素的仪器参数设定。

了解:脲酶速率法测定血清尿素的影响因素。

【实验原理】

尿素在脲酶催化下,水解生成氨和二氧化碳。氨在 α-酮戊二酸和还原型辅酶 Ⅰ 存在下,经谷氨酸脱氢酶(GLDH)催化,生成谷氨酸。同时,NADH 被氧化成 NAD$^+$,可在 340 nm波长处监测吸光度下降的速率,计算样品中尿素的含量。反应式如下:

$$尿素 + H_2O \xrightarrow{\text{脲酶}} 2NH_4^+ + CO_3^{2-}$$

$$NH_4^+ + \alpha\text{-酮戊二酸} + NADH + H^+ \xrightarrow{\text{脲酶}} 谷氨酸 + NAD^+ + H_2O$$

【器材与试剂】

1. 酶试剂成分和在反应液中的参考浓度具体如下。

试剂成分	参考浓度
Tris 缓冲液(PH8.0)	150 mmol/L
谷氨酸脱氢酶(GLDH)	≥0.72 U/mL
ADP	1.5 mmol/L
NADH	0.23 mmol/L
α-酮戊二酸	13.8 mmol/L
脲酶	≥35.0 U/mL

2. 5 mmol/L 尿素标准应用液。

【操作步骤】

1. 自动生化分析仪两点法,温度 37 ℃,波长 340 nm,延迟时间 30 s,读数时间 60 s。详细操作程序按照仪器和试剂盒说明书。

2. 手工法取试管 3 支,标明测定管、标准管和空白管,然后按表 8-2 操作。

表 8-2 酶法尿素测定操作步骤

加入物/mL	空白管	标准管	测定管
无氨去离子水	0.015	—	—
尿素标准应用液	—	0.015	—
血清	—	—	0.015
酶试剂	1.5	1.5	1.5

表 8-2 中各管依次逐管加入已预温的酶试剂,混匀后立即在分光光度计波长 340 nm 处监测吸光度下降速率,自动计算出 $\Delta A/min$。

【结果计算】

$$尿素浓度(mmol/L) = \frac{测定 \Delta A/min - 空白 \Delta A/min}{标准 \Delta A/min - 空白 \Delta A/min} \times 标准液浓度(mmol/L)$$

【参考区间】

健康成年人血清尿素浓度:2.9~8.2 mmol/L。

【注意事项】

1. 在测定过程中,各种器材和蒸馏水应无氨离子污染,否则结果偏高。

2. 标本最好用血清。

3. 血氨升高时,可使尿素测定结果偏高,溶血标本对测定有干扰。

【评价】

1. 本法批内 CV 为 0.78%,批间 CV 为 2.94%;回收率为 93.0%~105.3%,线性上限

为 17.85 mmol/L。

2. 血红蛋白对测定有一定的干扰,应避免标本溶血。在自动分析仪中测定,因标本被大量稀释,故不受其他含氮化合物、胆红素、血红蛋白及高血脂的干扰。

【思考题】

1. 试述脲酶速率法测定血清尿素的优点。

2. 为什么血氨升高会使尿素测定结果偏高?

第二节 血清肌酐测定

肌酐(Cr)测定方法有化学方法和酶学方法。肌酐的检测目前多用的仍然是碱性苦味酸法,该法是根据 1886 年 Jaffe 发现的碱性苦味酸反应建立的(即肌酐与苦味酸反应生成橘红色的化合物)。手工分析需去除蛋白后再测定,以避免假肌酐干扰;自动化分析则用碱性苦味酸速率法或两点法即能避开假肌酐影响。近几年发展了酶法,如肌酐酰胺水解酶法、肌酐亚氨水解酶法等,但在临床上应用尚少。

实验 3 去蛋白碱性苦味酸法测定血清肌酐

【实验目的】

掌握:去蛋白碱性苦味酸法测定肌酐的原理、假肌酐的概念。

熟悉:去蛋白碱性苦味酸法测定肌酐的操作方法、临床意义。

【实验原理】

血清或血浆标本经除蛋白处理后,肌酐与碱性苦味酸产生 Jaffe 反应,生成橙红色的苦味酸-肌酐复合物,在 510～520 nm 间测定吸光度,吸光度与肌酐含量成正比。尿液标本可稀释后直接测定。

【器材与试剂】

1. 35 mmol/L 钨酸溶液

(1) 于 100 mL 去离子水中,加入 1 g 聚乙烯醇,加热助溶(勿煮沸),冷却。

(2) 于 300 mL 去离子水中,加入 11.1 g 钨酸钠($Na_2WO_4 \cdot 2H_2O$, M_w 329.81),使之完全溶解。

(3) 于 300 mL 去离子水中,慢慢加入 2.1 mL 浓硫酸,冷却。

于 1 L 容量瓶中,将(1)液加入(2)液中,再与(3)液混匀,加去离子水至刻度,室温可稳定保存 1 年。

2. 0.04 mol/L 苦味酸溶液 取苦味酸(M_w 229.104)9.3 g,溶于 500 mL 80 ℃去离子水中,冷却至室温,加去离子水至 1 L。用 0.1 mol/L 氢氧化钠滴定,以酚酞作指示剂。根据滴定结果,用去离子水定容至 0.04 mmol/L。0.04 mol/L 氢氧化钠 1 mL 相当于 0.04 mmol/L 苦味酸 1 mL(9.1644 mg)。

3. 0.75 mol/L 氢氧化钠溶液 取氢氧化钠 30 g,加去离子水使其溶解,冷却后用去离子水定容至 1 L。

4. 肌酐标准储存液(10 mmol/L) 取 113 mg 肌酐(M_w 113.12),用 0.1 mol/L 盐酸溶

解后转入 100 mL 容量瓶内,再用 0.1 mol/L 盐酸定容至刻度。

5. 肌酐标准应用液(100 μmol/L) 取 1 mL 肌酐标准储存液,用 0.1 mol/L 盐酸稀释至 100 mL。

【操作步骤】

1. 取血清或血浆 0.5 mL,加入 35 mmol/L 钨酸溶液 4.5 mL,充分混匀,静置5 min,3000 r/min 离心 10 min,取上清液;若为尿液标本,用去离子水作 1∶200 稀释。

2. 按表 8-3 操作。

表 8-3 去蛋白碱性苦味酸法操作步骤

加入物/mL	空白管	标准管	测定管
去离子水	3.0	—	—
肌酐标准应用液	—	3.0	—
血清无蛋白滤液(或 1∶200 稀释尿液)	—	—	3.0
苦味酸溶液	1.0	1.0	1.0
氢氧化钠溶液	1.0	1.0	1.0

混匀后置于室温 15 min,在波长 510 nm 处,以空白管调零,读取各管吸光度。

【结果计算】

$$血清肌酐(\mu mol/L) = \frac{A_{测定}}{A_{标准}} \times 100 \ \mu mol/L$$

【参考区间】

男性:44～133 μmol/L。

女性:70～106 μmol/L。

【临床意义】

血清肌酐经肾小球过滤,肾小管既不重吸收,也不分泌,即肾脏对肌酐的排泄能力强,因而肾脏疾病早期血清肌酐通常不高,在反映肾小球滤过率下降方面,血肌酐比血尿素的灵敏度低。但血肌酐受饮食、运动、激素、蛋白质代谢等因素的影响较少,所以诊断特异性比血尿素好。

【注意事项】

1. 碱性肌酐苦味酸复合物的最大吸光度在 485 nm,过量苦味酸离子存在于反应液中,在波长低于 500 nm 时会产生明显的吸收。

2. 反应温度以 15～25 ℃ 为宜,10 ℃ 以下,会抑制 Jaffe 反应。温度升高,可使碱性苦味酸溶液显色增深,但测定管较标准管更为明显。

3. 呈色后标准管色泽较稳定,但测定管吸光度随时间延长而增加,可能与血标本中存在的非特异性物质有关,故在加显色剂后 30 min 内比色为宜。

4. 苦味酸一定要纯,否则需纯化。若含有杂质,则使试剂空白吸光度增加而影响测定结果。

【评价】

1. 特异性 血浆中的蛋白质和糖、丙酮、维生素 C、丙酮酸、乙酰乙酸等均能与碱性苦味酸发生非特异性反应,反应速率稍慢。红细胞中这类物质最多,约有 60%,血清或血浆中约有 20%,尿液中约有 5%。故血清和血浆需制备无蛋白滤液后测定。

2. 回收率 受无蛋白滤液 pH 值的影响,滤液 pH 值在 3~4.5 时,回收率为 85%~90%,pH 值在 2 以下时,回收率为 100%。

3. 线性范围 肌酐含量在 0~1320 μmol/L 以内线性良好。

【思考题】

1. 何为假肌酐?

2. 血清肌酐与尿素测定在评价肾脏滤过功能时有何协同作用?

实验 4 不去蛋白速率法测定血清肌酐

【实验目的】

掌握:不去蛋白速率法测定血清肌酐的基本原理。

熟悉:不去蛋白速率法测定血清肌酐的仪器参数设定。

了解:不去蛋白速率法测定血清肌酐的方法学评价。

【实验原理】

根据肌酐与苦味酸反应生成橘红色苦味酸肌酐复合物的速率与假肌酐不同,而设置适宜的检测时间。一些假肌酐如乙酰乙酸在 20 s 内已与碱性苦味酸反应,而在 20~80 s 之间,肌酐反应占绝对优势,80 s 后其他多数干扰物才有较快的反应,故而选择 25~60 s 的反应速率来反映真肌酐的含量。

【器材与试剂】

1. 0.04 mol/L 苦味酸溶液。

2. 0.32 mol/L 氢氧化钠溶液。

3. 碱性苦味酸溶液 根据用量,将 0.04 mol/L 苦味酸和 0.32 mol/L 氢氧化钠等体积混合,可加适量表面活性剂如 Triton X-100,放置 20 min 以后即可应用。

4. 肌酐标准应用液(100 μmol/L) 取 1 mL 肌酐标准储存液(10 mmol/L),用 0.1 mol/L 盐酸稀释至 100 mL。

【操作步骤】

采用自动/半自动分析仪速率法检测,按试剂盒说明书操作,或参照以下参数分析:仪器波长 510 nm,比色杯光径 1.0 cm,反应温度 37 ℃,样品体积/反应液体积＝1/11。延迟时间 20~30 s,测量时间 30 s。得到标准管 ΔA/min 和测定管 ΔA/min。

【结果计算】

$$血清肌酐(\mu mol/L)=\frac{测定\ \dfrac{\Delta A}{min}}{标准\ \dfrac{\Delta A}{min}}\times 100\ \mu mol/L$$

【参考区间】

男性:53~97 μmol/L。

女性:44~80 μmol/L。

【注意事项】

1. 必须严格控制反应时间,以尽量避免快速或慢速反应中假肌酐物质的干扰。

2. 溶血产生的红细胞内非特异性物质将干扰反应。

3. 胆红素可引起负偏差。某些全自动生化分析仪,能设置空白速率参数,去除胆红素的负干扰。

【评价】

1. 特异性 本法基本上可消除生理浓度的葡萄糖、维生素 C 和蛋白质等的干扰。但乙酰乙酸>500 $\mu mol/L$、维生素 C>2840 $\mu mol/L$、丙酮酸>1140 $\mu mol/L$ 时有明显的干扰。高胆红素标本有明显的负干扰,溶血标本也有负干扰,标本应避免溶血。

2. 回收试验 回收率为 96.7%～100.4%,平均 98.5%。

3. 线性范围 肌酐在 0～1768 $\mu mol/L$ 范围内线性良好。

【思考题】

不去蛋白速率法测肌酐的优点是什么?

实验 5 肌氨酸氧化酶法测定血清肌酐

【实验目的】

熟悉:肌氨酸氧化酶法测定血清肌酐的基本原理。

了解:肌氨酸氧化酶法测定血清肌酐的影响因素。

【实验原理】

样品中的肌酐在肌酐酶的催化下水解生成肌酸。在肌酸酶的催化下肌酸水解产生肌氨酸和尿素。肌氨酸在肌氨酸氧化酶的催化下氧化成甘氨酸、甲醛和 H_2O,最后偶联 Trinder 反应,比色法测定。

【器材与试剂】

1. 试剂 1(HTIB 为 2,4,6-三碘-3-羟基苯甲酸,TAPS 为 N-三羟甲基代甲酸-3-氨基丙磺酸)

试剂成分	参考浓度
TAPS 缓冲液(pH8.1)	30 mmol/L
肌酸酶(微生物)	333 $\mu Kat/L$
肌氨酸氧化酶(微生物)	133 $\mu Kat/L$
抗坏血酸氧化酶(微生物)	33 $\mu Kat/L$
HTIB	5.9 mmol/L

2. 试剂 2

试剂成分	参考浓度
TAPS 缓冲液(pH8.0)	50 mmol/L
肌酸酶(微生物)	500 $\mu Kat/L$
过氧化物酶(辣根)	16.7 $\mu Kat/L$
4-氨基安替比林	2.0 mmol/L
亚铁氰化钾	163 $\mu mol/L$

3. 265 $\mu mol/L$(3 mg/dL)肌酐标准液。

【操作步骤】

按表 8-4 操作。

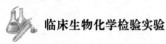

表 8-4　肌氨酸氧化酶法测定血清肌酐操作步骤

加入物/mL	空白管	标准管	测定管
去离子水	0.05	—	—
肌酐标准液	—	0.05	—
血清	—	—	0.05
试剂 1	2.0	2.0	2.0
混匀，置于 37 ℃水浴 5 min，然后以空白管调零，主波长 546 nm，次波长 700 nm，读取测定管、标准管吸光度，分别记为 $A_{测定1}$、$A_{标准1}$			
试剂 2	1.0	1.0	1.0

混匀，置于 37 ℃水浴 5 min，然后以空白管调零，在主波长 546 nm、次波长 700 nm 处，比色，读取测定管、标准管吸光度，分别记为 $A_{测定2}$、$A_{标准2}$。

【结果计算】

$$血清肌酐(\mu mol/L) = \frac{A_{测定2} - A_{测定1}}{A_{标准2} - A_{标准1}} \times 265 \ \mu mol/L$$

【参考区间】

男性：59～104 $\mu mol/L$。

女性：45～84 $\mu mol/L$。

【注意事项】

1. 肌酐的酶法分析是解决肌酐测定中非特异性干扰问题的根本途径。肌酐的酶法分析中以肌酐酶偶联肌氨酸氧化酶法较为常用。

2. 本法为了消除样品中肌酸的干扰，利用自动分析中双试剂法的特点，在第一试剂中加入了肌酸酶，二步反应可以消除内源性肌酸的干扰。

3. Trinder 反应受胆红素和维生素 C 的干扰，可通过在试剂 1 中加入亚铁氰化钾（或者亚硝基铁氰化钾）和抗坏血酸氧化酶消除干扰。

4. 肝素、枸橼酸、EDTA、氟化钠等在常规用量下对本测定无干扰。

【评价】

1. 精密度　本法批内 CV 为 0.41%～0.84%，批间 CV 为 0.31%～1.01%。

2. 回收试验　101.9%～102.0%。

3. 线性范围　肌酐在 0～4420 $\mu mol/L$ 范围内线性良好。

【思考题】

1. 试比较几种肌酐测定方法的优劣。

2. 试举例说明生化液体双试剂的优点。

实验 6　内生肌酐清除率测定

【实验目的】

掌握：内生肌酐清除率测定的基本原理和方法。

熟悉：内生肌酐清除率的临床意义。

【实验原理】

通过测定血和尿中肌酐含量来计算每分钟或 24 h 有多少毫升血浆中的肌酐通过肾脏被清除,此值称为内生肌酐清除率(Ccr)。内生肌酐清除率与个体的身高有关,可用体表面积来校正。

【操作步骤】

试验前 3 天,嘱受检者禁食肉类,避免饮用咖啡或茶,停用利尿剂,避免剧烈运动。适量饮水,使尿量不少于 1 mL/min。收集 24 h 尿样的同时,抽静脉血 3 mL。同时测定血、尿肌酐含量。

【结果计算】

$$内生肌酐清除率(L/24\ h)=\frac{尿中肌酐(\mu mol/L)}{血中肌酐(\mu mol/L)}×24\ h\ 尿量(L)$$

$$内生肌酐清除率(mL/min)=肌酐(L/24\ h)×\frac{1000}{1440}$$

$$校正后内生肌酐清除率(mL/min)=内生肌酐清除率×\frac{1.73}{体表面积(m^2)}$$

体表面积可根据人体体表面积计算图查阅。

【参考区间】

男性:(105±20) mL/min。

女性:(95±20) mL/min。

【临床意义】

血浆肌酐浓度(Scr)反映肾小球滤过功能,与内生肌酐清除率(Ccr)共同用于慢性肾功能不全的分期如下。

第一期(肾功能不全代偿期):Scr133～177 μmol/L;Ccr50～80 mL/min。

第二期(肾功能不全失代偿期):Scr178～442 μmol/L;Ccr50～20 mL/min。

第三期(肾功能衰竭期):Scr443～707 μmol/L;Ccr20～10 mL/min。

第四期(尿毒症末期):Scr≥707 μmol/L;Ccr<10 mL/min。

【注意事项】

1. 最常见的误差来源是尿液收集时间记录不准,或部分尿液丢失,因此要准确收集尿液。要避免尿液在膀胱内潴留造成负误差,即要排空膀胱。

2. 收集尿液期间避免做剧烈运动。

3. 不同体表面积对结果影响很大,每个个体都应查图得出此值。

【思考题】

1. 内生肌酐清除率为何需要用体表面积校正?

2. 血清肌酐明显增高时对内生肌酐清除率测定有何影响?

第三节 尿 酸 测 定

尿酸测定方法可分为脲酶紫外法、脲酶-过氧化物酶偶联法及磷钨酸法三类。其中以脲酶紫外法的分析性能最为优越,是尿酸测定的参考方法。磷钨酸法先用血清或血浆制备无蛋白滤液再进行测定,方法烦琐,需手工测定,现在临床已较少应用。自动化分析可用脲酶-过氧化物酶偶联法,无须做无蛋白滤液。

实验 7　磷钨酸还原法测定血清尿酸

【实验目的】

掌握:磷钨酸还原法测定血清尿酸的基本原理。

熟悉:磷钨酸还原法测定血清尿酸的操作方法。

了解:去蛋白滤液制备的影响因素。

【实验原理】

去蛋白滤液中的尿酸在碱性溶液中被磷钨酸氧化生成尿囊素和二氧化碳,磷钨酸被还原为蓝色的钨蓝。钨蓝的生成量与尿酸浓度成正比。

【器材与试剂】

1. 160 mmol/L 磷钨酸储存液　钨酸钠 50 g,溶解于去离子水 400 mL 中,加浓磷酸 40 mL、玻璃珠数粒,回流 2 h,冷却至室温,用去离子水定容至 1 L。置于棕色瓶中保存。

2. 16 mmol/L 磷钨酸应用液　取磷钨酸储存液 10 mL,用去离子水稀释至 100 mL。

3. 0.3 mol/L 钨酸溶液　钨酸钠($Na_2WO_4 \cdot 2H_2O$,M_w 329.81)100 g 溶解于蒸馏水中,并定容至 1 L。

4. 0.33 mol/L H_2SO_4 溶液　于 900 mL 去离子水中加入浓硫酸 18.5 mL,冷却后用去离子水定容至 1 L。

5. 钨酸试剂　于 800 mL 去离子水中加入 0.3 mol/L 钨酸溶液 50 mL、浓磷酸 0.05 mL、0.33 moL/L H_2SO_4 50 mL,混匀。室温中可稳定数月。

6. 0.99 mol/L Na_2CO_3 溶液　取无水碳酸钠 100 g,溶于去离子水至 1 L。置于塑料试剂瓶中储存,如有混浊可过滤后使用。

7. 6.0 mmol/L 尿酸标准储存液　在 60 ℃溶解 60 mg 碳酸锂于 40 mL 去离子水中,加入尿酸($C_5H_4O_3N_4$,M_w 168.073)100.9 mg,待溶解后冷却至室温,移入 100 mL 容量瓶中,加入甲醛 2 mL,用去离子水定容。于棕色瓶中保存。

8. 300 μmol/L 尿酸标准应用液　取尿酸标准储存液 5.0 mL、乙二醇 33 mL,用去离子水稀释至 100 mL。

【操作步骤】

按表 8-5 操作。

表 8-5　磷钨酸还原法操作步骤

加入物/mL	空白管	标准管	测定管
去离子水	0.5	—	—
尿酸标准应用液	—	0.5	—
血清	—	—	0.5
钨酸试剂	4.5	4.5	4.5
混匀,置于室温 5 min,3000 r/min 离心 5 min			
空白管上清液	2.5		

续表

加入物/mL	空白管	标准管	测定管
标准管上清液	—	2.5	—
测定管上清液	—	—	2.5
Na₂CO₃溶液	0.5	0.5	0.5
混匀后静置 10 min			
磷钨酸应用液	0.5	0.5	0.5

混匀,20 min 后,在波长 660 nm 处,以空白管调零,读取各管吸光度。

【结果计算】

$$血清尿酸(\mu mol/L) = \frac{A_{测定}}{A_{标准}} \times 300 \ \mu mol/L$$

【参考区间】

男性:149～416 $\mu mol/L$。

女性:89～357 $\mu mol/L$。

【临床意义】

尿酸测定主要用于各种原因引起的高尿酸血症,以及由此导致的痛风症。

1. 原发性高尿酸血症

(1) 原发性肾脏排泄尿酸减少,占原发性 80%～90%,为多基因性常染色体显性遗传所致。

(2) 尿酸产生过多,以从头合成嘌呤过多为主,占原发性 10%～20%,也是多基因性常染色体显性遗传;而特异性酶缺陷,如次黄嘌呤-鸟嘌呤磷酸核糖转移酶(HGPRT)部分缺乏或完全缺乏等,导致鸟嘌呤和次黄嘌呤不能经补救途径合成嘌呤核苷酸,而使尿酸产生过多者,仅占原发性 1%。

2. 继发性高尿酸血症

(1) 尿酸排泄减少,为引起肾小球滤过减少和/或肾小管排泌尿酸减少的肾脏疾病所致。

(2) 尿酸产生过多,见于骨髓增殖性疾病如各类白血病、多发性骨髓瘤、红细胞增多症、慢性溶血性贫血、全身扩散的癌症、恶性肿瘤化疗或放疗后和严重的剥脱性牛皮癣等。

【注意事项】

1. 草酸钾与磷钨酸容易形成不溶性的磷钨酸钾,造成显色液混浊,因此不能用草酸钾作抗凝剂。标本中尿酸在室温可稳定 3 天;尿液标本冷藏后,可引起尿酸盐沉淀,此时调节 pH 值至 7.5～8.0,并将标本加热到 50 ℃,待沉淀溶解后再进行测定。

2. 尿酸在水中溶解度低(0.06 g/L,37 ℃),但在碱性碳酸盐中易溶解,故配制标准液时可加入碳酸锂或碳酸钠助溶。

3. 制备无蛋白滤液时,若滤液酸度过高,可引起尿酸与蛋白共沉淀,pH<3 时尿酸回收率明显降低,滤液 pH 值为 2.4～2.7 时,回收率仅为 74%～97%;滤液 pH 值为 3.0～4.3时,回收率为 93%～103%。

【评价】

1. 特异性和干扰 血液中许多非尿酸还原性物质,可造成尿酸假性增高。如葡萄糖、谷胱甘肽、维生素 C、半胱氨酸、色氨酸、酪氨酸等能使结果偏高 $17.8 \sim 29.3\ \mu mol/L$。谷胱甘肽是血液中产生干扰最大的物质,当浓度为 $1.3\ mmol/L$ 时可使尿酸增高 $41.65\ \mu mol/L$。谷胱甘肽主要存在于血细胞内,故以血浆或血清为标本时并无明显干扰。蛋白质的巯基和酚羟基能使磷钨酸还原为蓝色,并产生混浊,故需制备无蛋白滤液。

2. 准确度　在沉淀蛋白前加入尿酸标准液,其回收率为 $96\% \sim 102\%$。标准液在 $150 \sim 600\ \mu mol/L$ 范围内,测定值与真值的相关系数为 0.9999。

3. 精密度　日内 CV 为 $1.2\% \sim 3.5\%$,日间 CV 为 $2.9\% \sim 4.4\%$。

4. 线性范围　在 $0 \sim 892.5\ \mu mol/L$ 范围线性良好。

【思考题】

1. 影响血清尿酸浓度测定的因素有哪些?

2. 血清尿酸测定的临床意义是什么?

实验 8　脲酶-过氧化物酶偶联法测定血清尿酸

【实验目的】

熟悉:脲酶-过氧化物酶偶联法测定血清尿酸的基本原理和操作过程。

了解:脲酶-过氧化物酶偶联法测定血清尿酸的影响因素。

【实验原理】

脲酶氧化尿酸,生成尿囊素和 H_2O_2,在过氧化物酶催化下,H_2O_2 使 3,5-二氯-2-羟苯磺酸(DHBS)和 4-氨基安替比林缩合成红色醌类化合物(Trinder 反应),尿酸浓度与波长 $520\ nm$ 处吸光度成正比。

【器材与试剂】

1. 酶混合试剂

试剂成分	参考浓度
脲酶	160 U/L
过氧化物酶	1500 U/L
4-AAP	0.4 mmol/L
DHBS	2 mmol/L
磷酸盐缓冲液(pH7.7)	100 mmol/L

2. $300\ \mu mol/L$ 尿酸标准液。

【操作步骤】

按表 8-6 操作。

表 8-6　酶偶联法操作步骤

加入物/mL	空白管	标准管	测定管
去离子水	0.1	—	—
标准液	—	0.1	—
血清	—	—	0.1
酶试剂	1.5	1.5	1.5

混匀,置于室温 $10\ min$,在波长 $520\ nm$ 处,以空白管调零,读取各管吸光度。

【结果计算】

$$血清尿酸(\mu mol/L) = \frac{A_{测定}}{A_{标准}} \times 300 \ \mu mol/L$$

【参考区间】

男性:149～416 $\mu mol/L$。

女性:89～357 $\mu mol/L$。

【方法评价】

1. 特异性和干扰　脲酶对尿酸催化的特异性高,但 POD 催化反应特异性较差,而且因为血清尿酸浓度较低,因此一些还原性物质如维生素 C 和胆红素对尿酸测定的负干扰比起对葡萄糖、胆固醇和甘油三酯更明显。临床上高胆红素标本较多见,若试剂中加入亚铁氰化钾可部分消除这种负干扰。维生素 C 氧化酶可防止维生素的干扰。

2. 尿酸标准浓度在 178.6～713.8 $\mu mol/L$ 范围内线性良好,回收率为 94.6%～102.3%;批内和批间 CV 在 224.8 $\mu mol/L$ 和 792.8 $\mu mol/L$ 时均小于 5%。

【思考题】

1. 血清尿酸测定操作中注意事项有哪些?

2. Trinder 反应对本法的影响有哪些?

第四节　胱抑素 C 测定

胱抑素 C(Cystatin C,简称 Cys-C)亦称半胱氨酸蛋白酶抑制剂 C,是一种由 120 个氨基酸组成的低相对分子质量(相对分子质量为 13000)、碱性非糖化蛋白质。它是由机体所有有核细胞产生,产生率恒定。循环血液中 Cys-C 几乎仅经肾小球过滤而被清除,是反映肾小球滤过率变化的理想的内源性标志物。作为肾小球滤过率(GFR)的标志物,Cys-C 的敏感性和特异性均优于血清肌酐。

实验 9　免疫透射比浊法测定血清胱抑素 C

【实验目的】

熟悉:免疫透射比浊法测定血清胱抑素 C 的基本原理和仪器参数设置。

了解:血清胱抑素 C 测定的临床意义。

【实验原理】

血清中胱抑素 C 与超敏化的抗体胶乳颗粒反应,产生凝集,使反应溶液浊度增加。其浊度的增加值与血清中胱抑素 C 的浓度成正比,可在波长 570 nm 处监测吸光度的增加速率,并与标准品对照,计算出胱抑素 C 的浓度。

【器材与试剂】

(一)器材

全自动生化/免疫比浊分析仪。

(二)试剂

1. 试剂 1　Tris 缓冲液。

2. 试剂 2　抗人胱抑素 C 单克隆抗体乳胶颗粒悬浊液。

3. 胱抑素 C　标准品。

【操作】

主要参数：透射比浊法，反应温度 37 ℃，主波长 570 nm，次波长 800 nm，详细参数设定应根据自动生化分析仪和试剂盒说明书。

3 μL 血清加入 125 μL 试剂 1 中，混匀，孵育 5 min，再加 125 μL 试剂 2，混匀，延迟时间为 60 s，检测时间为 90 s，记录吸光度增高速率（$\Delta A/\min$）。

【结果计算】

根据血清样品的 $\Delta A/\min$，可从标准曲线上查出血清胱抑素 C 的浓度（mg/L）。

【标准曲线】

试剂盒配套的高、中、低浓度的标准品，稀释成系列浓度，按照操作方法进行测定，读取各浓度标准管的 $\Delta A/\min$，与相应的胱抑素 C 浓度绘制标准曲线。

【参考区间】

健康成年人血清/血浆胱抑素 C 浓度为 0.59～1.03 mg/L。建议各实验室最好建立自己的参考区间。

【注意事项】

1. 血红蛋白＜460 mg/dL，抗坏血酸＜2.8 mmol/L（＜50 mg/dL），二酰甘油＜10 mmol/L，类风湿因子（RF）＜240 U/mL 时，对本测定不产生干扰。

2. 不同来源的标准品，参考区间会有一定的差异。

【评价】

1. 本法线性范围 0～8 mg/L。如标本浓度超出线性范围，血清需用生理盐水稀释后重新测定，结果乘以稀释倍数。

2. 本法检测灵敏度为 0.05 mg/L，当样品浓度在 0.53～2.02 mg/L 时，批内 CV 为 1.41%～1.09%，批间 CV 为 2.10%～1.38%。

【思考题】

血液 Cys-C 浓度受肾小管功能影响吗？为什么？

第五节　β_2-微球蛋白测定

β_2-微球蛋白（β_2-MG）是由淋巴细胞、血小板、多形核白细胞产生的一种小分子球蛋白，相对分子质量为 11800，它是细胞表面人类白细胞抗原（HLA）的 β 链（轻链）部分（为一条单链多肽），分子内含一对二硫键，不含糖，广泛存在于血浆、尿液、脑脊液、唾液以及初乳中。正常人 β_2-微球蛋白的合成率及从细胞膜上的释放量相当恒定，β_2-微球蛋白可以从肾小球自由滤过，99.9% 在近曲小管重吸收并被降解，故正常情况下 β_2-微球蛋白的排出是很微量的，由此血清 β_2-微球蛋白的升高可反映肾小球滤过功能受损或滤过负荷是否增加的情况；而尿液中排出 β_2-微球蛋白增高，则提示肾小管损害或滤过负荷增加；在急慢性肾盂肾炎时，因肾脏受损，故尿 β_2-微球蛋白升高，而膀胱炎病人则 β_2-微球蛋白正常；肾移植病人血、尿 β_2-微球蛋白明显增高，提示机体发生排斥反应，因 β_2-微球蛋白合成加速，虽肾清除增多,而血 β_2-微球蛋白仍增高。一般在移植后 $2\sim3$ 天血 β_2-微球蛋白上升至高峰,随后逐渐下降。肾移植后连续测定血、尿 β_2-微球蛋白可作为肾小球和肾小管病变的敏感指标。

实验 10　免疫比浊法测定血(尿)β_2-微球蛋白

【实验目的】

熟悉:免疫透射比浊法测定血(尿)β_2-微球蛋白的基本原理和仪器参数设置。

了解:血(尿)β_2-微球蛋白测定的临床意义。

【实验原理】

血(尿)标本中的 β_2-微球蛋白(β_2-MG)与包被胶乳颗粒上的抗人 β_2-MG 形成免疫复合物,产生的浊度与样品中的 β_2-MG 含量成正比,用比浊法进行测定,可求得样品中 β_2-MG 含量。

【器材与试剂】

(一)器材

全自动生化/免疫比浊分析仪。

(二)试剂

1. R_1:0.2 mmol/L 氯化铵溶液(含 0.9 g/L 叠氮钠)。

2. R_2:抗人 β_2-MG 致敏乳胶微粒(含 0.9 g/L 叠氮钠)。

3. β_2-MG 标准品和质控品。

【操作】

主要参数:透射比浊法,反应温度 37 ℃,主波长 570 nm,次波长 800 nm,详细参数设定应根据自动生化分析仪和试剂盒说明书。

【结果计算】

建立标准液吸光度(浊度)-浓度工作曲线。计算样品 $\Delta A/\min$,并在工作曲线上读取浓度值(mg/L)。

【参考区间】

随机尿:$0.1\sim0.3$ mg/L。24 h 尿:$0.03\sim0.37$ mg。血清:$1.0\sim3.0$ mg/L。

【临床意义】

临床上检测血或尿中的 β_2-MG 浓度为临床肾功能测定、肾移植成活、糖尿病肾病,重金属镉、汞中毒以及某些恶性肿瘤的临床诊断提供较早、可靠和灵敏的指标。脑脊液中 β_2-MG 的检测对中枢神经系统白血病的诊断有特别的意义。

【注意事项】

1. 本法的检测范围为 $0\sim18$ mg/L。当样品测定值超过上限时,应将样品稀释,重新测定,结果乘以稀释倍数。

2. 在每一批标本中都应把非定值血清质控作为未知标本进行分析,以 2S 为质控警告限,3S 为失控限,绘制质控图,判断是否在控。质控规则参见室内质控操作规程及 SOP 文件。

3. 内源性干扰物溶血为 800 mg/mL、脂血 1000 mg/mL、黄疸 30 mg/mL、抗坏血酸 300 mg/mL 对测试结果无明显影响。

【评价】

线性范围:$0.5\sim16$ mg/L。检测结果的相对不准确度 $\leqslant\pm10\%$。批内 CV$<2.35\%$,

批间 CV<4.45%。

【思考题】

1. 临床检验中,血液 β_2-MG 的测定方法还有哪些?

2. 随机尿 β_2-MG 测定的影响因素有哪些?

【参考文献】

[1] 钱士匀.临床生物化学与检验实验指导[M].3 版.北京:人民卫生出版社,2010.

[2] 周新,府伟灵.临床生物化学与检验[M].4 版.北京:人民卫生出版社,2007.

[3] 叶应妩,王毓三,申子瑜.全国临床检验操作规程[M].3 版.南京:东南大学出版社,2006.

(董青生)

第九章 心血管系统疾病的生物化学检验

心脏是人体最重要的器官,与血管组成血液循环系统,为全身组织器官输送营养,维持人体正常新陈代谢与生命活动。心血管疾病是一系列涉及循环系统的疾病,主要包括动脉粥样硬化、冠心病、高血压、高血脂、心肌病及各种原因导致的心功能不全等,主要病理组织学基础是动脉硬化。心血管疾病检查手段包括动态血压、动态心电图、运动负荷试验、CT、心血管超声、心肌显像、核磁共振以及造影、电生理检查和生化指标(如心肌标志物)的检测等。临床生物化学检验通过测定体液中(主要是血液)中某些代谢物浓度的变化,可反映体内器官功能的变化,对疾病的预防、早期诊断和疗效监测提供重要信息。

目前,临床开展心肌损伤检查的生化检验项目主要有酶类标志物,包括 AST、LD 及其同工酶、CK 及其同工酶(CK-MB);蛋白类标志物,包括心肌肌钙蛋白(cTnT 和 cTnI)、肌红蛋白(Mb)、心钠肽、脑钠肽等。近年来发现同型半胱氨酸与心脑血管疾病高度相关,受到临床重视,已成为心脑血管疾病必要的检查项目。本章将对乳酸脱氢酶同工酶、肌酸激酶同工酶(CK-MB)、心肌肌钙蛋白 T(cTnT)、肌红蛋白(Mb)和同型半胱氨酸(Hcy)的检测方法逐一进行介绍。

第一节 乳酸脱氢酶/肌酸激酶同工酶测定

同工酶的测定可用电泳法、免疫化学法、层析法、热稳定法和抑制法。临床测定乳酸脱氢同工酶常用电泳法,测定肌酸激酶同工酶常用免疫抑制法。电泳法使用的介质包括琼脂糖凝胶、醋酸纤维素薄膜和聚丙烯酰胺凝胶等。琼脂糖凝胶电泳操作简便,灵敏度高,易于定量分析,适合临床常规开展。

实验 1 琼脂糖电泳测定乳酸脱氢酶同工酶

【实验目的】

掌握:琼脂糖电泳法测定乳酸脱氢酶同工酶的基本原理。

熟悉:琼脂糖电泳法分离血清乳酸脱氢酶同工酶的操作过程及测定的临床意义。

了解:血清乳酸脱氢酶同工酶测定的注意事项。

【实验原理】

LD 各同工酶的一级结构与等电点不同,在一定的电泳条件下,使其在支持介质上分离。然后利用酶的催化反应进行显色:以乳酸钠作为底物,LD 催化乳酸脱氢生成丙酮酸,同时使 NAD^+ 还原为 NADH。吩嗪二甲酯硫酸盐(PMS)将 NADH 的氢传递给氯化碘代硝基四唑蓝(INT),使其还原为紫红色的甲䐶化合物。有 LD 活性的区带显紫红色,且颜色的深浅与酶活性成正比,利用光密度扫描仪可求出各同工酶的相对含量。

【器材与试剂】

(一) 器材

1. 电泳仪和电泳槽。

2. 光密度扫描仪或分光光度计。

(二) 试剂

1. 巴比妥缓冲液(pH8.6,离子强度 0.075)　称取巴比妥钠 15.458 g、巴比妥 2.768 g,溶解于蒸馏水中,加热助溶,冷却后定容至 1 L(电泳缓冲液)。

2. 0.082 mol/L 巴比妥-盐酸缓冲液(pH8.2)　称取巴比妥钠 17.0 g,溶解于蒸馏水中,加 1 mol/L 盐酸 24.6 mL,用蒸馏水定容至 1 L(用于凝胶配制)。

3. 10 mmol/L 乙二胺四乙酸二钠　称取 EDTA-Na$_2$ 372 mg,溶解于蒸馏水中,并定容至 100 mL。

4. 5 g/L 琼脂糖凝胶　称取琼脂糖 0.5 g,加入 50 mL pH8.2 的巴比妥-盐酸缓冲液中,再加入 EDTA-Na$_2$ 溶液 1.2 mL 以及蒸馏水 48.8 mL,隔水煮沸溶解,不时摇匀,趁热分装到大试管中,冷却后用塑料膜密封管口置于冰箱备用。

5. 8 g/L 琼脂糖凝胶　称取琼脂糖 0.8 g,加入 50 mL pH8.2 的巴比妥-盐酸缓冲液中,再加入 EDTA-Na$_2$ 溶液 2 mL 以及蒸馏水 48 mL,配制方法同上。

6. 显色试剂

(1) D-L 乳酸溶液:取 85% 乳酸(AR)2 mL,用 1 mol/L NaOH 溶液调 pH 值至中性(约23.6 mL)。

(2) 1 g/L 吩嗪二甲酯硫酸盐(PMS):称取 50 mg PMS,加蒸馏水 50 mL 溶解。

(3) 10 g/L NAD$^+$:称取 100 mg NAD$^+$,溶解于新鲜蒸馏水中。

(4) 1 g/L 氯化碘代硝基四唑蓝(INT):称取 30 mg INT,溶解于 30 mL 蒸馏水中。

上述试剂需储存于棕色瓶,置于 4 ℃中保存。除 10 g/L NAD$^+$ 外,其余均可保存 3 个月以上。

(5) 底物显色液(临用前配制):取(1)液 4.5 mL,(2)液 1.2 mL,(3)液 4.5 mL(或 NAD$^+$ 45 mg 溶解于 4.5 mL 蒸馏水中),(4)液 12.0 mL。将上述 4 液混匀,共 22.2 mL。

7. 固定漂洗液　按乙醇、水、冰醋酸体积比为 14∶5∶1 的比例混合,或按 95% 乙醇、冰醋酸体积比为 98∶2 的比例混合而成。

【操作步骤】

1. 制备琼脂糖凝胶玻片　取一管冰箱保存的 5 g/L 琼脂糖凝胶,置于沸水中加热融化。用吸管吸取融化的凝胶液约1.2 mL,均匀铺在干净的 7.5 cm×2.5 cm 玻片上,冷却凝固后,于凝胶板阴极端 1~1.5 cm 处挖槽,用滤纸吸干槽内水分。

2. 加样　用微量加样器加约 40 μL 血清于槽内。

3. 电泳　电压 75~100 V,电流 8~10 mA/片,电泳 30~40 min。

4. 显色　在电泳结束前 5~10 min,将底物显色液与沸水中融化的 8 g/L 琼脂糖凝胶按 4∶5 的比例混合,制成显色凝胶液,置于 50 ℃热水中备用,注意避光。

显色方法是终止电泳后,取下凝胶玻片,置于铝盒中,立即用滴管吸取显色液约 1.2 mL,迅速滴加于凝胶玻片上,使其自然展开覆盖全片,等显色液凝固后,加盖避光,保持铝盒在 37 ℃水浴中 1 h。

5. 固定和漂洗 取出显色的凝胶玻片,浸入固定漂洗液中 20～40 min,直至背景无黄色为止。再于蒸馏水漂洗多次,每次 10～15 min。

【结果计算】

1. 目视观察 根据在碱性介质中 LD 同工酶由负极向正极泳动速率递减的顺序,电泳条带由正极到负极依次为:LD$_1$(H$_4$)、LD$_2$(H$_3$M)、LD$_3$(H$_2$M$_2$)、LD$_4$(HM$_3$)和 LD$_5$(M$_4$)。按各区带呈色的深浅,比较 LD 各同工酶区带呈色强度的关系。

正常人 LD 同工酶电泳图像上呈色由深至浅依次为:LD$_2$>LD$_1$>LD$_3$>LD$_4$>LD$_5$。

2. 光密度计扫描求相对百分率 用光密度计在 570 nm 波长处扫描,求出各同工酶区带吸光度所占百分比。

3. 比色定量 在不具备光密度计的条件下,如需定量,可将各区带切开,分别装入试管中,加入 400 g/L 尿素 4 mL,于沸水浴中保温 5～10 min,取出冷却后在 570 nm 波长处比色。空白管取大小相同但无同工酶区带的凝胶,用上述相同方法处理。比色后根据各管吸光度计算各同工酶百分率。

吸光度总和: $$A_\text{总} = A_1 + A_2 + A_3 + A_4 + A_5$$

式中,$A_1 \sim A_5$ 为各同工酶区带的吸光度。

各同工酶百分率(%)为

$$LD_1 \text{百分率} = \frac{A_1}{A_\text{总}} \times 100\%$$

$$LD_2 \text{百分率} = \frac{A_2}{A_\text{总}} \times 100\%$$

$$LD_3 \text{百分率} = \frac{A_3}{A_\text{总}} \times 100\%$$

$$LD_4 \text{百分率} = \frac{A_4}{A_\text{总}} \times 100\%$$

$$LD_5 \text{百分率} = \frac{A_5}{A_\text{总}} \times 100\%$$

【参考区间】

成年人血清中 LD 同工酶百分比:LD$_2$>LD$_1$>LD$_3$>LD$_4$>LD$_5$。

【临床意义】

LD 同工酶的分布有一定组织特异性:①LD$_1$ 主要存在于心肌中,其活性占组织 LD 总活性的 50% 以上,其次为肾、胰、膈肌和红细胞。②LD$_3$ 主要存在于肺、脾,其次为脑、肠、淋巴液、内分泌腺。③LD$_5$ 主要存在于肝脏中,其活性占组织 LD 总活性的 50% 以上,其次为骨骼肌、皮肤、骨髓、关节滑液、白细胞、血小板和胆汁。

当组织损伤时,其所含同工酶释放入血液中引起同工酶活性的变化。因此通过测定血清中各同工酶的相对活性,可以用于鉴别和诊断相应的病变组织。

1. 用于鉴别和诊断心、骨骼肌和肝脏疾病 心肌梗死和心肌炎时 LD$_2$ 和 LD$_1$ 均升高,但 LD$_1$ 升高更早更明显,导致大多数 AMI 病人血中 LD 同工酶出现 LD$_1$/LD$_2$ 值增大(常大于1),且持续时间长。骨骼肌和肝细胞损伤时常出现 $LD_5 > LD_4$。

2. 肺、脾、胰、淋巴结损伤及各种恶性疾病　LD_2、LD_3、LD_4升高,恶性肿瘤伴肝转移往往 LD_5 也升高。

3. 其他　溶血性疾病、镰状红细胞贫血、地中海贫血、阵发性血红蛋白尿均有 LD_2 和 LD_1 均升高,但仍为 $LD_2 > LD_1$。

【注意事项】

1. 标本　红细胞中 LD_1 和 LD_2 活性很高,因此标本严禁溶血。LD_4 和 LD_5(尤其是 LD_5)对热很敏感,因此底物显色液的温度不能超过 50 ℃,否则易变性失活。LD_4 和 LD_5 对冷不稳定,容易失活,应采用新鲜血清标本,如有需要,将血清置于 25 ℃ 条件下保存,可保存 2～3 天。

2. 试剂　PMS 对光敏感,故底物显色液必须避光,否则显色后背景颜色很深。

3. 底物　用0.5～1.0 mol/L 的乳酸锂溶液(pH7.0)代替乳酸钠溶液。因乳酸锂化学性质稳定,易称量,还可避免乳酸钠长期放置后产生的酮类物质对酶促反应造成的抑制作用。

【思考题】

1. 测定 LD 同工酶对诊断心脏疾病有何意义?

2. 血清同工酶电泳与蛋白质电泳有何联系与区别?

3. 比较醋酸纤维素薄膜电泳、琼脂糖凝胶电泳和 SDS-PAGE(聚丙烯酰胺凝胶电泳)的原理,指出这三种方法分离 LD 同工酶的优劣。

实验 2　免疫抑制法测定肌酸激酶同工酶(CK-MB)

【实验目的】

掌握:免疫抑制法测定 CK-MB 的原理。

熟悉:免疫抑制法测定 CK-MB 的临床意义。

了解:免疫抑制法测定 CK-MB 的操作程序。

【实验原理】

用抗人 CK-M 抗体与样品血清共孵育,抑制样品血清中 CK-MM 和 CK-MB 的 M 亚单位活性,用酶偶联法测定 CK-B 的活性,结果乘以 2 即得到 CK-MB 活性单位(正常情况下由于 CK-BB 含量甚微,可忽略不计)。测定原理如下:

$$肌酸激酶 + ADP \xrightarrow{CK-B} 肌酸 + ATP$$

$$ATP + 葡萄糖 \xrightarrow{HK} ADP + 葡萄糖-6-磷酸$$

$$葡萄糖-6-磷酸 + NADP^+ \xrightarrow{G-6-PD} 6-磷酸葡萄糖酸 + NADPH + H^+$$

式中:CK-B 为肌酸激酶;HK 为己糖激酶;G-6-PD 为葡萄糖-6-磷酸脱氢酶。

在 340 nm 波长下测定 NADPH 的生成速率,即可计算出 CK-B 的活性。

【器材与试剂】

(一) 器材

1. 半自动生化分析仪、恒温水浴箱、计时器。

2. 全自动生化分析仪。

（二）试剂

1. 128 mmol/L 咪唑-醋酸盐缓冲储存液(pH7.0)。

2. 试剂 1 取上述缓冲储存液 90 mL，加 ADP 98 mg、AMP 211 mg、二腺苷-5′-磷酸锂盐(AP5′A)1.1 mg、D-葡萄糖 414 mg、NADP 181 mg 及 N-乙酰半胱氨酸 375 mg，用 1 mol/L醋酸调节 pH 值至 6.7；再加入己糖激酶 260 U、葡萄糖-6-磷酸脱氢酶 175 U 和多克隆抗 CK-M 抗体(抑制 CK-M 的抗体＞200 U/L)，用蒸馏水定容至 100 mL。此液制备后，在 340 nm 波长处的吸光度应小于 0.35，在室温稳定可稳定 5 天，4 ℃可稳定 3 个月，－20 ℃可稳定至少 1 年。

3. 试剂 2 取磷酸肌酸二钠盐 1.25 g，用蒸馏水溶解并定容至 10 mL。此液制备后，在 340 nm 波长处的吸光度应小于 0.15，在 4 ℃可稳定 3 个月，－20 ℃可稳定至少 1 年。

【操作步骤】

（一）自动生化分析仪法

请参照试剂盒说明书操作。

（二）半自动操作法

1. 取试剂 1 2 mL 与血清 100 μL 置于测定管中(空白管：R_1 试剂 2 mL＋蒸馏水 100 μL)，混匀，37 ℃水浴中放置 5 min。

2. 加入已在 37 ℃水浴预温 5 min 的试剂 2 500 μL，混匀，移入比色杯中，立即放入 37 ℃恒温比色槽。

3. 延迟 150 s 后，在 340 nm 波长处，连续监测 180 s 吸光度变化速率，分别在第 1、2 和 3 min 时读取吸光度，计算吸光度变化的平均值(ΔA/min)。

【结果计算】

$$CK\text{-}MB\text{活性单位}(U/L)=(\Delta A/min)\times\frac{10^6}{6220}\times26\times2=\Delta A/min\times8360$$

式中：6220 为 NADPH 在波长 340 nm 处的微摩尔吸光系数；26 为反应液总体积与血清用量的比值。

【参考区间】

血清 CK-MB≤15 U/L；CK-MB/CK＜5％。

【临床意义】

1. 用于 AMI 早期诊断 AMI 后 CK-MB 4～6 h 急剧升高，24 h 达高峰，48～72 h 开始恢复正常。检查 CK-MB 能早期诊断 AMI，有较高的敏感性和特异性。它是诊断 AMI 的最佳血清酶学指标，与肌红蛋白、心肌肌钙蛋白共同组成心肌损伤早期标志物，应用广泛。

2. 估测再梗死和溶栓效果 CK-MB 在血清的浓度和梗死面积有一定的相关，可大致判断再梗死。如心肌梗死后 3～4 d，CK-MB 仍持续不降，表明心肌梗死继续进行，如果已下降的 CK-MB 再次升高，则提示原梗死部位病变扩展或有新的梗死病灶；如果胸痛病人在 48 h 内尚未出现 CK-MB 升高，或小于总活性的 2 倍，即可排除急性心肌梗死的诊断。连续检测 CK-MB 还可用于判断再灌注及溶栓效果。

3. CK-MB/CK 值应用 CK-MB 常与 CK 总酶活性同时测定，以 CK-MB/CK 的值来

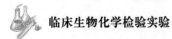

判定疾病发展趋势,如总 CK>100 U/L,CK-MB>15 U/L,CK-MB/CK<4%,考虑为心肌疾病;如总 CK>100 U/L,CK-MB/CK 在 4%~25%之间,AMI 成立;如 CK-MB/CK>25%,考虑有 CK-BB 或巨型 CK 存在。

【注意事项】

1. 如 37 ℃条件下测得的总 CK 活性大于 2000 U/L,用生理盐水稀释标本重测,测定结果乘以稀释倍数。

2. 溶血、黄疸和脂血对测定有干扰。血清或血浆勿用 EDTA、柠檬酸盐和氯化物作抗凝剂,否则会对测定有影响。

3. 过量的 Mg^{2+}、Cl^-、SO_4^{2-},金属离子 Zn^{2+}、Cu^{2+}、Mn^{2+} 和过量的 ADP、L-甲状腺素、尿酸等会抑制样本中肌酸激酶的活性。

4. CK-Mt、巨 CK 以及中枢神经系统疾病时,用免疫抑制法测定 CK-MB 容易出现假阳性。

5. 测定标本时设立空白管,空白管吸光度应小于 0.60。

【思考题】

1. 免疫抑制法测定 CK-MB 本身在原理上有何缺陷?

2. CK-MB 值偏高,解释可能的原因。

3. CK-MB 测定结果不高时能否就判定无 AMI 发生?

第二节 心血管系统疾病的其他生物化学检验

目前测定心肌肌钙蛋白和肌红蛋白主要采用免疫化学法,包括放射性同位素免疫分析法(RIA)、酶联免疫吸附试验法(ELISA)、免疫比浊法、化学发光免疫分析法(CLIA)、荧光免疫分析法(FIA),以及金标免疫分析法等。由于化学发光免疫法灵敏度高、特异性强、安全无毒,可实现自动化,许多大型临床医院已开展使用。检测同型半胱氨酸的方法有多种,包括高效液相色谱法(HPLC)、氨基酸分析仪法、放射性酶联免疫吸附法、荧光偏振免疫分析(FPIA)、毛细管电泳法和酶学分析法等。循环酶法可利用全自动生化分析仪快速、准确测定同型半胱氨酸,适合临床实验室常规开展。

实验 3 化学发光免疫法测定心肌肌钙蛋白 T

【实验目的】

掌握:化学发光免疫法测定心肌肌钙蛋白 T 的原理。

熟悉:化学发光免疫法基本操作程序和测定心肌肌钙蛋白 T 的临床意义。

了解:化学发光免疫法测定心肌肌钙蛋白 T 的注意事项。

【实验原理】

化学发光免疫法(chemiluminescence immunoassay,CLIA)是一种由酶催化的化学发光反应。加入包被有抗 cTnT 单克隆抗体的聚苯乙烯珠及辣根过氧化物标记的抗 cTnT 单克隆抗体,通过抗原-抗体结合反应,形成酶标抗体-cTnT-聚苯乙烯珠复合物,除去游离的酶标抗体,再加入鲁米诺(luminol)发光体系,测定发光强度,然后根据发光强度的大小对待测心肌肌钙蛋白 T(cTnT)进行定量分析,发光强度与待测样品浓度成线性关系。

【器材与试剂】

（一）器材

化学发光免疫分析仪。

（二）试剂

1. 包被有抗 cTnT 单克隆抗体的聚苯乙烯珠。

2. 辣根过氧化物标记的抗 cTnT 单克隆抗体。

3. PBS:0.02 mol/L(pH7.4±0.2)。

4. 洗涤缓冲液 含 0.05% Tween-20 的 PBS(取 0.5 mL Tween-20,加 PBS 至 1 L)。

5. Tris 缓冲液 0.05 mmol/L(pH8.5)。

6. 发光体系 取鲁米诺 4.5 mmol、H_2O_2 7.5 mmol、肉桂酸 0.4 mmol、四苯硼钠 0.8 mmol,加水溶解并定容至 1 L。

7. cTnT 标准品 配制成 0.1 μg/L、0.2 μg/L、0.4 μg/L、0.8 μg/L、1.6 μg/L、3.2 μg/L、6.4 μg/L、12.8 μg/L、25.6 μg/L、51.2 μg/L、102.4 μg/L 共 11 个标准浓度。

【操作步骤】

1. 在硅化试管中加入包被有抗 cTnT 单克隆抗体的聚苯乙烯珠、150 μL 标准品、150 μL 待测样品、150 μL 酶标抗体,37 ℃孵育 2 h,形成双抗夹心复合物。

2. 洗涤缓冲液(洗涤 5 次),加入 0.05 mmol/L Tris 缓冲液 200 μL 及发光体系 100 μL。

3. 混合均匀后置于化学发光仪测定相对发光单位。

【结果计算】

1. 以 cTnT 标准品浓度为横坐标,对应的相对发光单位为纵坐标,在坐标纸上绘制校正曲线。

2. 根据待测样品相对发光单位,查校正曲线,即可得出 cTnT 的含量。

【参考区间】

血清 cTnT<0.1 μg/L。

【临床意义】

心肌肌钙蛋白(cardiac troponin, cTn)是心脏的结构蛋白,由三个亚单位组成,即 cTnT、cTnI 及 cTnC。心肌中的 cTnC 与骨骼肌中的肌钙蛋白相同,没有心肌特异性,较少用于心肌损伤的检查。cTnT 和 cTnI 心肌特异性好,广泛应用于临床心脏疾病诊断。

1. 早期诊断 AMI 心肌损伤早期 4～6 h cTnT 即开始升高,12～24 h 达高峰,其峰值可达正常参考值的 30～40 倍,窗口期为 5～10 天。其诊断 AMI、心肌损伤疾病优于 CK-MB,灵敏度高,为 50%～59%;特异性强,为 74%～96%,适用于 AMI 早期诊断,也可对发病后较晚就诊的病人作回顾性诊断。心肌肌钙蛋白是心肌损伤特异性标志物。

2. 判断心肌梗死范围和评估溶栓效果 血中 cTnT 的浓度与心肌梗死范围有较好的相关性,根据血中 cTnT 峰值的高低、上升与下降速率可估测梗死的程度与损伤面积大小,还可以观察溶栓效果,判断冠状动脉是否再通。尤其是病人发生微小心肌损伤时,血清 CK-MB 尚在正常参考范围内,此时检测 cTnT 更有意义。

3. 风险评估和预后判断　对心脏或其他手术中及术后的心肌缺血、损伤、梗死有判断价值;心脏移植后排异反应观察和某些药物疗效观察等。

4. 其他　钝性心肌外伤、心肌挫伤、甲状腺功能减退症病人的心肌损伤、药物损伤、严重脓毒血症所致的左心衰时 cTnT 也可升高。

【注意事项】

1. 溶血、脂血对测定有影响。标本应清澈透明,悬浮物(纤维蛋白和细胞)应离心去除。标本收集后最好立即检测,若在 24 h 内无法完成测定,应分装冻存于 −20 ℃,避免反复冻融。

2. 抗凝剂对化学发光法测定有不同程度的影响,最好用血清标本。

3. 按顺序加样,加量要准确。

【思考题】

1. 查阅资料,比较测定 cTnT 各种方法的优缺点。

2. cTnT 诊断 AMI 较其他心脏标志物有何优势?

3. 去相关附属医院参观了解化学发光法的其他临床应用。

实验4　化学发光免疫吸附法测定血清肌红蛋白

【实验目的】

掌握:化学发光免疫吸附法测定血清肌红蛋白的原理。

熟悉:血清肌红蛋白测定的操作程序和其临床意义。

了解:化学发光免疫分析系统的原理、构造。

【实验原理】

血清肌红蛋白测定采用一种双位酶免法("夹心法")。将样本添加到含有小鼠单克隆抗肌红蛋白-碱性磷酸酶结合物、小鼠单克隆抗肌红蛋白-生物素结合物和包被着山羊抗生物素的顺磁性微粒的反应管中。人血清肌红蛋白与抗肌红蛋白-生物素结合物相结合且固定于包被着山羊抗生物素抗体的顺磁性微粒上,而小鼠抗肌红蛋白-碱性磷酸酶结合物与肌红蛋白分子上的不同抗原位点反应。在反应管内温育完成后,结合在固相上的物质将置于一个磁场内被吸住,而未结合的物质将被冲洗除去。然后,将化学发光底物 Lumi-Phos* 530 添加到反应管内,再由光度计对反应中所产生的光进行测量。所产生光的量与样本内肌红蛋白的浓度成正比。样本内分析物的量是由所储存的多点校准曲线来确定的。

【器材与试剂】

(一) 器材

化学发光免疫分析仪。

(二) 试剂

购买成套的商品试剂盒。

1. R₁ 试剂盒　现成可用。

(1) R_{1a}:包被着山羊抗生物素抗体的顺磁性微粒,悬浮于 MES 缓冲盐水中[含有牛血清白蛋白(BSA)、0.25% ProClin** 300 和 <0.1% 叠氮钠]。

(2) R_{1b}:小鼠单克隆抗肌红蛋白抗体-生物素结合物和小鼠单克隆抗肌红蛋白抗体-碱

性磷酸酶结合物,溶于磷酸缓冲盐溶液(含有 BSA、纯化小鼠 IgG、纯化山羊 IgG、0.25% ProClin** 300 和<0.1%叠氮钠)。

2. 肌红蛋白标准品 现成可用。使用前先将每瓶解冻并轻轻混匀,防止产生气泡。在−20 ℃或低于−20 ℃环境下保存时,可稳定 12 个月,解冻后 2~10 ℃冷藏可保存 60 天,只可解冻一次。

(1) S0:BSA 缓冲基质(含表面活性剂、<0.1%叠氮钠、0.5% ProClin** 300)含 0.0 ng/mL(μg/L)人体肌红蛋白。

(2) S1、S2、S3、S4、S5:水平分别为 50 ng/mL、200 ng/mL、800 ng/mL、2000 ng/mL 和 4000 ng/mL(μg/L)人体肌红蛋白,溶于 BSA 缓冲基质(含表面活性剂、<0.1%叠氮钠、0.5%ProClin** 300)。

(3) 校准卡:定量检测的定标是用已知分析浓度的样本进行检测以观察光量子值。光量子值和已知浓度之间的数学关系就构成了校正曲线。校正曲线储存于仪器中,可将样本检测中得到的光量子值转化成特定的分析浓度。

3. 发光底物 现成可用。Lumi-Phos* 530(含二氧环己烷 Lumigen* PPD、荧光剂和表面活性剂的缓冲溶液)。底物储存条件和稳定性见表 9-1。

表 9-1 底物储存条件和稳定性

条 件	储存环境	稳定期
未开启	2~8 ℃	12 个月
使用前底物平衡(未开启)	15~30 ℃(室温)	最短 18 h,最长 1 天
使用时(已开启)	基质内部供应点	最长 5 天
使用时(已开启)	流盘外部底物放置	最长 14 天

4. 冲洗缓冲液 现成可用。在室温条件下(15~30 ℃)可稳定到包装上注明的失效期。底物本底检测值的增高或在双抗体夹心法中的零点定标品的相关发光值的增高则提示冲洗缓冲液的不稳定。

冲洗缓冲液:缓冲液、离子表面活性剂、<0.1%叠氮钠和 0.1%ProClin** 300。

5. 质控品 商用质控血清(异常浓度和正常浓度值)。

【操作步骤】

1. 标本采集

(1) 肝素锂血浆是所推荐的样本。血清和血浆(肝素或 EDTA)是可接受样本。

(2) 遵循以下标本处理、运行和储存步骤:①遵循静脉穿刺所需的常规注意点采集所有的全血标本。②在进行离心操作前让血清样本完全凝结。③全程保证样品管的密闭状态。④在离心操作完成后的 2 h 内,将至少 500 μL 的无细胞样本移入保存用试管内,完成后立即将试管口塞紧。⑤在室温(15~30 ℃)下,将样本保存在塞紧的试管内不得超出8 h。⑥若在 8 h 内无法完成测定,可将样本冷藏保存在 2~8 ℃环境下。⑦若在 24 h 内无法完成测定,可将样本在−20 ℃或低于−20 ℃环境下冷冻保存。⑧标本只能解冻一次。

2. 定标 每个测试均需有效的校正曲线,肌红蛋白校正曲线有效期是 56 天,参见操作指南和参考手册来了解定标步骤。肌红蛋白测试提供 6 种浓度点的标准品:0 ng/mL、

50 ng/mL、200 ng/mL、800 ng/mL、2000 ng/mL 和 4000 ng/mL(μg/L)。

3. 质控 质控品与样品的性质类似,是监测免疫化学分析正常工作的必需品。因为样品可在有随机检测能力的仪器中随机检测而非批量检测,所以质控品应该包含在整个24 h 的时间段内。商用质控品将包括至少 2 个浓度质控品,按照厂家规定进行复溶和保存。在正式使用前每个实验室均应建立各自的平均值和可接受范围,质控结果没有落在可接受范围提示检验结果无效。重新检查位于上一次有效质控值到这次无效质控值之间所有的检验结果。参见操作指南来了解如何回顾质控结果。

4. 仪器操作 参见免疫系统的操作指南来准备和操作。主要分析步骤如下。

(1) 从主菜单进入测试要求屏幕。

(2) 对每个样品,设置一个样品架上的位置,输入样品信息和需检测的测试名称。

(3) 将样品管放入样品架上已设定的位置。

(4) 按下运行键开始检测。

(5) 仪器会提醒操作者运行所需的定标。

(6) 系统会自动计算检测结果。

【结果计算】

系统软件通过使用一条加权的四参量对数曲线(4PLC)的数学方式,来自动地确定病人的测试结果,样品中检测到的光量子值会与储存的校准曲线对照求得相应结果,病人检测结果可通过"样品结果菜单"回顾。

【参考区间】

男性:17.4～105.7 ng/mL。

女性:14.3～65.8 ng/mL。

【临床意义】

肌红蛋白(Mb)是一种大量存在于横纹肌(骨骼肌和心肌)细胞中的血红素蛋白。肌红蛋白与氧可逆式结合并加快氧向线粒体的运输,在有氧细胞代谢中起重要作用。心肌细胞损伤时肌红蛋白会大量释放入血液系统。临床检测肌红蛋白主要用于 AMI 早期诊断和预测再梗死。

1. 早期诊断 AMI 相比于 CK(M_w=80000)或 LDH(M_w=130000)等酶,其相对分子质量(17800)较小,因此能更快融入血循环。在 AMI 后 2～4 h,Mb 在血液中浓度就迅速上升,6～9 h 达高峰,比 cTnT(或 cTnI)和 CK-MB 的释放要早,在 AMI 发作 12 h 内诊断敏感性很高,是目前检测 AMI 最早的生化指标。Mb 阴性可直接排除 AMI 的诊断。

2. 判断再梗死和评价再灌注是否成功 Mb 在血清中清除迅速,发病 24～36 h 可恢复正常,故测定 Mb 有助于观察心肌有无再梗死及梗死区有无再扩展,这一点优于 cTnT(或 cTnI)。AMI 病人血清 Mb 的升高与持续时间与梗死面积和心肌坏死程度呈明显正相关,如果血清 Mb 持续不降或反而升高,或下降后又异常升高,形成"多峰"现象,说明梗死继续扩大、心肌坏死加重或新梗死发生。监测血清 Mb 水平也可用于评估冠脉再灌注效果。

3. Mb 不是心肌损伤特异性指标 由于 Mb 也存在于骨骼肌中,且仅从肾脏清除,所以急性肌损伤、急性或慢性肾衰竭、严重的充血性心力衰竭、长时间休克及各种原因引起的肌病病人、肌内注射、剧烈的锻炼、某种毒素和药物摄入后,Mb 都会升高。因此,采用血清

Mb 水平作为诊断 AMI 的早期指标,仅限于那些无上述有关疾病的病人。以下策略可提高灵敏度:①联合检测 Mb 和一种骨骼肌特异的标志物(碳酸酐酶Ⅲ,即 CAⅢ),并计算 Mb/CAⅢ比值,用于鉴别骨骼肌疾病和 AMI。②联合检测 Mb 和一种心肌特异性标志物(肌钙蛋白 T/I,cTnT/I),可达到最高的诊断效率。

【注意事项】

1. 标本应清澈透明,悬浮物(纤维蛋白和细胞)应离心去除。标本收集后最好立即检测,若在 24 h 内无法完成测定,应分装冻存于－20 ℃,避免反复冻融。

2. 试剂中含叠氮钠、ProClin＊＊300 等刺激皮肤化学品,应做好防护。

【思考题】

1. 比较心肌肌钙蛋白与肌红蛋白的生理特性及二者的临床应用。

2. 查阅化学发光免疫分析技术的普遍原理,比较美国 BECMAN、雅培、德国罗氏化学发光免疫分析系统测试 Mb 说明书,熟悉其临床应用。

实验 5　循环酶法测定血清同型半胱氨酸

【实验目的】

掌握:循环酶法测定血清同型半胱氨酸的原理。

熟悉:循环酶法测定血清同型半胱氨酸的操作程序、临床意义。

了解:循环酶法测定血清同型半胱氨酸的注意事项。

【实验原理】

本法是基于小分子捕获技术(SMT)的 S-腺苷同型半胱氨酸水解酶法。在三(2-羧乙基)磷氯化氢(TCEP)作用下,氧化型同型半胱氨酸(Hcy)转化为游离型 Hcy,游离型 Hcy 与共价底物 S-腺苷甲硫氨酸(SAM)催化反应形成甲硫氨酸和 S 腺苷同型半胱氨酸(SAH)。SAH 被 SAH 水解酶水解生成腺苷(Ado)和 Hcy,形成的 Hcy 可以循环加入反应,从而放大了检测信号,生成物腺苷(Ado)立即水解为次黄嘌呤和氨,氨在谷氨酸脱氢酶的作用下,使 NADH 转化为 NAD^+,样本中的 Hcy 的浓度与 NADH 的变化成正比。

$$Hcy+SAM \xrightarrow{\text{HMTase}} SAM+Met$$

$$SAH \xrightarrow{\text{SAHase}} Hcy+Ado \xrightarrow{\text{ADA}} \text{次黄嘌呤核苷酸}+NH_3$$

$$NH_3+NADH+\text{酮戊二酸} \xrightarrow{\text{GLDH}} \text{谷氨酸盐}+NAD^++H_2O$$

【器材与试剂】

(一)器材

全自动生化分析仪。

(二)试剂

循环酶法测定血清同型半胱氨酸多用液体双试剂盒,试剂的组成成分与浓度见表 9-2。

表 9-2　循环酶法测定血清同型半胱氨酸的试剂组成

组 成 成 分	浓　　度
试剂 1	
S-腺苷甲硫氨酸(SAM)	0.1 mmol/L
β-烟酰胺腺嘌呤二核苷酸还原型(NADH)	0.2 mmol/L
TCEP	0.5 mmol/L
α-酮戊二酸	5.0 mmol/L
Hcy 甲基转移酶(HMTase)	5.0 kU/L
谷氨酸脱氢酶(GLDH)	10.0 kU/L
试剂 2	
S-腺苷同型半胱氨酸(SAH)水解酶(SAHase)	3.0 kU/L
腺苷脱氨酶(ADA)	5.0 kU/L
同型半胱氨酸标准液 C_1、C_2、C_3	0.0 μmol/L、6.5 μmol/L、28.5 μmol/L

【操作步骤】

1. **工作曲线绘制**　将标准液浓度按由低到高的顺序排列后,按表 9-3 操作。

表 9-3　循环酶法测定血清同型半胱氨酸的定标

标准液(C_i)	C_1	C_2	C_3
标准液/μL	13	13	13
试剂 1/μL	240	240	240
混匀,37 ℃恒温 5 min			
试剂 2/μL	65	65	65

混匀,37 ℃恒温 3.5 min,"0.0 μmol/L"浓度标准液(即 C_1)调零,在波长 340 nm 处测定吸光度 A_1。1.5 min 后,C_1调零,在波长 340 nm 处测定吸光度 A_2。计算 $\Delta A = A_2 - A_1$,绘制校准曲线。

2. **样本测定**　按表 9-4 操作。

表 9-4　循环酶法测定血清同型半胱氨酸的样本测试

试　　剂	加入量/μL
样本	13
试剂 1	240
混匀,37 ℃恒温 5 min	
试剂 2	65

混匀,37 ℃恒温 3.5 min,"0.0 μmol/L"浓度标准液(即 C_1)调零,在波长 340 nm 处测定吸光度 A_1。1.5 min 后,以 C_1调零,在波长 340 nm 处测定吸光度 A_2。计算 $\Delta A = A_2 - A_1$。

3. 操作流程图

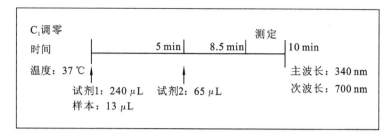

【结果计算】

使用多点非线性校准模式,由仪器根据标准品浓度对应的 ΔA 自动生成校准曲线后,计算样本中同型半胱氨酸的含量。

【参考区间】

成人血清 Hcy $\leqslant 15$ μmol/L。

【临床意义】

同型半胱氨酸(Hcy)是蛋氨酸代谢产生的一种含硫的氨基酸,80％的 Hcy 在血中通过二硫键与蛋白结合,只有很少一部分游离同型半胱氨酸参加循环。在体内多种生物酶和维生素的协同作用下,它会进一步分解为其他物质,经尿液排至体外或再次合成蛋氨酸,使血浆同型半胱氨酸维持在相对恒定水平。正常情况下,它在人体血液中的含量很低,不超过 15 μmol/L。若超过这一数值,就为高同型半胱氨酸血症,会对人体产生毒性作用,导致多种疾病。

1. Hcy 水平与心血管疾病密切相关　Hcy 是心血管疾病发病的一个重要危险因子。血液中增高的 Hcy 因为刺激血管引起动脉血管的损伤,导致炎症和管壁的斑块形成,最终引起心脏血管血流受阻。目前临床检测同型半胱氨酸主要作为心血管疾病(尤其是冠状动脉粥样硬化和心肌梗死)的危险指标,它的浓度升高程度与疾病的危险性成正比。

2. 其他一些疾病　如糖尿病、肾病、妊娠高血压、老年性痴呆等病人常伴有血同型半胱氨酸含量升高。Hcy 升高还可引起神经管畸形及先天性畸形等出生缺陷类疾病。

【注意事项】

1. 采血前避免高蛋白饮食,高蛋白饮食可能导致同型半胱氨酸偏高。

2. 样本为新鲜血清。避免溶血、混浊和严重血脂标本,不可使用 EDTA 抗凝。

3. 使用下列药物会引起同型半胱氨酸偏高:氨甲蝶呤、卡马西平、苯妥英、一氧化二氮、6-氮尿嘧啶等。

4. 样本中同型半胱氨酸含量超过 50 μmol/L,则用蒸馏水稀释后测定,结果乘以稀释倍数。

【思考题】

1. 查阅同型半胱氨酸的代谢过程,日常饮食中应注意什么可预防高同型半胱氨酸血症?

2. 循环酶法是如何放大化学效应的?

3. 目前临床也采用化学发光法测定同型半胱氨酸,与循环酶法相比有何优劣处?

【参考文献】

[1] 段满乐.生物化学检验[M].3 版.北京:人民卫生出版社,2010.

[2] 周新,府伟灵.临床生物化学与检验[M].4 版.北京:人民卫生出版社,2007.

[3] 郑铁生,林雪松.临床生物化学检验实验指导[M].北京:高等教育出版社,2012.

[4] 钱士匀.临床生物化学与检验实验指导[M].3 版.北京:人民卫生出版社,2007.

（张利芳）

第十章　常用治疗药物监测

治疗药物监测(therapeutic drug monitoring,TDM)是指在药物动力学理论指导下,通过测定血液或其他体液中的药物浓度,获得有关的药物动力学参数,从而指导临床合理用药方案的制定及调整、药物中毒的诊断及治疗,以提高治疗药物的疗效及安全性,减少药物的不良反应,使给药方案个体化。近年来国外又将其称为临床药代动力学监测(clinical pharmacokinetic monitoring,CPM)。

实施 TDM 的药物需符合如下条件:①已知药物的有效浓度范围;②药效与药物浓度的相关性超过与剂量的相关性;③药物浓度变化可反映药物作用部位的浓度变化;④药效不能用临床间接指标评价;⑤测定血药浓度的方法特异性、灵敏度及精确性均较高,快速简便,且需备有相应的检测试剂盒。目前临床上可检测的项目已达 80 余种,占临床常用药物的 10%,并还在继续开发中。而国内外公认的需要进行血药浓度监测的药物只有几十种。常用的包括抗癫痫药物如卡马西平、丙戊酸、苯妥英,氨基糖苷类抗生素如卡那霉素、庆大霉素、阿米卡星,抗哮喘药物如氨茶碱,抗心律失常药物如奎尼丁、利多卡因及其衍生物,内分泌激素如雌三醇,强心苷类如地高辛,免疫抑制剂如环孢素 A、他克莫司,毒品及成瘾类药物如阿片类等。

血药浓度测定的常用方法有 HPLC 法、分光光度法、EMIT 法、FPIA 法、RIA 法和原子吸收光谱法等,随着分析技术的不断更新,TDM 的范围进一步拓展,分析方法更加简便、快速、灵敏、可靠。在 TDM 中色谱法以高效液相色谱(HPLC)最为常用,随着在线柱切换技术、多药物分析系统及同类药物商品化专用柱的开发,目前一台 HPLC 仪可以测定并同时分析几种甚至十几种药物。本章将以几个常用的治疗药物为例介绍几种不同测定方法。

第一节　强心苷类药物浓度监测

强心苷类药物长期应用于心脏疾病的治疗,目前临床应用的主要有地高辛、洋地黄毒苷、毛花苷 C、毒毛花苷 K 等,其中最常用的是地高辛。测定地高辛的方法有 RIA、FPIA、化学发光酶免疫分析法(CLEIA)、酶放大免疫测定技术(EMIT)及 ELISA。RIA 法成本低廉且灵敏度高,但存在放射性污染且批间 RSD 普遍偏大、检测时间过长的缺点,难以适应临床检验及时之需。ELISA 法灵敏度高,但其底物大部分为有毒物或致癌物,且酶的稳定性易受温度和 pH 值的影响。EMIT 法仅能检测小分子抗原或半抗原。FPIA 法简便快速、灵敏度高、稳定性好、结果准确,较适合临床检验,但其灵敏度不如 RIA,且有本底荧光干扰。CLEIA 将化学发光反应与免疫反应结合,使其兼具发光反应的高灵敏度和免疫反应的特异性,且具有较高的信噪比、准确性和重复性,线性范围较宽,更适用于定量分析。

实验 1　化学发光酶免疫法测定地高辛

【实验目的】

掌握:化学发光酶免疫法测定地高辛的原理及步骤。

熟悉:全自动化学发光免疫分析仪的使用。

了解:应用地高辛治疗过程中监测血药浓度的意义。

【实验原理】

采用磁性微粒做固相载体,以碱性磷酸酶做发光剂,以竞争法等免疫测定方法为基础,即以外包被羊抗兔 IgG 的顺磁性铁固体颗粒与包被地高辛的单克隆抗体结合后,再与标本中地高辛或定量标记的牛碱性磷酸酶-地高辛 IgG 抗体竞争性形成免疫复合物,洗去未结合的标志物后,再加入碱性磷酸酶的发光底物 Lumi-phos* 530,底物去磷酸化发光,测定其放出的光量子,与标准比较即可进行定量。

【器材与试剂】

(一) 器材

粒子全自动化学发光免疫分析仪:本机器采用粒子化学发光技术对体内微量成分及药物浓度进行定量测定,由微电脑控制,可定量监测多个项目。它主要由六部分组成:①传送舱;②主探针系统;③分析系统;④电子系统;⑤流体系统;⑥外周设备。

(二) 试剂

1. 地高辛标准液。

2. 地高辛化学发光免疫分析试剂盒,包含以下试剂。

(1) 顺磁性铁固体颗粒:直径 4 mm,外包被羊抗兔 IgG(1 mg/mL)。

(2) 2267 U/mL 牛碱性磷酸酶标记的地高辛 IgG 抗体。

(3) 4.0 μg/L 包被地高辛的单克隆抗体。

(4) 发光剂:Lumi-phos* 530(0.14 mg/mL),即 4-甲氧基-(3β-磷酸苯酯)-螺-(1,2-二氧杂环丁烷-3,2-三环癸烷)磷酸钠。

【操作步骤】

使用粒子全自动化学发光免疫分析仪及其配套的地高辛检测试剂盒,按照说明书自动分析,简要的操作步骤如下。

1. 血液标本采集　病人口服地高辛,每天 2 次,连服 6 天以上,达到稳态血药浓度,即半个半衰期。在末次服药 6~8 h 后采血并及时分离血清,一般要求在 4 h 内完成测定。

2. 装载试剂　取出试剂,扫描试剂盒条形码,将试剂轻轻混匀,打开试剂转盘上盖,放入试剂,关闭上盖。

3. 校正曲线的绘制或定标　若新的试剂盒与前一试剂盒批号不一致,需要重新制作校正曲线或定标。用含地高辛浓度为 0 μg/L、0.5 μg/L、1.0 μg/L、2.0 μg/L、3.0 μg/L、4.0 μg/L、5.0 μg/L 的地高辛定值血清进行上机测定,得到地高辛的校正曲线。此校正曲线由仪器软件系统绘制。校正曲线一般可以稳定 28 天。

4. 上机测定 将样品血清放入上机专用的试管中,按顺序装入标本架中,每次测定血清量仅需 55 μL,按测定的项目数加入所需量。

【结果计算】

仪器自动从校正曲线上查出检测结果,通常 20 min 后打印出第一份样品报告,以后每隔 20 s 打印一份报告。

【参考区间】

个体差异较大,可能的有效血药浓度范围为 0.9~2.2 μg/L(老人与儿童的血药浓度较高);治疗血药浓度范围为 0.8~2.0 μg/L,地高辛稳态血药浓度<0.8 μg/L 时,一般认为治疗无效,且无毒性反应;2.0~2.4 μg/L 为治疗及中毒血药浓度交叉范围;血药浓度>2.4 μg/L时可视为中毒血药浓度。

【临床意义】

地高辛是一种作用于心脏的强心苷类药物,主要用于某些心律失常和充血性心力衰竭的治疗。因地高辛的治疗指数较低,安全范围窄,其有效治疗剂量接近中毒剂量,另外,由于地高辛药效学和药代动力学个体差异大等原因,常易发生中毒或剂量不足现象。故在应用地高辛治疗过程中,监测血药浓度对控制地高辛用药剂量及防止中毒具有极重要的意义。

【注意事项】

1. 注意重视全自动化学发光免疫分析仪的每日保养及每周保养程序。

2. 在稳态标准时间内采血,测定结果准确性最好,此时血清中的药物水平可反映心脏地高辛的平均浓度。

【思考题】

测定地高辛血药浓度的方法为何常用免疫法?

第二节 抗癫痫药物浓度监测

癫痫是一种慢性发作性的临床综合征,其发作具有突然性、短暂性及重复性三个特点。目前临床对于癫痫的治疗以药物为主,使用抗癫痫药物可减少或预防发作。抗癫痫的药物包括苯巴比妥、苯妥英、卡马西平、丙戊酸、扑米酮等,其中苯妥英最为常用。抗癫痫药物浓度监测工作在国内外早已开展。血药浓度的测定方法主要包括分光光度法(比色、紫外及荧光光度法)、色谱法(HPLC 法、GC 法、薄层层析和色谱-质谱联用法)及免疫测定法(均相免疫、放射免疫及其他免疫法)等三类。

实验 2 高效液相色谱法同时测定血浆苯巴比妥、苯妥英及卡马西平

【实验目的】

掌握:高效液相色谱法测定血清苯巴比妥、苯妥英及卡马西平的基本原理。

熟悉:高效液相色谱法测定血清苯巴比妥、苯妥英及卡马西平的基本步骤。

了解:苯巴比妥、苯妥英及卡马西平血药浓度监测的临床意义。

【实验原理】

当化学结构不同的物质通过色谱分析柱时,因其理化性质的差异在柱上的保留时间不同,极性强的物质在反相 C₁₈ 柱上保留时间短,出峰快;极性弱的物质则相反。苯巴比妥(phenobarbital,PB)、苯妥英(phenytoin,PHT)及卡马西平(carbamazepine,CBZ)、莫沙必利(mosapride,MS)在短波长区均有紫外吸收,于波长 242 nm 处测定均能达到所需灵敏度,且均可将它们以大致相同的萃取回收率提取出来,并经色谱柱将它们依次分开,根据其各自峰高,可从校正曲线方程求出 PB、PHT 和 CBZ 的血药浓度。MS 一般不与 PB、PHT 和 CBZ 合用,且用作内标不受合并用药影响。

【器材与试剂】

(一)器材

高效液相色谱仪(包括自动进样器、高压泵、紫外检测器、色谱工作站等)。

(二)试剂

1. PHT、PB 和 CBZ 对照品。

2. 乙酸乙酯和甲醇(色谱纯)。

3. 缓冲液配制

(1) 0.01 mol/L NaH₂PO₄(pH5.66)液:称取 7.8 g NaH₂PO₄·2H₂O,溶于 1000 mL 重蒸水中,用 H₃PO₄(pH2.7)调 pH 值至 5.66,即得 0.05 mol/L 溶液,用时稀释成 0.01 mol/L。

(2) 2.0 mol/L 氯化铵-氨水缓冲液(pH8.5):称取 53.49 g 氯化铵,溶于 500 mL 重蒸水中,用氨水调 pH 值至 8.5。

4. 流动相配制 按 0.02 mol/L 磷酸盐缓冲液(pH3.3)、甲醇、乙腈体积比为 45:50.5:4.5 取液,混匀并抽滤脱气后置于 2~4 ℃冰箱中保存备用,可稳定 3 个月。

5. 储存液配制

(1) 500 μmol/L 苯妥英(PHT)储存液:准确称取 PHT 对照品 6.3 mg,加 1.0 mol/L 的氢氧化钠溶液 1.0 mL 溶解后,用重蒸水定容至 50 mL,室温 20~25 ℃保存可稳定 2 个月。

(2) 800 μmol/L 苯巴比妥(PB)储存液:准确称取 PB 对照品 9.3 mg,加 5 mL 甲醇溶解后,用重蒸水定容至 50 mL,2~8 ℃保存可稳定 3 个月。

(3) 800 μmol/L 卡马西平(CBZ)储存液:准确称取 CBZ 对照品 9.5 mg,加 5 mL 甲醇溶解后,用重蒸水定容至 50 mL,2~8 ℃保存可稳定 3 个月。

(4) 100 mg/L 莫沙必利(MS):准确称取枸橼酸 MS 对照品 15.4 mg,用 70 mL 乙腈溶解后,加重蒸水定容至 100 mL。2~8 ℃冰箱保存可稳定 6 个月。

6. 校正曲线工作液配制 将 PHT、PB、CBZ 储存液分别用重蒸水按 1:1.5、1:1 及 1:4 稀释得校正曲线 A 管工作液,其余各管均用重蒸水对倍稀释得 B、C、D 和 E 管工作液。

7. PHT、PB 和 CBZ 内标工作液配制:将 MS 储存液用流动相按 1:4 稀释。

【操作步骤】

1. 血样采集 服药后,按规定时间用肝素抗凝试管取静脉血 2~3 mL,立即分离血浆。

2. 校正曲线制作及样品测定 取 1 支样本管(S)和 5 支标准管(A、B、C、D、E),分别加入血浆 0.2 mL,在样本管中加 300 μL 纯水,5 支标准管中分别加入不同浓度的 PB、PHT、CBZ 工作液 100 μL,加入后其在血浆中浓度见表 10-1。

表 10-1 校正曲线工作液在血浆中的浓度

校正曲线工作液	A	B	C	D	E
PB/(μmol/L)	200	100	50	25	12.5
PHT/(μmol/L)	100	50	25	12.5	6.25
CBZ/(μmol/L)	80	40	20	10	5

3. 在以上各管(S、A、B、C、D、E)中分别加入 MS 内标工作液 100 μL(内含 MS 2.0 μg)和 2.0 mol/L 氯化铵-氨水缓冲液(pH8.5)100 μL,混匀,用 1.5 mL 乙酸乙酯,涡旋混合萃取 3 min,2500 r/min 离心 5 min。

4. 吸取有机相 5 mL 于尖底试管内,50 ℃ 水浴下通空气挥发完全备用,残渣加入 100 μL 流动相溶解,涡旋混合 2 min 后,经定量环定量进样 20 μL。

5. 色谱条件

(1) Ultrasphere C$_{18}$ 分析柱:150 mm×4.6 mm,5 μL。

(2) 流动相:0.02 mol/L 磷酸盐缓冲液(pH3.3)、甲醇、乙腈体积比为 45:50.5:4.5。

(3) 流速:1.0 mL/min。

(4) 检测波长:245 nm(若只测 CBZ,可用 306 nm)。

(5) 灵敏度:0.01AUFS。

【结果计算】

由校正曲线药物与内标的峰高比(Y)对浓度(X)计算得到线性回归方程 $Y=aX+b$,其合格标准为线性系数 $r>0.99$。质控和待测样品中药物和内标的峰高比由回归方程求得。

【参考区间】

见表 10-2。

表 10-2 PB、PHT 及 CBZ 有效血药浓度范围及中毒血药浓度

药物名称	有效血药浓度范围/(mg/L)	中毒血药浓度/(mg/L)
PB	15~40	>50
PHT	10~20	>20
CBZ	4~10	>12

【临床意义】

1. 苯妥英用于抗癫痫治疗的浓度范围窄,具有非线性药代动力学特征,在体内的消除率率常数与剂量有依赖关系,其半衰期随剂量增加而延长,被认为是最需进行监测的药物,也是当前国内外监测最多又最卓有成效的药物。PB 治疗癫痫起效快(服用后 1~2 h 起效),安全、经济且对多种类型癫痫发作均有效。CBZ 用于抗癫痫治疗效果良好,不良反应比 PHT 小。

2. PB、PHT 及 CBZ 都属于抗癫痫药物,而 MS 是作用于 5-HT$_4$ 的促胃动力药。临床上有些癫痫病人只用一种药就可以达到满意效果,但有不少病人只用一种药不能控制病情,需应用两种或两种以上的药物,在合并用药时各种药物间可能发生相互作用。某一种抗癫痫药物的加减量、加用或停用都可引起另一种药血药浓度的变化,且其改变程度难以预测,故只能通过 TDM 来调整剂量,以有效地控制癫痫的发作。

【注意事项】

1. 样本要求　苯妥英达稳态时间(有效血药浓度范围内)成人和儿童分别为 5～14 天和 2～5 天。采血时间应在稳态后。全血于 2～8 ℃可保存 1 天,血浆于-20 ℃可保存 2 个月。

2. 苯妥英为无臭白色粉末,置于空气中易潮解,并可吸收空气中的 CO_2。故称量一定要快,否则会导致称量结果不准确。

3. 实验环境应恒温(20～25 ℃)、恒湿及无尘。所用甲醇和乙酸乙酯具有较强挥发性及一定毒性,实验时应在通风橱内使用。

4. 检测器电压应准确设置,且检测器电极不能长时间暴露于有机溶剂环境中,每日使用前先对色谱柱冲纯水以排空甲醇再连检测器并冲水至少 15 min 方能换流动相。每日完成测定后需先对整个流路冲纯水至少 30 min(1 mL/min),再断开色谱柱和检测器的连接,并用甲醇冲至少 30 min(1 mL/min)方能关机。

5. 需定期配制室内质控,-30 ℃可有效保存 2 个月。外质控由卫生部临床检验中心定期发放,于 2～8 ℃保存,在规定日期前测定。本实验室内质控 CV<±15%、室间质控<±25%时视为合格,否则视为不合格。

【思考题】

HPLC 进行抗癫痫药物血药浓度监测的优点有哪些?

第三节　免疫抑制药物浓度监测

免疫抑制剂代表药物环孢素 A(cyclosporine,CsA)是由 11 个氨基酸所组成的环状多肽,具高脂溶性、不溶于酸、微溶于碱的特性,是一种高选择性、低毒性的强效免疫抑制剂,现已广泛用于器官移植,是肝、肾、心、胰脏及骨髓等组织及器官同种异体移植时的首选药物。检测 CsA 血药浓度的方法有 HPLC 法、RIA 法和荧光偏振免疫法(FPIA 法)。HPLC 法特异性高,但分析时间长,仪器复杂,需特殊的技术训练;RIA 法应用简易,可快速测定较大数目的血液样本,但测定值偏高,且有放射性污染和同位素衰变等缺陷;与 HPLC 法相比,FPIA 法和 RIA 法都具有样本量小、快速以及无复杂的有机溶剂提取过程等优点,除采用单抗进行测定外,FPIA 和 RIA 法对原形药物的检测缺乏特异性。FPIA 法是以荧光标记物作为标志物,无同位素污染,且可克服酶的不稳定性。因此,FPIA 法准确度、精密度、灵敏度均较好,且试剂稳定性强、仪器稳定、操作简便、分析快捷,特别适合于大型医院或移植中心的实验室使用。

实验 3　荧光偏振免疫法测定全血环孢素 A

【实验目的】

掌握:荧光偏振免疫法测定全血环孢素 A 的基本原理。

熟悉:药物浓度自动分析仪的使用及维护。

了解:环孢素 A 测定的影响因素。

【实验原理】

FPIA 法的原理是基于荧光素标记抗原可与样本中抗原竞争结合特异性抗体,反应结束后用单一平面偏振的光源照射,荧光素会被激发产生偏振荧光。偏振荧光的强度与荧光分子的大小成正比,而与荧光物质受激发的分子转动速率成反比。标记抗原与抗体复合物相对分子质量越大、旋转越慢,发出的偏振荧光越强;而游离标记抗原的相对分子质量较小,旋转较快,其偏振荧光也较弱。

FPIA 试剂为荧光素标记药物的抗体,模式为均相竞争法,样本中药物和荧光标记药物与一定量抗体竞争结合。待反应平衡后进行测定,与抗体结合的荧光素标记药物的量与样本中药物浓度成反比。因抗体的相对分子质量远大于药物的相对分子质量,游离的荧光标记药物与结合抗体的荧光标记药物所产生偏振荧光的强度相差甚远。因此,FPIA 法测定的偏振荧光的强度与标本中的药物浓度成反比。在高浓度药物中,因荧光标记结合物较少而导致偏振值偏低,反之,偏振值偏高。全自动仪器通过自身电路及电脑软件将此关系精确换算为全血的药物浓度,最后由终端显示并打印出来。

【器材与试剂】

(一)器材

药物浓度自动分析仪,涡旋混匀器。

(二)试剂

1. 全血单克隆 CsA 试剂,存于 2~8 ℃,其组成如下。

(1)含荧光示踪剂(浓度<0.01%)的全血 CsA 溶液 3 mL,溶液中含蛋白稳定剂和表面活性剂。

(2)抗体浓度<25%的全血 CsA 单克隆抗体(小鼠抗体)溶液 3 mL。

(3)预处理溶液,含表面活性剂,总体积 3 mL。

2. 附加试剂存放于 15~30 ℃。

(1)全血沉淀剂:硫酸锌的甲醇溶液(35 mL)。

(2)溶解剂:表面活性剂(5 mL)。

(3)探针洗涤液:乙烯基乙二醇(35 mL)。

3. 全血单克隆 CsA 定标液:6 瓶。

A 瓶 10 mL;B~F 瓶均 4 mL;A~F 瓶中 CsA 浓度分别为 0 ng/mL、100 ng/mL、250 ng/mL、500 ng/mL、1000 ng/mL、1500 ng/mL,存于 2~8 ℃。

4. 全血单克隆 CsA 质控液:3 瓶,每瓶 3 mL。L(低)、M(中)和 H(高)瓶质控的 CsA 测定值分别在 120.00~180.00 ng/mL、340.00~460.00 ng/mL 和 680.00~920.00 ng/mL,存于 2~8 ℃。

【操作步骤】

1. 全血样品的采集:一般在清晨服用 CsA 前 0.5 h 采血 1 mL 于风干的肝素抗凝管中。

2. 每个样品使用新的 Tip 头,精确吸取 150 μL 样品于离心管中。

3. 沿离心管管壁依次准确加入 50 μL 溶解剂及 300 μL 沉淀剂,盖管,以涡旋混匀器混

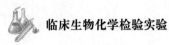

匀 10 s,确保彻底混匀。

4. 9500g,离心 5 min。

5. 将上清液(至少 150 μL)转移到反应杯的样品孔中,开机操作。

6. 按全自动血药浓度仪器的操作说明书设置测定有关参数,装好试剂并进行测定,根据标准品的测定值仪器将自动绘制校正曲线,单个样品检测仅需 5 min。

【结果计算】

仪器会自动计算出全血 CsA 的浓度,单位为 ng/mL,并打印出来。

【参考区间】

CsA 可能有效的血药浓度范围是 100～450 ng/mL;潜在中毒血药浓度>600 ng/mL。有文献报道,肾移植后 3 个月、3～6 个月、7～12 个月和 1 年以上,CsA 的血药浓度参考区间分别为 400 ng/mL、300～400 ng/mL、200～300 ng/mL 及 100～200 ng/mL。

【临床意义】

CsA 能阻断 T 细胞(移植的主攻手)的活动而不影响 B 细胞,不抑制机体的抗感染能力,是一种高选择性、低毒性的较理想的抗排异药物,能有效抑制肝、肾、心、肺等器官和骨髓、角膜等移植物在术后的排异反应,在临床上常与糖皮质激素等药物合用。这类病人需要长期用药,但 CsA 治疗浓度范围窄,生物利用度个体差异较大,药代动力学复杂,其与剂量相关的排异反应与不良反应不易区别,且影响 CsA 全血浓度的因素较多,涉及吸收、转化、分布、排泄等方面。不良反应包括高血压、肝功能损害、肾功能不全、消化功能紊乱、高血钾、高脂血症和高尿酸血症等,因此监测 CsA 血药浓度,对临床合理、有效、安全用药具有重要意义。

【注意事项】

1. CsA 与红细胞及血浆蛋白的结合受温度、CsA 浓度、红细胞比容等因素影响,若仅监测血浆 CsA 浓度,不能准确反映血中的原形 CsA 水平,因此用血浆或血清作测定样本不如全血的测定值稳定。肝素抗凝的全血在 4 ℃中放置 7 天都不会影响测定结果。

2. 每日至少做 1 次质控以检测仪器的运行状态。质控品、标准品需按待测样品同样的操作步骤进行测定,而且测定前应先放在室温中进行平衡,加入试剂后轻轻混匀,避免剧烈振荡产生气泡。如产生气泡,应将其放置至气泡消失。

3. 按仪器操作说明,用试剂盒附加的探针洗涤液定期冲洗仪器探针。

4. 在使用新批号试剂盘、新缓冲液及仪器更换部件、维修等情况下应重新定标。

【思考题】

FPIA 法包括非特异性多克隆抗体法和非特异性单克隆抗体法,二者的区别是什么?哪种方法更适用于临床测定?

第四节 抗心律失常药物浓度监测

抗心律失常药物常用于治疗危重心血管病,其治疗指数低,且严重的毒性反应常可危及生命,故实施 TDM 具有重要意义。利多卡因对急性心律失常疗效可靠迅速,且在治疗剂量下一般不会产生抑制心肌等不良作用,是防治室性心律失常的首选药物之一。测定利多卡因的实验方法很多,有酶免疫法、荧光偏振免疫测定法、气相色谱法、高效液相色谱法等。前两种方法虽价格昂贵,但因其性能好、操作简便、分析快捷,适用于大型医院,后两种方法一般适用于中小型医院。

实验 4　酶放大免疫测定技术测定血清(浆)利多卡因

【实验目的】

掌握:EMIT 法测定血清(浆)利多卡因血药浓度的原理。

熟悉:EMIT 法测定利多卡因血药浓度的基本步骤。

了解:常用的测定利多卡因血药浓度的其他方法及利多卡因 TDM 的临床意义。

【实验原理】

酶放大免疫测定技术(EMIT)测定血清(浆)利多卡因常使用葡萄糖-6-磷酸脱氢酶(G-6-PD)作标记酶,将待测药物与抗体、辅酶Ⅰ(NAD^+)及底物葡萄糖-6-磷酸混合,生成抗原-抗体结合物。然后加入酶标药物,此时,酶标药物与未标记药物(待测药物)竞争有限的抗体,达平衡后,由于竞争抑制的结果,样品中待测药物浓度越高,则游离酶标药物的量越多,即酶的活性随待测药物浓度的增高而增强,故称为"酶放大免疫测定技术"。游离的酶标药物量增多,能使更多的 NAD^+ 参与反应,生成更多的还原型辅酶Ⅰ(NADH),以分光光度计测定 340 nm 处 NADH 的吸光度,即可求出待测药物含量。

【器材与试剂】

(一)器材

紫外分光光度计。

(二)试剂

利多卡因试剂盒,包括如下试剂。

1. 标准品和质控品　试剂盒内有 6 瓶不同剂量的利多卡因标准品和 1 瓶利多卡因质控品。

2. 试剂 A　含保存剂(0.05 mol/L Tris-HCl 缓冲液,pH5.0)、抗体(以利多卡因与大分子载体结合成人工抗原后免疫绵羊而获得)、底物葡萄糖-6-磷酸及氧化型辅酶Ⅰ(NAD^+)。

3. 试剂 B　含保存剂(0.055 mol/L Tris-HCl 缓冲液,pH7.9)及酶标药物(G-6-PD 标记的利多卡因)。

4. 0.055 mol/L Tris-HCl 缓冲液(pH7.9)　共 10 mL,此为浓缩液,用时加蒸馏水稀释至 150 mL(以下简称 TB 缓冲液)。

【操作步骤】

1. 样品测定

(1)准确吸取血浆或血清样品 50 μL 至 2 mL 小烧杯中,加 TB 缓冲液 250 μL,充分混匀。

(2)吸出 50 μL 至另一个 2 mL 小烧杯中,加入 TB 缓冲液 250 μL,充分混匀。

(3)加入试剂 A 50 μL 和 TB 缓冲液 250 μL,再加入试剂 B 50 μL 和 TB 缓冲液 250 μL,混匀,立即比色,于 340 nm 波长处测定吸光度。

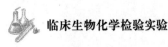

（4）根据校正曲线，求出样品中利多卡因的浓度。

2. 校正曲线的制备

（1）将试剂盒提供的 6 个不同含量的利多卡因标准品取出，每瓶中加入 1.0 mL 蒸馏水，即得到浓度分别为 0 mg/L、1.0 mg/L、2.0 mg/L、3.0 mg/L、5.0 mg/L 及 12.0 mg/L 的利多卡因标准液。

（2）分别吸取不同浓度的标准液 50 μL 代替血清样本，按与样本测定相同的方法进行操作。

（3）以吸光度（A）为纵坐标，标准液浓度（C）为横坐标，在半对数纸上作图，得校正曲线。

（4）将利多卡因质控品加入 3.0 mL 蒸馏水（浓度 4.0 mg/L），用于核对校正曲线。

【参考区间】

治疗有效利多卡因血药浓度为 1.5～5.0 mg/L，因个体差异而有所不同。

利多卡因中毒血药浓度：＞5 mg/L。

【临床意义】

利多卡因是窄谱抗心律失常药物，仅用于室性心律失常的治疗，且特别适用于危急病例。通常用于室性心率失常的非肠道治疗，在临床上监测抗心率失常药物的血清浓度常与检测治疗终点有关，并与其治疗效果存在明显的关系。利多卡因的不良反应的发生率约为 6.3%，多数不良反应与剂量有关。

【注意事项】

1. 建议采血时间安排在中毒时或输液过程中。

2. 使用本药后会引起血清 ALP 及 LDH 升高，在诊断心肌梗死时应予以注意。

【思考题】

EMIT 法进行 TDM 的优缺点是什么？

第五节 抗哮喘药物浓度监测

茶碱是 TDM 监测最多的药物之一。茶碱在临床上用于各种类型的哮喘，长期使用可明显改善气促症状，并改善慢性阻塞性肺疾病病人的肺功能。但茶碱发挥疗效的安全范围小，个体代谢差异大，疗效及毒性反应与血药浓度密切相关。茶碱既是预防哮喘的长期药物，又是抢救哮喘发作的急救药物，对其进行 TDM 有助于调整用药剂量。茶碱的血药浓度监测有双波长荧光分光光度法、薄层色谱法、三波长及二阶导数紫外分光光度法（UV）、胶束电动毛细管色谱法和免疫色谱法、EMIT、GC、RIA、HPLC、FPIA 等多种方法，但临床上监测茶碱最常用的方法主要为 UV 法、FPIA 和 HPLC 三种。UV 法由于仪器便宜、试剂价格低且操作简便，较适合一般医院，但其单次测定所需血清量较多，血样处理烦琐费时，且需每天校准，其灵敏度、精密度和特异性都不及 FPIA 和 HPLC 法。HPLC 法较成熟，分辨率、灵敏度也较 UV 法好，平衡较快，但操作较为烦琐。FPIA 法特异性强，几乎不受其他药物及杂质干扰，精密度及灵敏度高，样品需要量小，不需每天校准，快速简便，但仪器设备及试剂盒昂贵，多为进口，成本较高，不易普及。

实验5 双波长紫外分光光度法测定血清氨茶碱及药代动力学参数计算

【实验目的】

掌握:双波长紫外分光光度法测定血清氨茶碱的原理。

熟悉:测定步骤及药代动力学参数计算。

了解:血清氨茶碱测定的其他常用方法及临床意义。

【实验原理】

氨茶碱为茶碱和乙二胺缩合而成,在体液中解离出茶碱而发挥作用。氨茶碱在酸性条件下主要以脂溶性高分子的状态存在,可用有机溶剂将其从血清中提取出来,同时可沉淀血清蛋白;再用碱液将茶碱从有机溶剂中提取出来。茶碱在碱性溶液中以离子形式存在,在波长274 nm处有光吸收,而本底在274 nm与298 nm处均有光吸收,应用双波长紫外分光光度法测定时用274 nm和298 nm两种波长分别读取吸光度可排除本底干扰。分别在波长274 nm和波长298 nm处测定提取液的吸光度(A),A_{274}为茶碱和本底(血清及溶剂)的总吸光度,A_{298}为本底的吸光度,则茶碱的吸光度$\Delta A = A_{274} - A_{298}$,根据校正曲线的回归方程可求出血清茶碱的浓度。

氨茶碱静脉注射入血后,随血液循环分布进入组织,达平衡后转入消除相。其分布速率大于消除速率,药-时曲线显示为二室动力学模型曲线特征。据用药后不同时间取血测得的茶碱浓度,可计算出其药代动力学参数。

【器材与试剂】

(一) 器材

双波长紫外分光光度计。

(二) 试剂

1. 0.1 mol/L 盐酸。

2. 0.1 mol/LNaOH 溶液。

3. 氯仿-异丙醇(95:5)溶液 取异丙醇25 mL加到475 mL氯仿中,混匀。

4. 0.5 mg/mL茶碱标准液 精密称取茶碱标准品5.0 mg,加蒸馏水0.2 mL充分溶解,再加入0.1 mol/LNaOH溶液定容至10 mL,置于4 ℃备用。

5. 氨茶碱注射液(25 mg/mL)。

【操作步骤】

1. 动物准备 选体重2~3 kg、耳静脉清晰无损的健康家兔,称重,将准备给药和取血的耳缘静脉部位的毛剪除。

2. 静脉给药 按15 mg/kg体重吸取氨茶碱注射液,从兔一侧耳缘静脉穿刺缓缓注入(推注时间不得少于2 min)。注射完拔针后,以干棉球按压穿刺处数分钟,止血。

3. 取血 在兔另一侧耳选耳缘静脉近耳根粗大处,以锋利刀片在静脉壁上做一个小切口,勿切断动脉。分别于给药后0 min、10 min、20 min、30 min、1 h、2 h、3 h、5 h和7 h收集滴血约2 mL,每次取血后以干棉球压迫止血,下次取血时擦去凝血块即可。若流血不畅,可用酒精或二甲苯棉球擦兔耳背,扩张血管,但勿触及取血处,以免溶血。

4. 血清分离 全血于室温放置30 min,待血液凝固析出血清后离心分离。

5. 样品处理方法及测定 取血清 0.5 mL 置试管中,加入 0.1 mol/L 盐酸 0.2 mL,加入氯仿-异丙醇(95∶5)5 mL,振荡混匀 30 s,2500 r/min 离心 10 min,吸取下层氯仿溶液约 4.0 mL 置于另一个试管中,加入 0.1 mol/L NaOH 溶液 4.0 mL,再次振荡混匀 30 s,2500 r/min 离心 10 min,吸取上层的碱性提取液(3~3.5 mL),以 0.1 mol/L NaOH 溶液做参比,在波长 274 nm 和 298 nm 处分别测定其吸光度(A_{274} 和 A_{298})并计算出血清样品的 ΔA($\Delta A = A_{274} - A_{298}$)。

6. 茶碱校正曲线制作 按表 10-3 操作。

表 10-3 茶碱校正曲线制作操作步骤

加入物	空白管	1	2	3	4	5
0.5 mg/mL 茶碱标准液/μL	0	4.0	8.0	12.0	16.0	20.0
0.1 mol/L NaOH 溶液/mL	4.0	4.0	4.0	4.0	4.0	4.0
浓度/(mg/L)	0	0.5	1.0	1.5	2.0	2.5
$\Delta A(\Delta A = A_{274} - A_{298})$						

按与样品相同处理方法操作,测定各管的 A_{274} 和 A_{298},并计算出 ΔA 值,以溶液浓度(C)为横坐标,ΔA 值为纵坐标,绘制直线即校正曲线,并用线性回归法求出直线方程:

$$\Delta A = a + bC$$

【结果计算】

1. 血清茶碱浓度 可根据直线方程计算出茶碱血药浓度 C,乘以 10(稀释因子),或用测得的血清样品 ΔA,直接从校正曲线上查出相应的 C,$C \times 10$ 即为茶碱血药浓度(mg/L)。

2. 药代动力学参数

(1) 药-时曲线:以时间(t)为横坐标,血药茶碱浓度的对数($\lg C$)为纵坐标,在半对数坐标纸上绘出药-时曲线。

(2) 计算药代动力学参数:以残差法或药代动力学参数计算程序求出参数 A、B、α、β、V_d、k_{10}、k_{12}、k_{21},并写出药-时曲线方程 $C = A - \alpha t + B - \beta t$。具体计算参见相关药代动力学书籍。

【参考区间】

见表 10-4。

表 10-4 治疗有效茶碱血药浓度及中毒血药浓度

	有效茶碱血药浓度范围/(mg/L)	潜在中毒茶碱血药浓度/(mg/L)
成人及儿童	10~20	>20
新生儿	5~10	>15

【临床意义】

茶碱是一种甲基黄嘌呤生物碱,是一种可有效预防和治疗支气管哮喘的药物,但其有效治疗浓度范围窄,且个体差异大,其平喘疗效和毒性反应与血药浓度密切相关。10~20 mg/L(55.0~110.0 μmol/L)时效果良好,大于 20 mg/L 毒性反应增加,轻者心跳加快,重者心动过速且可能心律不齐。当其浓度超过 35 mg/L(194.3 μmol/L)后,则易发生致死性心律失常。故临床上对茶碱进行 TDM 及药代动力学参数的测定是十分必要的。

【注意事项】

1. 不要在兔耳的给药侧取血。

2. 药物应一次注射完,切勿推注过快,以免兔发生心脏毒性死亡。

3. 若未能按时取血或取血困难耗时过长,应如实记录每次实际取血开始至完毕的时间,作为药代动力学计算时间。

【思考题】

为何要采用双波长法测定氨茶碱血药浓度?

第六节 氨基糖苷类抗生素浓度监测

天然的氨基糖苷类抗生素(aminoglycoside antibiotics,AGs)都是由氨基糖分子和非糖部分结合而成,主要有卡那霉素、庆大霉素、西索米星、链霉素及人工半合成的妥布霉素、奈替米星、阿米卡星等,它们的药效学和药代动力学均具共同性。庆大霉素(gentamicin,GM)是目前临床常用的一种抗生素,因其不良反应及个体差异被列为 TDM 的药物之一。庆大霉素的测定方法有微生物法、酶免疫法、放射免疫法、HPLC 法、散射光抑制免疫试验、荧光偏振免疫法等。微生物法简便易行,不需特殊仪器,但准确性较差。HPLC 法因 GM 无紫外吸收而不能直接使用紫外或荧光检测,需进行衍生化后检测。荧光偏振免疫法与酶免疫法具灵敏度高、操作简单并能快速提供检测等优点,应用更为普遍。

实验 6 酶放大免疫测定技术测定血清庆大霉素

【实验目的】

掌握:酶放大免疫测定技术测定血清庆大霉素的原理。

熟悉:酶放大免疫测定技术测定血清庆大霉素的基本操作。

了解:血清庆大霉素血药浓度测定的临床意义。

【实验原理】

酶放大免疫测定技术(EMIT)测定血浆 GM 通常用葡萄糖-6-磷酸脱氢酶(G-6-PD)作标记酶,其原理为标记在待测药物上的 G-6-PD 在氧化型辅酶Ⅰ(NAD$^+$)参与下能将底物葡萄糖-6-磷酸(G-6-P)氧化成葡萄糖酸-6-磷酸,而辅酶Ⅰ(NAD$^+$)本身则被还原成还原型辅酶Ⅰ(NADH)。NADH 在 340 nm 处有最大吸收,而 NAD$^+$ 在此波长处则吸收很小。

【器材与试剂】

(一)器材

紫外分光光度计。

(二)试剂

GM 试剂盒,包含如下试剂。

1. 试剂 A,含冻干的抗血清和酶底物[G-6-P 和氧化型辅酶Ⅰ(NAD$^+$)]。

2. 试剂 B,含冻干的酶标 GM(标记酶:G-6-PD)。

3. 缓冲液,含 55 mmol/L 的 Tris-HCl 及表面活性剂,pH7.6。

【操作步骤】

1. 吸取血清 50 μL,加缓冲液 250 μL 稀释后,取稀释液 50 μL,再加入缓冲液 250 μL 稀释。

2. 加试剂 A 和试剂 B 各 250 μL,混匀。

3. 将混合物注入 30 ℃ 保温的分光光度计流通池,于注入后的 15 s 和 45 s 在波长 340 nm 处分别测定吸光度 A_1 和 A_2,计算 ΔA($\Delta A = A_1 - A_2$)。

4. 校正曲线制备 分别测定浓度(C)为 1 mg/L、2 mg/L、4 mg/L、8 mg/L 和 16 mg/L 的 GM 标准溶液的 ΔA,均减去空白 ΔA 后,得 $\Delta A'$,在半对数坐标纸上绘制 $\Delta A'$-C 的校正曲线。

【参考区间】

见表 10-5。

表 10-5 治疗有效庆大霉素血药浓度及中毒血药浓度

有效血药浓度范围/(mg/L)	中毒血药浓度/(mg/L)	
	峰浓度	谷浓度
2~10	>10~12	>2

【临床意义】

AGs 是临床上常用的一类抗感染类药物,主要用于由敏感性需氧革兰氏阴性杆菌引起的严重全身感染的治疗。这类药的有效治疗浓度范围窄,且该类药物具有潜在的不可逆耳毒性和肾毒性。故临床上对 AGs 进行治疗药物监测是十分必要的。

【注意事项】

1. 严格按照商品试剂盒说明书及自动化操作规程进行实验。

2. 免疫法只能用血清或血浆标本,不能用全血,且因血浆中的肝素可与氨基糖苷类结合,因此最好采用血清标本。如不能及时测定,可将标本于 −20 ℃ 冰箱内密封保存。

【思考题】

EMIT 法测定氨基糖苷类抗生素为何不能用全血标本?

【参考文献】

[1] 周新,府伟灵.临床生物化学与检验[M].4 版.北京:人民卫生出版社,2007.

[2] 刘新光.临床检验生物化学实验指导[M].北京:高等教育出版社,2006.

[3] 钱士匀.临床生物化学和生物化学检验实验指导[M].2 版.北京:人民卫生出版社,2003.

[4] 周新,涂植光.临床生物化学和生物化学检验[M].3 版.北京:人民卫生出版社,2003.

(张 磊)

第十一章　临床生化检验方法学和试剂盒质量评价试验

　　临床生化检验方法学和试剂盒质量评价试验是通过实验途径测定分析方法的技术性能，并评价其是否可接受，来决定分析方法是否可用于常规检测。评价实验的教学将有助于学生熟悉评价实验的设计原理和基本方法，明确临床生化检验方法的分析性能指标，增强方法优选意识，培养开拓创新能力。

　　本章以血糖测定项目为例，评价葡萄糖氧化酶-过氧化物酶（GOD-POD）法及其试剂盒的方法性能指标，比较方法采用血糖测定的参考方法己糖激酶法（HK 法）。两种方法的测定均采用商用试剂盒。

第一节　临床生化检验方法学评价试验

　　临床实验室根据临床医疗需要，不断引入新方法或对原有方法进行改进，在这些方法进入临床应用前，须对方法进行严格、系统的性能评价或对厂家所提供的技术性能指标进行验证，以实验结果中的误差不影响临床判断作为接受这些方法进入临床应用的标准。欲评价的方法称为候选方法。方法学评价的基本步骤如下。①评价前准备，检测人员应明确候选方法的原理、所用仪器、试剂来源与纯度、标本采集要求、详细的操作步骤、结果计算和分析、参考区间和注意事项等；考虑候选方法的特异性、正确度、精密度、线性范围、试剂成本、培训时间和临床应用价值等。②选定适当的反映分析误差的试验，如回收试验、干扰试验、方法比较试验、重复性试验等，并对候选方法进行评价。③分析试验数据，评估分析误差的大小。④将测定的误差与临床实验室改进法案修正案 1988（Clinical Laboratory Improvement Amendment，CLIA'88）能力比对试验的质量要求规定推荐的允许总误差（total error allowance，TEa）进行比较，判断方法的可接受性。常见的方法性能评价指标有正确度（trueness）、精密度（precision）、灵敏度（sensitivity）、特异度（specificity）、分析测量范围（analytical measure range，AMR）等。需要特别强调指出的是，评价工作应建立在严格控制实验条件的基础上，如仪器、量器须先经校正，测定程序要严格控制，并由技术熟练的人员操作等；否则，容易得出错误的结论。

实验 1　批内重复性试验

【实验目的】

　　掌握：方法学批内重复性试验的设计原理、基本方法和结果计算。

熟悉:重复性试验的评价标准和注意事项。

【实验原理】

批内重复性试验是指在相同条件下(用同样的方法,同一种试剂和标准品,同一台仪器,在同一实验室由同一人操作,并尽可能保持实验期间准确度不变)对同一标本在尽可能短的时间内进行多次重复测定(一般为 20 次),并对实验结果进行统计学分析,评价候选方法批内精密度。

本实验对 GOD-POD 法进行批内重复性试验,评价 GOD-POD 法的批内精密度,衡量该法偶然误差的大小。

【器材与试剂】

(一)器材

生化分析仪或分光光度计。

(二)试剂

1. 标本　高、中、低血糖浓度的混合血清(浆)各一份,如可选取 2.8 mmol/L、7.0 mmol/L、11.2 mmol/L 三个浓度水平附近的标本(要求无溶血、无脂浊、无肝炎病毒污染)。

2. GOD-POD 法测定血糖试剂盒。

【操作步骤】

分别将高、中、低三个浓度水平的标本各分成 5 份,每份标本再进行 4 次平行测定,分别记录每个浓度水平的检测结果;每个浓度的标本各获得 20 个测定数据。

【结果计算】

1. 检验离群值　分别针对每个浓度相对应的 20 个测定数据进行离群值检验,如存在异常值应剔除。对小样本测定来讲,Grubbs 检验方法概率意义明确,能给出严格的结果,是最合理的检验方法。其统计学公式是

$$G = \frac{|X_d - \overline{X}|}{S}$$

式中:X_d 为离群值;$\overline{X}$ 为包括离群值在内的测定值的均值;S 为包括离群值在内的测定值的标准差。

如果计算的 G 值大于系数表(表11-1)中相应显著性水平和测定次数 n 时的临界值,则将 X_d 作为异常值舍弃。可按下述三种情况来处理。

(1) 只有一个离群值的情况:设有 n 个测定数($X_1 < X_2 < X_3 < X_4 < \cdots < X_n$),其中 X_1 为离群值,即可利用上述公式,直接对 X_1 进行检验。

(2) 如果离群值有两个或两个以上,但都分布在均值 $\overline{X}$ 的同一侧,例如 X_1、X_2 都是离群值,则首先检验最内侧的一个数据(X_2),即通过检验 G_2 来决定 X_2 是否应该舍弃。如果 X_2 应该舍弃,X_1 自然应该舍弃。如果 X_2 不应舍去,则再检验 X_1,但在检验 X_1 时,测定次数不应减少一次。

(3) 如果离群值有两个或两个以上,而且又分布于均值两侧,例如 X_1 和 X_n 都属于离群值,则分别检验 X_1 和 X_n,确定是否应该舍去。如有一个数据决定舍去,那么再检验另一个数据时,测定次数应该作为减少一次来处理,而且此时应该选择 99% 的置信水平。

表 11-1 Grubbs 检验临界值

测定次数/n	显著性水平		测定次数/n	显著性水平	
	0.05	0.01		0.05	0.01
3	1.135	1.155	30	2.745	3.103
4	1.426	1.493	31	2.759	3.119
5	1.671	1.700	32	2.773	3.135
6	1.822	1.944	33	2.786	3.150
7	1.938	2.097	34	2.799	3.164
8	2.032	2.221	35	2.811	3.178
9	2.110	2.323	36	2.823	3.191
10	2.174	2.410	37	2.834	3.204
11	2.234	2.484	38	2.845	3.216
12	2.285	2.549	39	2.856	3.228
13	2.331	2.607	40	2.867	3.239
14	2.372	2.658	41	2.877	3.250
15	2.409	2.705	42	2.886	3.261
16	2.443	2.747	43	2.896	3.272
17	2.475	2.785	44	2.905	3.282
18	2.504	2.821	45	2.914	3.292
19	2.531	2.853	46	2.923	3.301
20	2.557	2.884	47	2.931	3.310
21	2.580	2.912	48	2.940	3.319
22	2.603	2.939	49	2.948	3.328
23	2.624	2.963	50	2.956	3.337
24	2.644	2.987	60	3.03	3.41
25	2.663	3.009	70	3.08	3.47
26	2.681	3.029	80	3.13	3.52
27	2.698	3.049	90	3.17	3.56
28	2.714	3.086	100	3.21	3.60
29	2.730	3.086			

2. 计算批内均值、标准差和变异系数 按上述方法剔除离群值后,分别计算每个浓度的批内测定值的均值($\overline{X}$)、标准差(S_w)和变异系数(CV)。下面以上述三个浓度中的一个浓度为例进行统计学分析。

(1)计算出每轮测定值的均值、标准差(S_i)及方差 S_1^2、S_2^2、S_3^2、S_4^2,并将数值填入表11-2内。

表 11-2 批内重复性试验的数据处理

测定批数	每轮测定值(X_n)				$\sum X_i$	$\overline{X}$	S_i^2
	X_1	X_2	X_3	X_4			
1							
2							
3							
4							
5							

(2) 批内均值($\overline{X}$)$= \dfrac{每轮测定值均数之和\left(\sum \overline{X}\right)}{测定轮数(m)}$

(3) 批内标准差(S_w)$= \sqrt{\dfrac{\sum S_i^2}{m}}$

式中：S_i^2 为每轮(每轮测定的总次数为 n)测定值的方差，即

$$S_i^2 = \dfrac{\sum (X_i - \overline{X})^2}{n-1}$$

(4) 变异系数(CV)$= \dfrac{批内标准差(S_w)}{批内均数(\overline{X})} \times 100\%$

【评价标准】

批内不精密度(用变异系数表示)$\leqslant 1/4$TEa 时，候选方法的批内不精密度可接受；若批内变异系数$>1/4$TEa 时，候选方法的批内不精密度不符合要求。CLIA'88 能力比对试验的质量要求规定，血糖检测的 TEa 为靶值的$\pm 10\%$，若变异系数(CV)小于 2.5%，则认为 GOD-POD 方法测血糖的精密度可接受。

【注意事项】

1. 精密度评价试验用的标本数一般选择 2~3 个(亦可更多)，被测物浓度宜选择在医学决定水平附近。标本的介质应与临床标本相一致，并应妥善保存，以确保在整个实验过程中处于稳定状态。

2. 为了缩小测定值的离散程度，操作中必须吸量准确，严格控制反应时间，准确读数。

3. 计算批内标准差(S_w)时不可误用连续测定精密度的统计学公式，否则会使 S_w 的估计值明显偏低。

$$S = \sqrt{\dfrac{\sum X^2 - \left(\sum X\right)^2/n}{n-1}}$$

4. 重复性试验包括批内重复性试验、日内重复性试验和日间重复性试验等。批内精密度检测合格后，才能做日内、日间精密度测定。

【思考题】

1. 方法评价的批内重复性试验在标本浓度选择、检测次数及评价标准方面各有什么要求？

2. 如何理解"要在尽可能短的时间内进行重复测定"用于重复性试验评价？

3. 剔除离群值的目的与依据是什么?

实验2 回收试验

【实验目的】

掌握:方法学回收试验的设计原理、基本方法及统计分析。

熟悉:回收试验的评价标准和注意事项。

【实验原理】

回收试验用于评价候选方法对在常规样本中所加入的纯分析物(质量、浓度、活性)进行正确测定的能力,结果用回收率表示,是发现候选方法比例系统误差的有效评价方法,用于衡量候选方法的正确度。比例系统误差常因样品中非分析物与分析物竞争分析试剂且与分析试剂发生反应而引起,其特征是随分析物浓度的增加此种误差成比例增加,故又被称为线性系统误差。

本实验通过评价 GOD-POD 法测血糖的回收率,判断该分析方法比例系统误差的大小,评价该方法的正确度。

【器材与试剂】

(一)器材

生化分析仪或分光光度计。

(二)试剂

1. 血清(浆)样本 收集无溶血、无脂浊、无肝炎病毒污染的人混合血清(浆),用 GOD-POD 法测定血糖浓度,再用生理盐水稀释,制备血糖浓度为 2.2 mmol/L 的人混合血清(浆)样本。

2. 12.0 mmol/L 苯甲酸溶液 溶解苯甲酸 1.4 g 于蒸馏水约 800 mL 中,加温助溶,冷却后加蒸馏水定容至 1 L。

3. 葡萄糖标准液(80.0 mmol/L) 称取已干燥恒重的无水葡萄糖 1.4416 g,溶于 12.0 mmol/L 苯甲酸溶液约 70 mL 中,以 12.0 mmol/L 苯甲酸溶液定容至 100 mL。2 h 后方可应用。此试剂用于制备回收样品。

4. 生理盐水。

5. GOD-POD 法测定血糖试剂盒。

【操作步骤】

1. 标本制备 按表 11-3 操作制备回收试验标本。

表 11-3 回收试验标本制备

加入物/mL	基础样品	回收样品		
		Ⅰ	Ⅱ	Ⅲ
血清(浆)样本	0.9	0.9	0.9	0.9
80.0 mmol/L 葡萄糖标准液	—	0.01	0.06	0.09
生理盐水	0.1	0.09	0.04	0.01

2. 血糖浓度测定 分别测定基础样品、各回收样品的血糖浓度,每种样品至少做双份

检测,结果取平均值。

【结果计算】

1. 加入浓度计算

$$加入浓度(mmol/L)=\frac{标准液量(mL)}{血清量(mL)+标准液量(mL)+生理盐水量(mL)}\times标准液浓度$$

式中:葡萄糖标准液浓度为 80.0 mmol/L。

2. 回收试验标本的葡萄糖浓度计算

$$标本的葡萄糖浓度(mmol/L)=\frac{测定管吸光度}{标准管吸光度}\times标准液浓度$$

式中:葡萄糖标准液浓度为 GOD-POD 法测定血糖试剂盒的标准液浓度。

3. 回收浓度计算

$$回收浓度=各回收样品测得值的均值-基础样品测得值的均值$$

4. 平均回收率计算

$$各回收样品回收率=\frac{回收浓度}{加入浓度}\times100\%$$

$$平均回收率=\frac{各回收样品回收率之和}{回收样品数}$$

5. 比例系统误差计算

$$比例系统误差=100\%-平均回收率$$

为便于理解与计算,可将各计算结果填入表 11-4 内。

表 11-4　回收试验的数据处理

	测定浓度/(mmol/L)				加入浓度 /(mmol/L)	回收浓度 /(mmol/L)	回收率 /(%)
	测定 1	测定 2	测定 3	平均浓度			
基础样品					—	—	—
回收样品 I							
回收样品 II							
回收样品 III							

【评价标准】

一般检验方法要求回收率在 95%～105% 之间,最为理想的回收率应是 100%。将比例系统误差的大小与 CLIA'88 规定的 TEa 标准进行比较,若小于 TEa 标准即表明候选方法的准确度可被接受。CLIA'88 能力比对试验的质量要求规定,血糖检测的 TEa 为靶值的 ±10%,若实验结果的比例系统误差小于 ±10%,则说明 GOD-POD 法测血糖的准确度可接受。

在检测临床样本时,样本中的非分析物质环境可以对分析物浓度的测定造成强化或抑制作用,即所谓的基质效应。回收试验用以评价候选方法对常规样本中所加入已知量的纯分析物进行正确测定的能力,所得到的回收率可对检验结果受基质效应的影响作出评估。各回收率越接近 100%,说明候选方法对分析物在纯溶液或复杂的基质检测环境中反应能力一致性越强,受基质影响越小;回收率越偏离 100%,说明分析方法对分析物在纯溶液和复杂的基质检测环境中反应能力差别越大,受基质影响越大。由于比例系统误差具有随分析物浓度的增加而成比例增加的特征,所以一般选择测定高、中、低量的纯分析物,分别计算回收率,并用其均值来评价候选方法的比例系统误差。

【注意事项】

1. 为避免回收试验标本中血清(浆)被过度稀释,造成误差的改变或消失,制备回收试验标本时所加入标准溶液和生理盐水的总体积不得超过血清(浆)样本的10%。

2. 回收样品的浓度应在医学决定水平附近,且应在方法的分析范围内,一般须测定高、中、低不同浓度的回收率,并计算平均回收率。血糖的医学决定水平为2.8 mmol/L、7.0 mmol/L、11.2 mmol/L。

3. 加入浓度是根据回收试验标本制备时的相关数据计算得到,故制备操作中的准确加样对加入浓度计算尤其重要。

4. 在进行结果计算时,要注意正确使用不同浓度的葡萄糖标准液。

5. 本实验用于评价候选方法的系统误差,所以要在实验中尽量减少偶然误差对实验结果的影响;若所得比例系统误差大于±10%,说明实验操作中的偶然误差较大,应查找原因。

【思考题】

1. 如何理解回收试验的评价标准?

2. 何谓基质效应? 制备回收试验标本时,为何要控制加入到血清(浆)标本的物质在10%以内?

实验3 干 扰 试 验

【实验目的】

掌握:方法学干扰试验的设计原理、基本方法及统计分析。

熟悉:干扰试验的评价标准和注意事项。

【实验原理】

干扰试验用于评价候选方法特异性不足和干扰物的存在对分析物测定所引起的误差;干扰物浓度一定时,产生的误差是恒定系统误差,因此干扰试验用于衡量候选方法的正确度,但需注意恒定系统误差的实际大小随干扰物的浓度而异,而与分析物的浓度无关。由于干扰试验既可用于评价候选方法的特异性,也可用于评价干扰物质对候选方法的干扰作用,因此,在具体方法学评价实验中,首先要确定被试可疑物质是否引起误差。若能引起误差,再进一步探讨其误差的来源是因方法特异性不足还是干扰所引起;若加入的物质本身和分析试剂反应并产生读数,说明存在特异性不足现象;若加入物质并不与分析试剂反应,但它改变了分析物和分析试剂间的反应,说明误差可能主要来源于干扰物的干扰作用。

本实验选用尿酸作GOD-POD法测定血糖的干扰物,用来评价由尿酸所引起的GOD-POD法测葡萄糖的恒定系统误差大小。因为GOD-POD法测定葡萄糖,第一步反应GOD催化葡萄糖氧化为葡萄糖酸是特异性反应,而第二步反应特异性较差。某些还原性物质如尿酸、维生素C、胆红素和谷胱甘肽等,皆可与色原性物质竞争过氧化氢,消耗反应过程中所产生的过氧化氢,从而降低显色强度,产生负的测定误差,使测定结果偏低;因为这些物质本身单独与分析试剂不发生反应产生读数,均为GOD-POD法测葡萄糖的干扰物。

【器材与试剂】

（一）器材

生化分析仪或分光光度计。

（二）试剂

1. 血清（浆）样本　血糖浓度约 7.0 mmol/L 的人血清（浆）标本或者混合血清（浆），标本要求同回收试验。

2. 尿酸标准液（9.0 mmol/L）　称取碳酸锂（AR）90 mg，溶解在 40 mL 蒸馏水中，加热至 60 ℃使其完全溶解。称取尿酸（M_w168.11）1513 mg 溶于热碳酸锂溶液中，冷却至室温，移入 100 mL 容量瓶中，用蒸馏水准确定容，储存于棕色瓶中备用。

3. 生理盐水。

4. GOD-POD 法测定血糖试剂盒。

【操作步骤】

1. 标本制备　按表 11-5 操作制备干扰试验标本。

表 11-5　干扰试验标本制备

加入物/mL	基础样品	干扰样品		尿酸样品
		Ⅰ	Ⅱ	
血清（浆）样本	0.9	0.9	0.9	—
9.0 mmol/L 尿酸标准液	—	0.05	0.1	0.1
生理盐水	0.1	0.05	—	0.9

2. 血糖浓度测定　分别测定干扰试验标本的血糖浓度，每种标本至少做双份检测，结果取平均值。

【结果计算】

1. 干扰物加入浓度计算

$$加入浓度（mmol/L）=\frac{干扰物溶液量（mL）}{血清量（mL）+干扰物溶液量（mL）+生理盐水量（mL）}×干扰物浓度$$

式中的干扰物浓度为 9.0 mmol/L。

2. 干扰值计算

$$干扰值（mmol/L）=干扰样品测定值的均值-基础样品测定值的均值$$

3. 干扰率计算

$$干扰率=\frac{干扰值}{基础样品测定值的均值}×100\%$$

为便于理解与计算，可将各计算结果填入表 11-6 内。

表 11-6　干扰试验的数据处理

	干扰实验标本测定浓度/（mmol/L）				加入尿酸浓度 /（mmol/L）	干扰值 /（mmol/L）	干扰率 /（%）
	测定 1	测定 2	测定 3	平均浓度			
基础样品					—	—	—
干扰样品Ⅰ							

续表

	干扰实验标本测定浓度/(mmol/L)			加入尿酸浓度 /(mmol/L)	干扰值 /(mmol/L)	干扰率 /(%)
	测定 1	测定 2	测定 3	平均浓度		
干扰样品Ⅱ						
尿酸样品					—	—

【评价标准】

干扰值又被称为偏倚,当干扰值小于 TEa,则表明候选方法的干扰物引起的偏倚不会影响测定结果的临床应用价值,候选方法的正确度可被接受。对于本实验而言,若一定浓度的尿酸引起的血糖测定值偏倚小于血糖浓度靶值的±10%(CLIA'88 能力比对试验的质量要求规定)时,可认为若样本中尿酸浓度低于此浓度时,尿酸不会对 GOD-POD 法葡萄糖测定结果的临床应用产生影响。

【注意事项】

1. 可疑干扰物浓度　加入的可疑干扰物浓度应明显高于通常所见浓度的上限,尽可能设置成病理标本的最高值。尿酸升高的变动范围在 0.42～0.9 mmol/L 之间。

2. 通常需分析的干扰物　常见的有:病人标本中常出现的黄疸、脂血和溶血,某些药物如维生素 C 等,实验常用的抗凝剂、防腐剂和稳定剂。凡是可疑干扰物都应做,这里仅是举例。

3. 其他注意事项与回收试验类似。

4. 一般用干扰值评价候选方法的干扰物对测定结果所引起的偏倚,而干扰率可用于评估干扰物对测定方法干扰的程度。干扰物对测定的影响与分析物浓度无关,其引起的误差大小与干扰物本身的浓度有关;也正因为如此,干扰试验与回收试验不同,计算不同干扰物浓度下的平均干扰率无意义。

5. 干扰试验标本制备有两种方式:一是将不同浓度干扰物加入到临床标本的混合液中,第二种方式是用病人标本作偏倚分析。本实验所使用的标本属第一种,使用此种标本的实验被称为"配对差异"干扰试验,用候选方法测定加与不加干扰物的标本,比较二者有无偏倚,并了解不同浓度干扰物与偏倚的关系。"配对差异"干扰试验的局限性在于实验标本的介质可能与病理标本的介质不一致,加入的干扰物可能与病理标本中的干扰物不完全相同。所谓用病人标本作偏倚分析,即从被选择的病人标本中寻找不准确的结果,如选择肝脏、肾脏或心脏疾病病人标本,或选择服用某种可能有干扰作用的药物的病人标本,以及含有高胆红素或者高血脂等不正常浓度的标本,用候选方法和参考方法(用以确定研究中的"真值")同时测定,将两种方法的测定结果进行比较,以确定某物质对候选方法是否有干扰以及干扰程度如何。此种方法的不足之处:①难以确定干扰物;②有的参考方法难以在临床实验室中开展,另外不是每个测定项目都有参考方法;③参考方法亦可能受某些物质的干扰。建议两种方法同时使用,以相互补充。

【思考题】

1. 如何确定分析方法的干扰物?

2. 如何理解干扰试验的设计原理与评价标准?

实验 4　方法比较试验

【实验目的】

掌握：方法比较试验的设计原理、基本方法及统计分析。

熟悉：方法比较试验的评价标准和注意事项。

【实验原理】

方法比较试验是用候选方法和准确度已知的方法（如参考方法）同时测定一批标本计算出两种方法间测定结果的差值，以此来评估候选方法在实际测定病人标本时可能引入的总系统误差水平，以评价候选方法的准确度，是验证方法准确度的最佳方案。进行方法评价试验时，通常假定其中一方法测定结果无分析误差（或分析误差的方向和大小是已知的），此种方法这里被统称为已知准确度的方法；已知准确度的方法和候选方法间的差异，可认为是在原来已知正确度方法具有的误差水平以外又增加的系统误差是由候选方法产生的；如果差异在允许误差范围内，说明两检测方法对病人标本测定结果基本相符，候选方法替代原有检测方法不会对临床引入明显偏倚。

本实验以测血糖的参考方法 HK 法作对比，来评价 GOD-POD 法测定血糖的总系统误差。

【器材与试剂】

（一）器材

生化分析仪或分光光度计。

（二）试剂

1. GOD-POD 法试剂盒。

2. HK 法试剂盒。

3. 血清（浆）标本　临床血清标本至少 40 例，其血糖浓度应尽可能覆盖 GOD-POD 法检测线性范围，且尽可能使 50% 的实验标本的血糖浓度在参考区间外、可报告范围内。

【操作步骤】

1. 分别用 GOD-POD 法和 HK 法检测血清（浆）标本　开始检测的时间应相近，均应在 2 h 内检测完毕，将每份标本分别用两种方法各测定 2 次。

2. 每天测定 8 个标本，将标本按 1、2、3、4、5、6、7、8 顺序排列先测一遍，然后按 8、7、6、5、4、3、2、1 顺序再测一遍。连续测定 5 天，共测定 40 个标本，GOD-POD 法和 HK 法分别得到 40 对数据，共计 80 对数据。

3. 按表 11-7 收集整理测定结果。将 HK 法测定结果记为 X，GOD-POD 法测定结果记为 Y。

表 11-7　方法比较试验的数据处理

标本号	GOD-POD 法/(mmol/L)			HK 法/(mmol/L)		
(i)	Y_{i1}	Y_{i2}	$\overline{Y_i}$	X_{i1}	X_{i2}	$\overline{X_i}$
1						
2						

续表

标本号	GOD-POD 法/(mmol/L)			HK 法/(mmol/L)		
(i)	Y_{i1}	Y_{i2}	$\overline{Y_i}$	X_{i1}	X_{i2}	$\overline{X_i}$
3						
4						
5						
...						
38						
39						
40						

【结果计算】

1. 检查双份检测数据的离群点

(1) 分别检查 HK 法和 GOD-POD 法双份测定值有无离群表现:计算每个标本每一方法双份结果的差值绝对值($\triangle X_i$、$\triangle Y_i$)及差值的均值($\overline{\triangle X}$、$\overline{\triangle Y}$),以 $4\overline{\triangle X}$、$4\overline{\triangle Y}$ 作为判断限,要求各方法每个标本的成对差值都在判断限内。如 GOD-POD 法的所有 $\triangle Y_i$ 均小于 $4\overline{\triangle Y}$,则说明双份测定结果符合要求,可纳入后面的计算评价;若存在超过判断限的 $\triangle Y_i$,应继续用相对差异检验作出最后判断。计算公式如下:

$$\triangle X_i = |X_{i1} - X_{i2}|, \quad \triangle Y_i = |Y_{i1} - Y_{i2}|$$

$$\overline{\triangle X} = \frac{\sum \triangle X_i}{n}, \quad \overline{\triangle Y} = \frac{\sum \triangle Y_i}{n}$$

(2) 对有离群表现的双份测定值的差值进行相对差异检验:计算每个标本每一方法双份结果差值的相对差异($\triangle X_i'$、$\triangle Y_i'$),其用双份结果差值绝对值($\triangle X_i$、$\triangle Y_i$)除以双份结果均值($\overline{X_i}$、$\overline{Y_i}$)表示;以 4 倍相对差异的均值($4\overline{\triangle X'}$、$4\overline{\triangle Y'}$)作为判断限。若 $\triangle X_i'$(或 $\triangle Y_i'$)大于 $4\overline{\triangle X'}$(或 $4\overline{\triangle Y'}$),即超过判断限,说明此双份检测数据为离群点;需对存在这种情况的原因分析,并剔除该标本的检测结果。计算公式如下:

$$\triangle X_i' = \frac{\triangle X_i}{\overline{X_i}}, \quad \triangle Y_i' = \frac{\triangle Y_i}{\overline{Y_i}}$$

$$\overline{\triangle X'} = \frac{\sum \triangle X_i'}{n}, \quad \overline{\triangle Y'} = \frac{\sum \triangle Y_i'}{n}$$

(3) 若有 1 个离群点,则剔除此离群点;若原数据仅为 40 例病人标本的结果,在剔除数据后应另做实验补上。若有 1 个以上离群点,应检查原因,判断是否应该保留数据;若是标本的原因,则其他数据仍可以使用;若无法找出原因,则保留所有的数据;若最大差异超过临床允许误差,应从仪器、试剂、方法上寻找原因,需停止后续实验。

2. 绘制散点图 以 X 轴代表 HK 法测定值,Y 轴代表 GOD-POD 法测定值绘制散点图,一般使用 $\overline{Y_i}$ 对 $\overline{X_i}$ 作图。通过观察散点图可初步了解线性关系、有无明显离群点、是否呈恒定变异等情况。如果所有测定值的对应点在直角坐标图中大致呈 45°角的直线分布,提示被评价方法与对比方法的测定结果之间存在密切的相关关系,可进行下一步计算评价。

3. 检查散点图中有无离群值　观察坐标图中各实验点有无明显离群表现,若无,可作后继统计学处理;若有,应对 X、Y 配对检测结果进行离群值筛选及剔除。离群值筛选方法及标准类似双份检测数据离群点的筛除方法及标准。

将每份标本经过两种方法检测的前后两个测定值一一对应,计算它们的差值(E_{ij})。如第一个标本有两个差值 E_{ij},分别为 $E_{11} = |Y_{11} - X_{11}|$ 和 $E_{12} = |Y_{12} - X_{12}|$;同理计算 2~40 号标本的检测差值,然后计算 80 个 E_{ij} 的平均值 $\overline{E}$,以 4 $\overline{E}$ 作为判断限。若某标本的测定差值超过了判断限,则应进一步用相对差异检验作出最后判断。首先计算每份标本经过两种方法检测的前后两个测定值差值的相对差异 E'_{ij},其用差值 E_{ij} 除以相对应的 $\overline{X_i}$ 表示;再计算所有 80 个 E'_{ij} 的均值 $\overline{E}'$,以 4 $\overline{E}'$ 作为判断限进行判断。计算公式如下:

$$E_{ij} = |Y_{ij} - X_{ij}|, \quad E'_{ij} = \frac{E_{ij}}{\overline{X_i}},$$

$$\overline{E} = \frac{\sum_{i}^{n} \sum_{j}^{2} E_{ij}}{2n}, \quad \overline{E}' = \frac{\sum_{i}^{n} \sum_{j}^{2} E'_{ij}}{2n}$$

若某标本的 X、Y 配对检测结果超过上述两种离群值筛选判断限,应认为该点的检测结果属离群点,应剔除。若有 1 个离群点,则剔除此离群点;在剔除数据后应另做实验补上。若有 1 个以上离群点,应检查原因,判断是否应该保留数据;若原因不清楚,则保留全部作统计分析,或用一批新标本重新测定后评价。

4. 直线回归及相关性统计分析

(1)直线回归分析:根据散点图观察,若 X、Y 之间呈直线关系,即可用经典的直线回归分析法作统计处理,得到直线回归方程

$$\hat{Y} = a + bX$$

式中:$\hat{Y}$ 表示按回归方程求得的 Y 值估计值,a 为回归直线在 Y 轴上的截距,代表恒定误差的大小;b 为回归系数,即直线的斜率,代表比例误差的大小。

a 和 b 的计算公式分别为(请参阅统计学教材)

$$a = \frac{\sum Y}{n} - b \frac{\sum X}{n} = \overline{Y} - b\overline{X}$$

$$b = \frac{\sum XY - (\sum X)(\sum Y)/n}{\sum X^2 - (\sum X)^2/n}$$

如果两方法表示的某分析物量具有相同的计量单位时,理想状态的回归方程式应为 $Y = X$,即 $b=1$,$a=0$。$b \neq 1$,$a \neq 0$ 分别表示测定标本的两方法间存在比例系统误差和恒定系统误差。

假如要对回归系数 b 作出较严密的统计判断,就需要进一步作回归系数的显著性检验。

(2)相关性分析:在方法比较试验中,相关系数 r 可作为被评价方法可否被接受的一项统计学指标。

相关系数 r 按下列公式计算:

$$相关系数 r = \frac{\sum XY - (\sum X)(\sum Y)/n}{\sqrt{[\sum X^2 - (\sum X)^2/n][\sum Y^2 - (\sum Y)^2/n]}}$$

求出的相关系数还应作相关系数的 t 检验。相关系数(r)的 t 检验统计学公式是

$$t_r = \frac{r\sqrt{n-2}}{\sqrt{1-r^2}}$$

将由方法比较试验的原始数据($\overline{Y_i}$ 和 $\overline{X_i}$)求得的相关系数 r 及例数($n=40$)代入 t 检验的统计学公式,即可求出相应的 t_r 值,再按照 $n-2$ 的方法计算出自由度(v),查 t 值表求得 $t_{0.05(v)}$ 及 $t_{0.01(v)}$ 相应的 t 值,若 $t_r > t_{0.05(v)}$,$P<0.05$,说明实测的相关系数 r 与总体相关系数 0 之间差异显著,两种测定方法的测定结果之间存在相关关系;若 $t_r > t_{0.01(v)}$,$P<0.01$ 说明实测相关系数 r 与 0 之间有非常显著的差异,两种方法的测定值之间存在着高度相关关系。

5. 计算系统误差 根据回归方程的 a、b 值,可在各个医学决定水平(X_C)处,了解候选方法相对于参考方法的系统误差(SE)。a 代表恒定系统误差;b 代表比例系统误差;候选方法的系统误差(SE)$= |\hat{Y}_C - X_C| = |(a+bX_C) - X_C|$。

本实验可选择血糖的医学决定水平 2.8 mmol/L、7.0 mmol/L、11.2 mmol/L 三个浓度,评价 GOD-POD 法的系统误差。

假如要对候选方法的系统误差是否存在作出较严密的统计判断,就需要进一步作配对资料 t 检验处理。

6. 配对资料 t 检验 因方法比较试验的数据属于配对资料,因而可用配对资料 t 检验处理。

$$差值标准差(S_d) = \sqrt{\frac{\sum(d-\overline{d})^2}{n-1}} = \sqrt{\frac{\sum d^2 - (\sum d)^2/n}{n-1}}$$

$$t = \frac{\overline{d}-0}{\overline{S_d}} = \frac{\overline{d}}{S_d\sqrt{n}}$$

$$自由度(v) = n-1$$

差值标准差中的 d 代表候选方法与参考方法测定值的差值,$\overline{d}$ 为差值之平均值,$\overline{S_d}$ 为差值标准误,n 为配对数。

若求得 $t > t_{0.05(v)}$,即 $P<0.05$,表示候选方法存在显著的系统误差。此判断,我们可从上述 t 检验的计算公式入手进行分析与理解。在计算 t 值公式中的分子部分是两种方法的偏倚值的均值 $\overline{d}$,表明方法间系统误差的大小;分母是差值标准误 $\overline{S_d}$,反映方法比较试验中偶然误差的大小。因此 t 值是方法比较试验中系统误差和偶然误差的比值。若 $t < t_{0.05(v)}$,表明两种方法间的系统误差和偶然误差量相比较相差不大,尽管有偏倚,但可能由偶然误差为主所致,不一定确实存在方法间的系统误差。若 $t > t_{0.05(v)}$,说明系统误差显著大于偶然误差,这样大的系统误差量不可能或很难由偶然误差所引起,方法间确实存在系统误差。由于 t 检验结果可说明在统计学上差异是显著的或极其显著的,这里有两点值得注意:①配对资料的 t 检验有助于发现系统误差的存在,但不能进一步区分恒定误差与比例误差;②t 值受样本配对数的影响较大,故不应将 t 值大小作为候选方法是否可以接受的唯一依据,而还要根据 d 及 S_d 值大小作全面的考虑。

【评价标准】

候选方法系统误差 SE 的可接受性判断指标为

$$|(a+bX_c)-X_c| < 1/2\ TEa$$

$|(a+bX_c)-X_c|$ 代表医学决定水平(X_c)处候选方法的总系统误差;a 代表恒定系统误差,b 代表比例系统误差;一般要求 $|(a+bX_c)-X_c| < 1/2\ TEa$(因未考虑不精密度,此时可接受性判断的值取 $1/2\ TEa$)。

CLIA'88 能力比对试验的质量要求规定,血糖检测的 TEa 为靶值的 ±10%。因此,当本实验中所测的 GOD-POD 法的系统误差小于不同医学决定水平的 ±5%,可说明 GOD-POD 法与 HK 法对病人标本测定结果基本相符,GOD-POD 法替代 HK 法不会对临床引入明显偏倚。

【注意事项】

1. 试验标本的选择 标本数一般为 40～100 例,其中 25% 的标本浓度低于参考区间下限,50% 标本浓度在参考区间之内,25% 标本浓度高于参考区间上限,且所有标本的浓度应均匀分布于测定的整个线性范围。选择合适的样品分析范围比增加样品的数目更为重要。

2. 对比方法 对比方法的选择十分重要,一般应选参考方法或决定性方法,这样方法间的任何分析误差均可归于被评价的候选方法。

3. 在进行方法比较试验时,及时绘制散点图,发现异常值立即复做,及时纠正,可减少离群值出现的机会。

4. 相关系数 r 表示两个变量间相互关系的密切程度,并不能表明有无恒定误差和比例误差。在做直线回归统计时,若实验点过于密集,尽管离散程度不大,但 r 值也会偏小。另外,实验点对应的分析物含量分布宽度也会影响 r 值大小,r 值随病人标本浓度范围的增大而增大。因此,可用 r 值的大小检验 X 取值范围是否合适。一般要求 $r \geqslant 0.975$ 或 $r^2 \geqslant 0.95$,否则必须增加标本数量以扩大浓度范围。如扩大浓度范围 r 仍然小,认为两种方法相关性的密切程度不够好。因此,依据 r 值大小来判断两个方法分析结果符合程度时应持谨慎态度。

【思考题】

1. 方法比较试验标本的例数和浓度各有什么要求?

2. 方法比较试验的结果计算中需做哪些统计分析?各有什么作用?

3. 方法比较试验反映的是何种误差?对比方法为何最好用参考方法?

第二节 临床生物化学检验试剂盒质量评价试验

在医学检验工作中应用最广、品种最多的是临床生物化学检验试剂盒,试剂盒的商品化不仅应用简便,而且有利于试剂的标准化和方法的规范化,有利于提高检验质量。目前,同一种临床生物化学检验试剂盒有许多生产厂家,不同厂家产品的质量、技术含量等常有区别,有时即使同一厂家,不同批号的同种试剂因原料来源、纯度不同以及生产条件变动,会产生批间变异。同一批号的同种试剂盒在储存、运输时的情况有所不同,性能也可能发生变化。因此,实验室应正确选择高质量的生化诊断试剂盒,并对购入的试剂盒进行评价与性能检测,只有质量达到标准方可用于实际工作,确保实验室数据的准确,为疾病的诊断和治疗提供可靠的实验室依据。

临床生物化学检验商品试剂盒评价主要包括初步评价与性能指标的评价。初步评价包括审查包装完整程度、说明书详尽与否,对试剂盒所装试剂的颜色、性状及溶解度等进行理学检验与评价。《卫生部临床检验体外诊断试剂盒质量检定暂行标准》中检定的技术指标主要有:测定的线性范围、精密度、准确度、干扰、稳定性和酶促反应或化学反应时间曲线等性能指标,对这些性能指标均应逐项检定。同项目试剂盒之间作比较,如果稳定性好、灵敏度高、线性范围宽、正向型试剂空白吸光度低、反向型试剂空白吸光度高、试剂空白速率低、瓶间差小者可视为优质试剂盒。鉴于精密度、正确度和干扰的检定在方法学评价试验中都已介绍,本节主要介绍线性范围评价试验、时间反应曲线试验和稳定性试验。

实验 5　线性范围评价试验

【实验目的】

掌握:方法学线性范围评价试验的设计原理、基本方法及统计分析。

熟悉:线性范围评价试验的评价标准和注意事项。

【实验原理】

线性(linearity)是分析方法重要性能之一,CLSI EP6-A《定量测量方法的线性评价:统计学方法》将"线性"定义为:在给定的测量范围内,使测量结果(指最终的分析结果)与标本中分析物的量直接成比例的能力。线性范围是指系统最终输出值(浓度或活性)与分析物浓度或活性成比例的范围,其反映整个系统的输出特性。

线性范围评价试验是指用候选方法对一系列浓度分析物样本进行分析,对检测结果进行直线回归统计学处理,评价系统最终输出值(浓度或活性)与分析物浓度或活性接近直线的程度,用以反映候选方法能准确报告的最低浓度、最高浓度或能检测到的范围。

本实验用 GOD-POD 法试剂盒测定不同葡萄糖浓度溶液,以加入的葡萄糖浓度为横坐标,实际测得的浓度为纵坐标,绘制散点图,并作直线回归分析,对 GOD-POD 法试验的线性范围进行评价。

【器材与试剂】

(一)器材

生化分析仪或分光光度计。

(二)试剂

1. 血清(浆)样本　收集无溶血、无脂浊、无肝炎病毒污染的人混合血清(浆),用 GOD-POD 法测定血糖浓度,再用生理盐水稀释,制备血糖浓度为 4.5 mmol/L 的人混合血清(浆)样本。

2. 12.0 mmol/L 苯甲酸溶液　溶解苯甲酸 1.4 g 于蒸馏水约 800 mL 中,加温助溶,冷却后加蒸馏水定容至 1 L。

3. 葡萄糖标准液(280.0 mmol/L)　称取已干燥恒重的无水葡萄糖 5.0456 g,溶于 12.0 mmol/L 苯甲酸溶液约 70 mL 中,以 12.0 mmol/L 苯甲酸溶液定容至 100 mL。2 h

后方可应用。此试剂用于制备线性实验样品用。

4. 生理盐水。

5. GOD-POD法测定血糖试剂盒。

【操作步骤】

1. 标本制备

(1) 高值血糖(32.0 mmol/L)样本的制备:将 10 mL 葡萄糖标准液(280.0 mmol/L)与 90 mL 人混合血清(浆)样本(血糖浓度为 4.5 mmol/L)混匀。

(2) 低值血糖(0.2 mmol/L)样本的制备:用 95.6 mL 生理盐水稀释 4.4 mL 血清(浆)样本(血糖浓度为 4.5 mmol/L)。

(3) 线性范围试验标本制备:按 1 L、0.95 L+0.05H、0.90 L+0.10H、0.80 L+0.20H、0.60 L+0.40H、0.40 L+0.60H、0.20 L+0.80H、1H 配制方法,制成 8 个不同浓度的系列评价标本("L"为 0.2 mmol/L 低值血糖样本、"H"为 32.0 mmol/L 高值血糖样本)。

2. 血糖浓度测定 分别测定 8 个不同浓度的线性范围试验标本,每种标本至少做双份检测,且测定顺序应随机排列。

【结果计算】

1. 标本血糖测定值及加入葡萄糖的预期值的计算

(1) 加入葡萄糖相对量:由于低值样本浓度非常低,接近于 GOD-POD 法的线性范围下限,故以 1 号标本作为基础样品,并认为其加入葡萄糖相对量为"0",而以 2 号标本"0.95 L+0.05H"中所加入的葡萄糖相对量为"1",计算出其余各管的相对量。

(2) 线性范围试验标本血糖测定值的计算。

(3) 斜率的计算:由于各样本制备时是在低值血糖样本的基础上加入不同量的高值血糖样本,因而要将未加高值血糖样本的"空白"减去,即为减"1号标本"测得值的浓度。然后,根据测量均值除以加入葡萄糖相对量,得到每个不同浓度的斜率;计算所有斜率的平均值得到平均斜率。

(4) 加入葡萄糖的预期值计算:将平均斜率乘以加入葡萄糖相对量,即可以计算出各实验样本内含分析物的浓度,为这些样本的预期值。

(5) 将计算结果填入表 11-8 中。

表 11-8 线性范围试验的数据处理

标本号(i)	1	2	3	4	5	6	7	8
标本制备	1 L	0.95 L+0.05H	0.90 L+0.10H	0.80 L+0.20H	0.60 L+0.40H	0.40 L+0.60H	0.20 L+0.80H	1H
加入葡萄糖相对量	0	1	2	4	8	12	16	20
实测值1/(mmol/L)								
实测值2/(mmol/L)								
实测值3/(mmol/L)								
均值($\overline{X_i}$)/(mmol/L)								
减 $\overline{X_1}$ 后浓度/(mmol/L)	—							

续表

标本号(i)	1	2	3	4	5	6	7	8
斜率	—							
平均斜率								
预期值	—							

2. 离群点检查 观察结果有无明显的数据错误,若有明显异常时,应判断是否为离群点。全部数据中的离群点如果有 2 点或以上,则应放弃全部数据,重新进行实验。

3. 制作散点图 以 X 表示各样本的预期值,以 Y 表示各样本的实测均值;将所有实验结果点在图上,形成 7 对预期值与实测值,制作散点图。

4. 直线回归分析 若所有实验点呈明显直线趋势,即可用经典的直线回归分析法作统计处理,得到直线回归方程(可参阅方法比较实验中的结果计算部分内容)。

$$Y = a + bX$$

【评价标准】

1. 理想状态下,预期值和实测值间呈通过原点、斜率为 1 的回归线,即斜率 b 为 1,截距 a 为 0。

2. 若 b 很接近 1(一般 b 在 1.00 ± 0.03 范围内),a 近于 0,则可直接判断候选方法分析测量范围在实验所涉及浓度范围。在本次实验所得的线性回归方程的斜率 b 及截距 a 若符合此项标准,则说明 GOD-POD 法在实验所涉及的浓度范围内($0.2 \sim 32.0$ mmol/L)呈线性。

3. 从经验上,若 $b < 0.97$ 或 $b > 1.03$,已经有可能 b 与 1 之间有统计上显著性差异。可对所有实验结果作分析,考虑是高浓度处,还是低浓度处的实测值和预期值间有较大偏倚。试着舍去某组离群值,另作直线回归分析,直到 a 接近于 0,b 在 $0.97 \sim 1.03$ 之间,此时缩小的分析范围是真实的检测范围。

【注意事项】

1. 尽可能使用与病人样本基质相似的样品。常用的样本有如下几种。①混合病人血清。该类样本与真实标本具有相同的基质状态。对于易获得病理高分析物浓度的样本,选择混合病人血清是最方便的。②在混合病人血清中加入一定量的待测物。可通过在混合病人血清中加入一定量的待测物,得到高浓度的线性试验样本,并有适当的样本基质。用于制备难以获得病理高分析物浓度的样本。③经过特殊处理的混合人血清。可利用透析、热处理、层析等处理方法,制备低分析物浓度的样本。④标准品、商品化质控品或 PT(能力验证)材料。此类样本使用方便,但由于不是正常的生理样本,因基质效应,可能会掩盖实际的线性结果。

2. 验证线性范围的实验应使用 5~7 个浓度水平的样品,而建立线性范围的实验应使用 7~11 个浓度水平的样品;浓度范围应遍布整个预期检测范围,选用的高值样品应尽可能高于线性上限 30%,低值样品应尽可能低于线性低限。各实验样本分析物浓度成等间距比例关系,但等间距比例关系不是必需的。

3. 全部试验在同一个工作日内完成,分析序列应为随机排列,有显著携带污染时,应用空白隔开标本。每个浓度水平重复测量 2~4 次计算其平均值,更多的重复测量次数有利于降低不精密度及更好地评价分析测量范围。

4. 线性评价试验方法主要分为两大类,一类是传统的评价方法,即本实验所用的平均斜率法,操作与计算相对简单;另一类为多项式法,有代表性的为 CLSI EP6-A 推荐的方法,我国卫生部颁布的《定量测定方法的线性评价》是在 EP6-A 基础上进行适当改良的方法。多项式线性评价方法,采用高低两个极端浓度标本相互稀释,直接测定不同浓度分析物量,对测量结果直接分析,不需原始的仪器测量信号(如分光光度计的吸光度值),更适用于大多数应用自动化仪器的实验室。EP6-A 同时采用二元一次直线回归、二元二次与二元三次曲线回归进行线性评价,这些计算如依靠手工几乎是不可能完成的,需由计算机完成。

5. 可报告范围(reportable range)指检测方法可以报告的所有结果范围,包括分析测量范围和临床可报告范围。分析测量范围(analytical measurement range,AMR)是指样品不经稀释或浓缩,分析方法能直接测定的待测物浓度或质量的范围,它反映整个系统的输出特性,可通过线性范围试验来评价,因此也称线性范围。临床可报告范围(clinical reportable range,CRR)指对临床诊断、治疗有意义的待测物浓度范围。如果 CRR 超出了 AMR,可将样本进行稀释、浓缩和预处理,使待测物浓度处于 AMR 内,最后结果乘以稀释或浓缩倍数,CRR 是扩展的 AMR。

【思考题】

1. 线性范围试验的标本浓度有何要求?哪些类型的标本可以用于线性范围试验,它们各有何优缺点?

2. 试述采用平均斜率法对候选方法进行线性范围评价的思路与评价标准。

实验 6 时间反应曲线试验

一、终点法时间反应曲线试验

【实验目的】

掌握:临床生化检验试剂盒终点法时间反应曲线试验的原理和方法,时间反应曲线的绘制。

熟悉:终点法时间反应曲线试验性能评价指标。

【实验原理】

终点法测定是检测化学反应达到平衡时的产物生成量或底物的消耗量,此法的关键是确定达到终点所需的时间,只有在达到终点后检测,才能较可靠地反映待测物的量。用稍高于参考值上限的标准液或定值血清作为标本,按试剂盒说明书进行测定;每间隔 30～60 s 记录一次吸光度,连续测 10 次以上(根据反应情况可适当调整);以吸光度为纵坐标,以反应时间为横坐标作图(同时用蒸馏水代替样品做试剂空白的相应曲线);以观察反应达到平衡期的时间以及反应持续稳定的时间。

本实验通过评价 GOD-POD 终点法的时间反应曲线是否达到要求,对 GOD-POD 法测血糖试剂盒质量进行评价。

【器材与试剂】

(一) 器材

自动或半自动生化分析仪。

（二）试剂

1. 样品　7.2 mmol/L 葡萄糖标准溶液。

2. GOD-POD 法测定血糖试剂盒。

【操作步骤】

取 7.2 mmol/L 葡萄糖标准溶液和蒸馏水,分别按试剂盒说明书规定的样品与试剂比例进行测定。在自动或半自动生化分析仪上进行如下相关参数设置:样品量 3.0 μL,试剂 450 μL,主波长 505 nm,副波长 600 nm,反应温度为 37 ℃,开始读数时间为 1 min,最终读数时间为 20 min,读数间隔时间为 1 min,连续测定 20 次,记录吸光度值。

【结果计算】

以吸光度为纵坐标,以反应时间为横坐标作图,分析平衡期出现、持续的时间。

【评价标准】

1. 试剂空白的吸光度是否大于规定标准。若试剂空白吸光度大于规定标准,表示试剂质量改变,会影响测定的精密度和准确度。

2. 试剂空白的反应时间曲线应平坦,吸光度在整个反应期间无明显波动,否则,说明试剂本身不稳定,会导致测定偏倚。

3. 反应能否在规定的时间内达到平衡。观察反应达到平衡的时间,与试剂盒说明书上提供的测定时间进行比较,是否小于临床生化自动分析仪终点法读取测定吸光度的时间。

4. 反应稳定期观察。反应达到平衡后,吸光度最大并维持不变,这一期间为反应稳定期。终点法测定应在这一期间读取吸光度。对显色不稳定的反应,应严格控制比色测定在稳定期内完成。

【注意事项】

1. 7.2 mmol/L 葡萄糖标准溶液与试剂空白测定均需至少做双份测定,对所测吸光度结果取平均值。

2. 可根据试剂盒说明书上的反应时间,适当调整设置检测总时间、检测间隔时间与连续测定的次数。

3. 试验反应速度慢的原因,常为试剂中酶量不足或酶质量不好,或反应条件不是最适合条件所致。

【思考题】

1. 阐述试剂盒终点法时间反应曲线试验的原理及试验的意义。

2. 试剂盒终点法时间反应曲线试验的性能评价指标有哪些?

二、连续监测法时间反应曲线试验

【实验目的】

掌握:临床生化检验试剂盒连续监测法时间反应曲线试验的原理和方法,时间反应曲线的绘制。

熟悉:连续监测法时间反应曲线试验性能评价指标。

【实验原理】

连续监测法是测定化学反应速率(对酶活性检测时是测定酶促反应的初速率),此法的关键是在动态反应的线性期进行测定。以稍高于参考值上限的标准液或定值血清作为标本,按试剂盒说明书进行测定;每间隔 2～10 s 记录一次吸光度,连续测 10 min 以上(根据反应情况可适当调整);以吸光度为纵坐标,反应时间为横坐标作图(同时用蒸馏水代替样品做试剂空白的相应曲线);观察动态反应中的延滞期(延迟时间)、线性期(测定时间)、混合期的出现、持续和终止的时间。

本实验通过评价 GOD-POD 连续监测法的时间反应曲线是否达到要求,对 GOD-POD 法测血糖试剂盒质量进评价。

【器材与试剂】
器材与试剂同终点法时间反应曲线试验。

【操作步骤】
操作步骤同终点法时间反应曲线试验;部分参数改为:开始读数时间为 10 s,最终读数时间为 15 min,读数间隔时间为 10 s。

【结果计算】
以吸光度为纵坐标,以反应时间为横坐标作图,分析动态反应中的延滞期(延迟时间)、线性期(测定时间)、混合期的出现、持续和终止的时间。

【评价标准】
1. 试剂空白值是否符合规定。反应速度下降型的试剂空白吸光度应在 1.5 左右,低于说明书中规定值者不宜使用;反应速度上升型的试剂空白值应符合各项测定要求,一般情况是空白吸光度越低越好,高于说明书中规定值者不宜使用。

2. 试剂空白的酶促反应时间曲线平坦,吸光度变化不大,$\Delta A/min \leqslant 0.001$,若大于此值,表明试剂本身分解变化,会使测定结果产生误差。

3. 延滞期、线性反应期与设定的实验参数是否相等,若不相符应予修改。

4. 观察酶促反应速度曲线的斜率,通过定值血清,分析试剂盒的灵敏度。酶促反应速度曲线斜率下降,使试剂盒的检测灵敏度低,测定结果有严重比例误差,不能使用此类试剂盒。引起酶促反应速度曲线斜率下降的原因有:试剂盒中底物浓度不足、辅助酶或指示酶的酶量不足或质量不好、反应条件不是最适合条件等。

【注意事项】
注意事项同终点法时间反应曲线试验。

【思考题】
1. 阐述试剂盒连续监测法时间反应曲线试验的原理及试验的意义。
2. 试剂盒连续监测法测定的参数包括哪些? 如何评价连续监测法时间反应曲线试验的性能指标?

实验 7　稳定性试验

【实验目的】
掌握:临床生化检验试剂盒稳定性试验的原理和方法,稳定性试验曲线的绘制。
熟悉:试剂盒稳定性试验的性能评价指标。

【实验原理】
试剂盒的稳定性是指试剂盒在不同条件储存后所保持其测定准确性的性能。大多数试剂盒具有原包装形式和使用工作液两种形式,少数试剂盒的原包装即为工作液。评估试剂盒的稳定性应包括原包装和工作液在试剂盒的指定条件下的稳定性。原包装形式有多种，如液体型、干粉型、冻干型、胶囊型等，其保存期较长；而适当配成工作液后，其保存期一般较短。生产厂家在试剂盒的研制过程中，都已做过稳定性试验，并加有适当的稳定剂。但用户在选择和鉴定试剂盒时，对其稳定性进行检查仍有必要，尤其是在使用中发现测定结果偏低时。由于原包装形式的试剂在做稳定性试验时，需要较长时间的观察，教学难以安排，故本实验选试剂工作液进行试验。

原包装试剂在配成工作液后，由于温度、环境等条件发生了变化，试剂的稳定性也随储存条件和放置时间而发生变化，其变化的主要倾向是随储存时间的延长，试剂空白的吸光度不断增加和对高值标本测定结果降低。

【器材与试剂】

（一）器材

生化分析仪或分光光度计。

（二）试剂

血清（浆）标本。

【操作步骤】

1. 样品 2.8 mmol/L、7.2 mmol/L 葡萄糖标准溶液各 1 份。

2. GOD-POD 法测定血糖试剂盒。

【结果计算】

1. 标本与试剂空白测定 按试剂盒说明要求分别测定样品Ⅰ（2.8 mmol/L 葡萄糖标准溶液），样品Ⅱ（7.2 mmol/L 葡萄糖标准溶液）、试剂空白（用蒸馏水代替样品）葡萄糖浓度值；至少作双份检测，结果取平均值。

2. 每天均进行上述"标本与试剂空白测定"，并做好记录，连续观察 10 天；剩余试剂置于 4 ℃冰箱保存。

3. 以浓度为纵坐标，天数为横坐标，绘制浓度变化图，并进行稳定性评价。

【评价标准】

1. 判断指标一般按试剂盒说明书上规定的要求确定。如无规定，可计算出测定结果与各标准液浓度之间的偏倚，如出现的误差大于医学决定水平下的允许误差即不可取。葡萄糖测定的允许误差为 0.33 mmol/L。

2. 在浓度变化图上，试剂空白、样品Ⅰ和样品Ⅱ的浓度曲线应呈平行线；若出现升高或下降的趋势，都属不稳定的表现。

【思考题】

1. 试剂盒稳定性评价包括哪些内容？如何绘制试剂盒稳定性试验曲线图？

2. 试剂盒稳定性试验的性能评价指标有哪些？

【参考文献】

［1］ 钱士匀.临床生物化学与检验指导［M］.4 版.北京：人民卫生出版社，2011.

［2］ 丛玉隆，王前.临床实验室管理［M］.2 版.北京：中国医药科技出版社，2010.

［3］ 杨有业，张秀明.临床检验方法学评价［M］.北京：人民卫生出版社，2008.

（梅传忠）

第十二章 质量控制

检验结果是临床医生诊断疾病、观察疗效和判断预后的重要依据,检验结果的可靠与否直接影响医疗质量。根据临床医疗实验室管理办法和 ISO15189 认可准则,为了达到质量要求,监测检验过程中的误差,控制与分析有关的各个环节,确保实验结果的准确、可靠,防止发出错误的检验报告,从质量控制的角度,本章节主要开展与室内质量控制和室间质评相关的两个实验,一是 Levey Jennings 质控图的制作,二是室间质评成绩的评价,培养学生的质量控制意识。

第一节 室内质量控制

室内质量控制(简称室内质控)是实验室质量保证体系中的重要组成部分,是由实验室的工作人员采用一系列统计学的方法,连续地评价本实验室测定工作的可靠性,判断检验报告是否可发出的过程。它是检测、控制本实验室测定工作的精密度,并检测其准确度的改变,提高常规测定工作的批间、批内标本检测结果的一致性、稳定性。室内质控方法有多种,如 Levey Jennings 质控法、Westgard 多规则质控法、病人数据分析质控法等。其中 Levey Jennings 质控方法是较常用的一种,其质控图是用 20 对质控品的检测值,计算出均值和标准差,建立以 $\bar{x}$ 为中心线,以 $\bar{x}\pm2s$ 为警告线,以 $\bar{x}\pm3s$ 为失控线绘制而成。

实验 1 Levey Jennings 质控图的制作

【实验目的】

掌握:开展室内质控的方法和步骤。

熟悉:室内质控失控与在控的判断规则。

了解:质控品的类型和用途。

【实验原理】

在检测过程中,有两个客观规律,一是波动,即重复一个测定,测定结果总是上下波动的;二是分布,即这些数据是按一定规律分布的,它们既向某一数据集中,又在这个数据两旁分开。在定量分析中,如只有随机误差,测定数据呈正态分布,如有异常因素存在,测定数据将偏离正态分布。质控图实际上是形状和位置改变了的正态分布图,通过对质控品测定值的分析,判断有无异常因素存在,达到监控检测过程是否稳定的目的。

质控图是一种具有质控界限(control limits)的图形。质控界限通常由受控分析方法对已知标本(通常为质控品)作重复测定获得的均值和标准差来确定。

假定分析方法的误差分布是正态分布,质控限包括了绝大多数的质控结果,通常为95%到99.7%,其相当于均值加减了 2 或 3 倍的标准差。由于只有较少的质控结果出现在正态分布的尾端(对于 $2s$ 界限,20 次中只有 1 次;对于 $3s$ 界限,1000 次中只有 3 次),这样的测定结果是值得怀疑的,提示分析方法可能发生某些问题,并可能导致均值的偏移(准确度问题),或者是造成标准差的增大(精密度问题)。通常质控品测定值的点落在质控界限之内时,一般解释为正常。当点落在质控界限之外时,表示检测过程可能存在问题。

本实验通过选择适当浓度的某种批号的血糖质控品 20 瓶,按照血糖检测原理,在半自动或全自动生化分析仪上进行测定(手工操作也可),对所测得的 20 瓶质控品数据进行统计分析,算出均值和标准差,取一张空白 Levey Jennings 质控图,在图上方的各项目中填上单位、日期、项目、测定方法等相关内容,仔细填上均值、标准差,同时在图的纵坐标 $\overline{x}$ 及 $\pm 1s$、$2s$、$3s$ 等处标上相应的数值。用蓝笔在 $\overline{x} \pm 2s$ 处画线,为警告线,用红笔在 $\overline{x} \pm 3s$ 处画线,为失控线,从而完成 Levey Jennings 质控图的制作,在临床常规工作中,将每天所检测的同批号的质控数据点在该质控图上,按照质控规则判断是否在控。

【器材与试剂】

(一)器材

1. 半自动或全自动生化分析仪。

2. 1 mL、5 mL、10 mL 刻度吸管或 1 mL、5 mL、10 mL 不同型号的加样枪。

3. 16 mm×100 mm 的试管、试管架。

4. 分光光度计。

(二)试剂

1. 0.1 mol/L 磷酸盐缓冲液(pH7.0) 称取无水磷酸氢二钠 8.67 g 及无水磷酸二氢钾 5.3 g 溶解于 800 mL 蒸馏水中,用 1 mol/L 氢氧化钠或 1 mol/L 盐酸调 pH 值至 7.0,然后用蒸馏水稀释至 1 L。

2. 酶试剂 取葡萄糖氧化酶 1200 U,过氧化物酶 1200 U,4-氨基安替比林 10 mg,加上述磷酸盐缓冲液至 80 mL 左右,用 1 mol/L 氢氧化钠调 pH 值至 7.0,再加磷酸盐缓冲液至 100 mL,置于 4 ℃冰箱保存,至少可稳定 3 个月。

3. 酚溶液 称取重蒸馏酚 100 mg 溶于 100 mL 蒸馏水中,储存于棕色瓶中。

4. 酶酚混合试剂 酶试剂及酚溶液等量混合,储存于棕色瓶中,在冰箱内可以存放 1 个月。

5. 12 mmol/L 苯甲酸溶液 900 mL 蒸馏水中加入苯甲酸(M_w 122.12)1.46 g,加热助溶,冷却后置于 1 L 容量瓶中,加蒸馏水至刻度。

6. 葡萄糖标准储存液(100 mmol/L) 称取标准纯度的无水葡萄糖(M_w 1180.16,预先置于 80 ℃烤箱内干燥恒重后,移置于干燥器内保存)1.802 g,以 12 mmol/L 苯甲酸溶液 70 mL 溶解并转移到 100 mL 容量瓶内,再以 12 mmol/L 苯甲酸溶液稀释至 100 mL 刻度处,至少放置 2 h 后方可应用。

7. 葡萄糖标准应用液(5 mmol/L) 吸取葡萄糖标准储存液 5 mL,置于 100 mL 容量瓶中,用 12 mmol/L 苯甲酸溶液稀释至刻度,混匀。

8. 血糖室内质控品 20 瓶(市场购买)。

【操作步骤】

1. 将室内质控品从冰箱取出,按质控品使用说明书,用蒸馏水充分溶解 20 瓶质控品,放置于室温备用(如购买的是液体质控品,则不需溶解)。

2. 自动分析法

(1)参数设置:在老师指导下,按照试剂盒说明书设置校正方法、检测方法、温度、主波长、副波长、孵育时间、试剂Ⅰ用量、试剂Ⅱ用量、标本用量等。

(2)在仪器上相应位置,放置校正品、标准品、试剂和标本。

(3)按照仪器操作说明书进行室内质控标本的检测。

3. 手工操作法

(1)取数支 16 mm×100 mm 的试管,按表 12-1 进行操作。

表 12-1　葡萄糖氧化酶法操作步骤

加入物/mL	空白管	标准管	测定管
蒸馏水	0.02	—	—
葡萄糖标准应用液	—	0.02	—
质控品(当作标本)	—	—	0.02
酶酚混合试剂	3.0	3.0	3.0

(2)混匀,置于 37 ℃ 水浴中,保温 15 min,以空白管调零,用分光光度计,在波长 505 nm 处比色,分别读取标准管和测定管的吸光度。

(3)室内质控标本葡萄糖浓度的计算:

$$\text{标本葡萄糖(mmol/L)} = \frac{\text{测定管吸光度}}{\text{标准管吸光度}} \times 5 \text{ mmol/L}$$

4. 计算均值和标准差　利用上述操作所测得的 20 瓶质控标本的葡萄糖浓度值,计算出均值和标准差,以此均值作为该批质控品的暂定中心线。

5. 制作 Levey Jennings 质控图　取空白 Levey Jennings 质控图一张,根据以上计算出的均值和标准差,设定纵坐标的均值位置,且在纵坐标的 $\bar{x}$ 及 $\pm 1s$、$2s$、$3s$ 等处标上相应的数值。用蓝笔在 $\bar{x} \pm 2s$ 处画线,即为警告线,用红笔在 $\bar{x} \pm 3s$ 处画线,即为失控线。并在图上方的各项目中填上单位、日期、项目、测定方法、均值、标准差等相关内容信息。

【注意事项】

1. 加样要准确,质控品必须充分溶解(约需 30 min)。

2. 质控品开盖时防止粉剂飞出(液体型质控品不存在)。

3. 血糖检测时必须在常规条件下检测(因临床做质控时都是与病人标本同时做,而不是在最佳条件下开展)。

4. 手工法试剂配制必须在实验前进行。

【思考题】

1. 使用 Levey Jennings 质控图时,有哪些失控现象? 如有失控,如何处理?

2. 本实验所有室内质控品是一次性测完,但在临床实际工作中,稳定性较长的室内质控品暂定中心线的确定,所用 20 瓶质控品应分多少天连续测定? 在统计时如出现离群值如何处理？

3. 如何制定常规中心线？

第二节 室间质量评价

室间质量评价(简称室间质评)是由特定的组织机构向多个实验室同时发放同一质控品,要求在一定时间内完成标本检测,由外部独立机构收集、分析和反馈实验室检测结果,评定实验室常规工作的质量,观察测定的准确性,建立起各实验室检测结果间的可比性。目前,在实验室质量管理中,室间质评越来越受到临床实验室的重视。

实验 2 室间质评成绩的评价

【实验目的】

掌握:开展室间质评的方法和步骤。

熟悉:室间质评成绩的评价方法。

了解:室间质评标本靶值的确定方法。

【实验原理】

选择某种不同浓度的定值质控品 5 份作为质评结构所发放的室间质评标本,并将该定值作为室间质评的靶值,使用卫生部临床检验中心提供的 CCV 值(表 10-6),美国 CLIA'88 提供的可接受范围(表 10-7),按照所开展的室间质评项目的检测原理,在半自动或全自动生化分析仪上进行测定(手工操作也可),对所测得的某个项目的检测值,分别用变异指数得分和能力比对(PT)两种方法进行评间质评。

【器材与试剂】

(一)器材

1. 半自动或全自动生化分析仪。

2. 1 mL、5 mL、10 mL 刻度吸管或 1 mL、5 mL、10 mL 不同型号的加样枪。

3. 16 mm×100 mm 的试管、试管架。

4. 分光光度计。

5. 液体型不同浓度的 TP、BUN、ALT 定值室间质评标本各 5 份。

(二)试剂

1. 总蛋白(TP)检测所需试剂

(1) 6.0 mol/L NaOH 溶液:称取 240 g NaOH 溶于约 800 mL 新鲜制备的蒸馏水或刚煮沸冷却的去离子水中,再加水至 1 L,置于聚乙烯塑料瓶中,密塞,放室温下保存。

(2) 双缩脲试剂:称取 3 g $CuSO_4 \cdot 5H_2O$,溶解于 500 mL 新鲜制备的蒸馏水或刚煮沸冷却的去离子水中,加酒石酸钾钠($KNaC_4H_4O_6 \cdot 4H_2O$)9 g 和 KI 5.0 g,待完全溶解后,加入 6 mol/L NaOH 溶液 100 mL,然后加蒸馏水至 1 L,置于聚乙烯塑料瓶中,密塞,放在室温下保存,至少可稳定 6 个月,若出现沉淀,则需重新配制。

(3) 双缩脲空白试剂:试剂中不含硫酸铜,其他成分和双缩脲试剂相同。

（4）蛋白标准液（60 g/L）：市场购买。

2. 尿素氮（BUN）检测所需试剂

（1）酚显色剂：苯酚 10 g，亚硝基铁氰化钠（含 2 分子水）0.05 g，溶于 1000 mL 去氨蒸馏水中，存放于冰箱中，可保存 60 天。

（2）碱性次氯酸钠溶液：氢氧化钠 5 g 溶于去氨蒸馏水中，加"安替福民"8 mL（相当于次氯酸钠 0.42 g），再加蒸馏水至 1000 mL，置于棕色瓶内，冰箱中存放，稳定 2 个月。

（3）尿素酶储存液：尿素酶（比活性 3000～4000 U/g）0.2 g 悬浮于 20 mL 50% 甘油中，置于冰箱内可保存 6 个月。

（4）尿素酶应用液：尿素酶储存液 1 mL，加 10 g/L EDTA-2Na 溶液（pH6.5）至 100 mL，置于冰箱中可保存 1 个月。

（5）尿素标准储存液（100 mmol/L）：称取干燥纯尿素（M_w 60.06）0.6 g，溶解于蒸馏水中，并稀释至 100 mL，加 0.1 g 叠氮钠防腐，置于冰箱内可保存 6 个月。

（6）尿素标准应用液（5 mmol/L）：取 5 mL 尿素储存液用去氨蒸馏水稀释至 100 mL。

3. 丙氨酸氨基转移酶（ALT）检测所需试剂

（1）0.1 mol/L 磷酸氢二钠溶液：磷酸氢二钠（含两分子结晶水）17.8 g 溶于蒸馏水中，并加水至1000 mL，冰箱内保存。

（2）0.1 mol/L 磷酸二氢钾溶液：磷酸二氢钾 13.6 g 溶于蒸馏水中，并加水至 1000 mL，冰箱内保存。

（3）0.1 mol/L 磷酸盐缓冲液（pH7.4）：将 0.1 mol/L 磷酸氢二钠溶液 420 mL 和 0.1 mol/L磷酸二氢钾溶液 80 mL，混匀，加氯仿数滴，置于冰箱内保存。

（4）底物缓冲溶液（D(L)-丙氨酸 200 mmol/L，α-酮戊二酸 2 mmol/L）：精确称取 1.79 g DL-丙氨酸和 29.2 mg α-酮戊二酸，先溶于 50 mL 0.1 mol/L 磷酸盐缓冲液（pH7.4）中，用 1 mol/L 氢氧化钠溶液（约 0.5 mL）调节到 pH7.4，再加 0.1 mol/L 磷酸盐缓冲液至 100 mL，置于冰箱内保存，可稳定 2 周。每升底物缓冲溶液中，可加入麝香草酚 0.9 g 或加氯仿数滴防腐，置于冰箱中至少可保存 1 个月。分装成安瓿灭菌后，室温至少可用 3 个月。

（5）1.0 mmol/L 2,4-二硝基苯肼溶液：称取 19.8 mg 2,4-二硝基苯肼，溶于 10 mL 10 mol/L盐酸中，待完全溶解后，加蒸馏水至 100 mL，置于棕色玻璃瓶中，室温下保存。若有结晶析出，应重新配制。

（6）0.4 mol/L 氢氧化钠溶液：将 16 g 氢氧化钠溶于蒸馏水中，并加水至 1000 mL，置于有塞的塑料试剂瓶内，室温下可长期稳定。

（7）2 mmol/L 丙酮酸标准液：准确称取 22.0 mg 丙酮酸钠（标准物质纯度），置于 100 mL容量瓶中，加 0.05 mol/L 硫酸至刻度。丙酮酸不稳定，开封后易变质，相互聚合为多聚丙酮酸，建议使用质量可靠的有批准文号的市售丙酮酸标准溶液。

【操作步骤】
将室间质评标本从冰箱取出，室温放置约 30 min 备用。

（一）TP 检测

1. 自动分析法

（1）参数设置：在老师的指导下，按照试剂盒说明书设置校正方法、检测方法、温度、波长、孵育时间、试剂用量、标本用量等。

（2）在仪器上相应位置,放置校正品、标准品、试剂和标本。

（3）按照仪器操作说明书进行室间质评标本的检测。

2. 手工操作法

（1）取数支 16 mm×100 mm 的试管,按表 12-2 进行操作。

表 12-2 血清总蛋白测定操作步骤

加入物/mL	空白管	标准管	测定管
蒸馏水	0.1	—	—
蛋白标准液	—	0.1	—
待检血清	—	—	0.1
酶酚混合试剂	5.0	5.0	5.0

（2）混匀,37 ℃放置 10 min,以空白管调零,在波长 540 nm 处,用分光光度计比色,读取标准管和各测定管的吸光度。

（3）室间质评标本总蛋白浓度的计算:

$$标本总蛋白浓度(g/L) = \frac{测定管吸光度}{标准管吸光度} \times 60 \ g/L$$

（二）BUN 检测

1. 自动分析法

（1）参数设置:在老师指导下,按照试剂盒说明书设置校正方法、检测方法、温度、波长、延迟时间、监测时间、试剂用量、标本用量等。

（2）在仪器上相应位置,放置校正品、标准品、试剂和标本。

（3）按照仪器操作说明书进行室间质评标本的检测。

2. 手工操作法

（1）取数支 16 mm×150 mm 的试管,按表 12-3 进行操作。

表 12-3 脲酶波氏法尿素测定操作步骤

加入物	空白管	标准管	测定管
蒸馏水/μL	10	—	—
尿素标准应用液/μL	—	10	—
血清/μL	—	—	10
尿素酶应用液/mL	1.0	1.0	1.0

（2）混匀,37 ℃水浴 15 min,向各管迅速加入酚显色剂 5 mL,混匀,再加入碱性次氯酸钠溶液 5 mL,混匀。各管置于 37 ℃水浴 20 min,使呈色反应完全。

（3）以空白管调零,用分光光度计,在波长 560 nm 处比色,读取各管吸光度。

（4）质评标本尿素氮浓度的计算:

$$尿素氮浓度(mmol/L) = \frac{测定管吸光度}{标准管吸光度} \times 5 \ mmol/L$$

（三）ALT 检测

1. 自动分析法

（1）参数设置：在老师的指导下，按照 ALT 试剂盒说明书设置校正方法、检测方法、温度、波长、延迟时间、监测时间、试剂用量、标本用量等参数。

（2）在仪器上相应位置，放置校正品、标准品、试剂和标本。

（3）按照仪器操作使用说明书进行室间质评标本的检测。

2. 手工操作法

（1）在测定前取适量的底物缓冲液，在 37 ℃水浴箱内预温 5 min 后备用。

（2）取数支 16 mm×150 mm 的试管，按表 12-4 进行操作。

表 12-4　赖氏比色法 ALT 测定操作步骤

加入物/mL	测定管	对照管
质评标本	0.1	0.1
底物缓冲溶液	0.5	—
混匀后，在 37 ℃水浴箱内孵育 30 min		
2,4-二硝基苯肼溶液	0.5	0.5
底物缓冲溶液	—	0.5

（3）将上述各管混匀后，置于 37 ℃水浴箱内再孵育 20 min，然后每管加入 0.4 mol/L 氢氧化钠溶液 5 mL，室温放置 5 min，使用分光光度计在波长 505 nm 处，以蒸馏水调零点，读取各管吸光度。测定管吸光度减去对照管吸光度后，从标准曲线查得 ALT 活力单位。

（4）标准曲线的制作。

①ALT 标准管的配制：取 5 支试管，分别标为 0、1、2、3、4 号，按表 12-5 向各管加入相应试剂。

表 12-5　ALT 标准管的配制

管号	0	1	2	3	4
0.1 mol/L 磷酸盐缓冲液/mL	0.10	0.10	0.10	0.10	0.10
2 mol/L 丙酮酸标准液/mL	0	0.05	0.10	0.15	0.20
ALT 底物缓冲溶液/mL	0.50	0.45	0.40	0.35	0.30
相当于酶活力（卡门单位）	0	28	57	97	750

②向表 12-5 中的各管加入 2,4-二硝基苯肼溶液 0.5 mL，混匀，37 ℃放置 20 min 后加入 0.4 mol/L 氢氧化钠溶液 5.0 mL，混匀。

③以上各管放置 5 min 后，使用分光光度计在波长 505 nm 处，以蒸馏水调零点，读取各管吸光度。各管吸光度均减去"0"号管吸光度，所得吸光度差值与对应的卡门酶活力单位作图即为 ALT 标准曲线图。

（四）室间质评成绩的评价

1. 计算变异指数得分法（variance index score，VIS）　VIS 法是 WHO 推荐的常用方法之一，计算方法如下：

$$变异百分率(V) = \frac{x-T}{T} \times 100\%$$

式中:x 为实验室测定值;T 为靶值。

$$变异指数(VI) = \frac{V}{CCV} \times 100$$

式中:CCV 为卫生部临床检验中心针对某个项目推荐的变异系数(表 12-6),当 VI<400 时,VIS=VI;当 VI>400 时,VIS=400。

表 12-6　卫生部临床检验中心选用的 CCV 值

测 定 项 目	CCV/(%)	测 定 项 目	CCV/(%)
钾	2.9	谷草转氨酶	12.5
钠	1.6	碱性磷酸酶	15.5
氯	2.2	淀粉酶	11.5
钙	4.0	肌酸激酶	18.5
磷	7.8	乳酸脱氢酶	13.2
葡萄糖	7.7	胆固醇	7.6
尿素氮	5.7	甘油三酯	10.0
肌酐	8.9	胆红素	12.0
尿酸	7.7	谷丙转氨酶	17.3
总蛋白	3.9	高密度脂蛋白胆固醇	10.0
白蛋白	7.5		

　　根据卫生部临床检验中心推荐的 TP、BUN、ALT 项目的变异系数 CCV,用以上 TP、BUN、ALT 各 5 份的检测结果计算各项目的 VIS 得分,按以下标准进行判断。

　　WHO 判断标准:VIS<50 为优秀;50≤VIS<100 为良好;100≤VIS<150 为及格。

　　中国判断标准:VIS≤80 为优良;80<VIS≤150 为及格;VIS>200 表明结果中有临床上不允许的误差。

　　2. 能力比对实验法(proficiency testing,PT)　PT 源于美国,后被许多国家采用,现已成为全球性室间质量保证系统、实验室认可的主要内容,根据 ALB 测定结果,按照美国 CLIA'88 的要求(表 12-7),看是否在可接受范围内,如在可接受范围内,PT 得分为 100 分,视为通过,如在可接受范围外,PT 得分为 0 分,视为不通过,计算方法如下:

$$某一项目 PT 得分(S_1) = \frac{某项目可接受结果数}{某项目总的测定次数} \times 100\%$$

$$全部项目 PT 总的得分(S_2) = \frac{全部项目可接受数}{全部测定项目数} \times 100\%$$

　　能力比对室间质评要求:S_1、S_2 均高于 80%,否则为不满意;S_1 或 S_2 连续两次或以上为不满意者则失败,即不准开展此项目。

　　按照以上能力比对(PT)计算方法,根据 TP、BUN、ALT 三个项目各 5 份室间质评标本的测定结果计算 PT 得分,判断实验室检测结果是否满意。

表 12-7 美国 CLIA'88 能力比对检验的分析质量要求

测 定 项 目	CCV/(%)
谷草转氨酶	靶值±20%
谷丙转氨酶	靶值±20%
白蛋白	靶值±10%
碱性磷酸酶	靶值±30%
淀粉酶	靶值±30%
胆红素	靶值±20%或靶值±6.84 μmol/L
PO_2	靶值±3 s
PCO_2	靶值±8%或靶值±5 mmHg
pH 值	靶值±0.04
钙	靶值±0.25 mmol/L
氯	靶值±5%
胆固醇	靶值±10%
高密度脂蛋白胆固醇	靶值±30%
肌酸激酶	靶值±30%
肌酐	靶值±26.5 μmol/L 或靶值±15%
葡萄糖	靶值±0.33 mmol/L 或靶值±10%
铁	靶值±20%
乳酸脱氢酶	靶值±20%
镁	靶值±25%
钾	靶值±0.5 mmol/L
钠	靶值±4 mmol/L
总蛋白	靶值±10%
甘油三酯	靶值±25%
尿素氮	靶值±0.71 mmol/L 或靶值±9%
尿酸	靶值±17%

【注意事项】

1. 室间质评标本的检测必须在质评机构规定的时间内进行,并按时上报结果。

2. 室间质评标本的检测必须在常规条件下与病人标本同时进行。

3. 室间质评标本的检测与结果上报过程中,实验室间不准针对结果进行相互交流,甚至索取其他实验室的质评结果。

4. 在开展室间质评的过程中,必须对标本的处理、检测方法、结果等做好完整的记录,以便待查和总结分析。

5. 手工法所需试剂必须在实验前准备。

【思考题】

1. 在室间质评中,调查标本的靶值确定方法有哪些?

2. 开展室间质评有何目的和作用?

3. 如何分析室间质评成绩? 当检测结果在接受范围内时,是否仍然存在相关的实验误差?

【参考文献】

[1] 丛玉隆,尹一兵,陈瑜.检验医学高级教程[M].北京:人民军医出版社,2010.

[2] 府伟灵,徐克前.临床生物化学检验[M].北京:人民卫生出版社,2012.

[3] 叶应妩,王毓三,申子瑜.全国临床检验操作规程[M].3版.南京:东南大学出版社,2006.

[4] 王鸿利.实验诊断学[M].北京:人民卫生出版社,2007.

[5] 王治国.临床检验质量控制技术[M].2版.北京:人民卫生出版社,2008.

[6] 冯仁丰.临床检验质量管理技术基础[M].2版.上海:上海科学技术文献出版社,2007.

[7] 王惠萱.现代临床检验科管理[M].北京:北京人民军医出版社,2012.

(陶华林)

第十三章　生化分析仪的使用

　　自动生化分析仪是将生物化学分析过程中的取样、添加试剂、去干扰物、混合、保温反应、自动监测、数据处理、打印报告及实验后的清洗等步骤进行自动化操作的仪器。20 世纪 80 年代以来，新的生化分析仪不断涌现，特别是 90 年代，新的仪器与计算机的结合，使其具备了程序控制、自动调节、自动报警、误差校正、指示判断、数据处理、质量管理及故障诊断等功能。自动生化分析仪的特点是精密度高、功能齐全，具有快速、简便、微量、标准化、样品和试剂用量低等优点，因此在临床实验室得到广泛运用。自动生化分析仪是基于光电比色原理进行工作的，其结构可看成是由光电比色计或分光光度计与计算机组成。自动生化分析仪的种类较多，可以从不同角度进行分类：①按反应装置的结构可分为连续流动式、离心式、分立式、干片式四类；②按自动化程度可分为半自动和全自动两类；③按同时可测定项目可分为单通道和多通道两类；④按仪器复杂程度可分为小型、中型、大型三类。随着各种生物化学分析技术的发展，自动化、智能化技术在生化分析仪器方面的广泛应用，生物化学分析仪器的类型也越来越多，功能越来越全面，性能越来越好，严格的分类几乎没有很大的意义，性能也趋向于相同。本章主要按照仪器自动化程度进行分类，对自动生化分析仪的使用及维护进行概述。

第一节　半自动生化分析仪的使用

　　半自动生化分析仪是早期的生化分析仪，它的主要特点是仪器体积小，结构简单，灵活，既可单独使用，又可与其他仪器配套使用，价格便宜，使用中一般不受试剂、方法的限制；操作方便，反应迅速，适用于中、小医疗单位作为日常生化检验的主要仪器，也适合于急诊生化检测及外出执行任务时使用。它与单纯的分光光度计不同的是可以将所需要的检测项目的样本量、试剂量、反应时间、检测值的单位等参数输入仪器形成程序，仪器吸取样本和试剂到反应杯，反应在反应杯中结束后可以直接报告物质的量单位和吸光度值。有的项目还需要在仪器外面进行人工取样、人工加入试剂、人工温育，即整个化学反应过程均在仪器外面进行，只是在比色或比浊时在仪器上读取数据。随着科学技术的进步，半自动生化分析仪在测量值的准确性、人性化的可操作性以及维护保养的方便性等方面都有非常大的进步。

　　【实验目的】
　　熟悉：半自动生化分析仪的结构与工作原理。
　　掌握：半自动生化分析仪的使用方法。

了解：半自动生化分析仪的维护保养。

【实验器材】

半自动生化分析仪一台,总蛋白试剂盒一盒,小试管若干,加样器两支(5～50 μL,100～1000 μL 各一支)。蒸馏水一瓶。

【实验原理】

半自动生化分析仪常采用终点法、连续监测法等几种检测方法,使用不同的检测方法可以获得不同的检测结果。

（一）终点法

终点法是实验室最常用的方法之一,它是基于反应达到平衡时反应产物的吸收光谱特征及其对光吸收强度的大小,对物质进行定量分析的一类方法。反应混合物经一定反应时间后达到平衡(终点),在呈色反应稳定阶段,检测其颜色对光的吸收强度,以此计算待测物的浓度。终点法包括单波长终点法和双波长终点法、比色法和比浊法、一点终点法和两点终点法(即固定时间法)。终点法主要的检测项目有总蛋白、清蛋白、葡萄糖、肌酐、特种蛋白及某些药物等。

（二）连续监测法

连续监测法是测定底物的消耗或产物生成速度的化学方法,又称为动力学法或速率法,其原理是在酶促反应的最适条件下,用物理、化学或酶促反应的分析方法,在反应速度恒定期(零级反应期)来连续观察和记录一定反应时间内底物或产物量的变化。以单位时间酶促反应初速度计算出酶活力的大小和代谢物的浓度。连续监测法包括两点速率法和多点速率法,主要适用于酶活性和代谢产物的检测等。

（三）空白校正

在分光光度法中,常利用空白溶液来调节仪器的吸光度零点,或用来抵消某些测定的干扰因素。在生化分析仪测定中,除了采用双波长或多波长、两点法等排除背景干扰外,常要运用专门空白测定,以便从样品测定吸光度中扣除其影响。正确选择空白校正,对提高准确度起重要作用。

1. 试剂空白 一般在方法类型和校准模式中,即分为有或无试剂空白两大类。试剂空白单独测定或与校准配合测定,并需预选装载去离子水样品杯或试剂空白架。校准或病人样品的各测定点吸光度,均要扣除相应测定点的试剂空白吸光度值或空白速率值。无试剂空白的方法,多直接以反应杯的水空白作为测定基准值。在很多仪器中,试剂空白测定类似于校准测定,并非在病人样品测定时实时测定。所以,要注意它的测定频率,避免因试剂批号或质量的变化造成试剂空白的改变引起的计算误差。

2. 样品空白 主要为了消除样品本身混浊或色度的干扰。常采用空白通道法,测定校正结果＝显色反应通道结果－空白通道结果。多数仪器需另外占用测定通道,分析速度减半,但去干扰的准确性应高于两点终点法。

【仪器结构描述】

半自动生化分析仪的结构比较简单,主要由三部分组成:主机、显示器、打印机。

1. 主机 包括光学系统、电源系统、控制系统、数据处理系统、测量系统等多个部分。

(1)光学系统:多采用全息光栅进行分光,用凹面反光镜进行光能量会聚,光源多采用卤素灯泡,波长范围为 330~900 nm,并可采用集束光源技术;检测器多为硅光电二极管;比色杯为流动式比色池,标准为 1 cm 光径。

(2)电源系统:采用标准化的开关电源,仪器可对开关电源输出的电压进行二次处理,以获得稳定的工作电压。

(3)内置 CPU,用于控制系统和处理数据。

2. 显示器 通常用键盘、鼠标、触摸屏等方式进行操作。

3. 打印机 可实时打印检测结果。

【实验步骤】

(一)仪器运行前操作步骤

1. 检测项目参数设置与校准 正确设置自动生化分析仪的参数,熟练操作仪器,正确使用试剂盒是保证分析质量可靠的前提。分析参数包括:分析方法、测定波长、样本量、试剂量、检测温度、延迟时间、测量时间、反应方向、吸光度极限、标准点、吸液量、标准品浓度、小数点位数、试剂空白、样品空白、K 值、结果单位、线性范围、参考值等。

(1)分析方法:有终点法、连续监测法等。

(2)测定波长:一般有 7 种波长可供选择(340 nm、405 nm、492 nm、510 nm、546 nm、578 nm、630 nm),检测时一般选择最接近的波长。

(3)样本量:单位一般为 μL,按试剂说明书要求设置测定时所需的样本量。

(4)试剂量:单位一般为 μL,按试剂说明书要求设置测定时所需的试剂量。

(5)检测温度:有室温、25 ℃、30 ℃、37 ℃,根据试剂盒选择其中一种温度。连续监测法一般选用 37 ℃,终点法可以选用室温。

(6)延迟时间:终点法一般设置为 2 s,连续监测法按试剂说明书的要求设置。

(7)测量时间:终点法一般设置为 1~2 s,连续监测法按试剂说明书的要求设置。

(8)反应方向:有正反应和负反应两种,只能选择其中一种。正反应是指样品与试剂反应后溶液的吸光度逐渐增大,负反应是指样品与试剂反应后溶液的吸光度逐渐变小。

(9)吸光度极限:正反应最后一点用于计算的吸光度值不应大于吸光度极限;负反应最后一点用于计算的吸光度值不应小于吸光度极限;超过此限时仪器会自动提示操作者。

(10)吸液量:即吸入比色杯反应液的体积,吸液量不能太小,否则携带污染率增大,一般设置为 500~1000 μL。

(11)标准点:有 0、1、N、L 四种选择。"0"表示不设置标准浓度,适用于连续监测法;"1"表示只设置一个标准浓度,适用于终点法;"L"表示多点线性,可设置 2~6 个标准浓度,适用于终点法;"N"表示多点非线性,可设置 2~6 个标准浓度,适用于终点法。

(12)标准品浓度:标准点选择为"0"时,不设置标准浓度;标准点选择为"1"时,只设置一个标准浓度;标准点选择为"N"或"L"时,可同时设置 2~6 个标准浓度。

(13)小数点位数:为小数点的位数设置,有 0、1、2、3 四种选择形式。"0"表示测定结果为整数;"1"表示测定结果为 1 位小数;"2"表示测定结果为 2 位小数;"3"表示测定结果为 3 位小数。

(14)试剂空白:有"Yes"和"No"两种形式。选择"Yes",分析时必须用蒸馏水调零点(空白调零)后进行试剂空白实验;选择"No",在分析时直接用蒸馏水进行空白调零,不做试剂空白。连续监测法选用"No",终点法选择"Yes"。

（15）样品空白：有"Yes"和"No"两种选择方式。选择"Yes"时，试剂空白也必须选择为"Yes"，分析测量时用蒸馏水进行空白调零；选择"No"时，即不测定样品空白（注意：样品空白选择为"Yes"时，在分析测量时既可做样品空白（如乳糜标本），也可不做样品空白）。

（16）K值：连续监测法K值根据试剂说明书直接输入；终点法是仪器在完成标准测量后自动计算并保存（可以人工修改）。注意负反应K值前要加"－"号。

（17）结果单位：手工直接输入，如U/L、mmol/L等。

（18）线性范围：指所用的分析方法能够检测到的浓度范围，在分析测量时超过此范围，仪器会自动提示操作者。试剂说明书没有说明的项目可根据参考值的上限进行选择，一般为终点法大于5倍，连续法和两点法大于10～20倍。

（19）参考值：直接输入该项目的参考值范围。

2. 仪器设置 仪器设置包括时间设置、校正吸液量、数据传输、光源灯、清洗、结果查询、重复性检查、滤光片检查、打印设置等。

（1）时间设置：设置仪器显示的日期和时间。

（2）校正吸液量：随着仪器的使用，设定的吸液量和实际吸液量有可能不一致。故应定期校正吸液量，一般每周进行一次。

（3）数据传输设置：设置半自动生化分析仪与计算机的通信参数。

（4）光源灯设置：设置"光源灯开"或"光源灯关"。

（5）清洗：一般在检测项目前及完成一个项目的检测后，应对比色池进行清洗。先用蒸馏水清洗，再用生化分析仪专用清洗剂清洗，最后用蒸馏水清洗。

（6）结果查询：按检测项目查询或按样本号进行查询。

（7）重复性检查：在波长340 nm处连续10 min测量蒸馏水的吸光度，吸光度的最大值与最小值之差最大应不超过0.006。

（8）滤光片检查：检查每一块滤光片的定位和吸光度。

（9）打印设置：有打印和不打印两种设置状态供选择。

3. 仪器校准 正确进行仪器校准是测量结果可靠性的基本保证，测定结果的可靠性主要由精密度、准确性及可比性决定，生化分析仪测试出来的标本结果是随着标准的设置不同而变化的。卫生部临床检验中心拟定的"临床实验室室内质控工作指南"中明确提出："对测定标本的仪器一定要求进行校准，校准要选择合适的标准品；如果可能，标准品应能溯源到参考方法和参考物质；对不同的分析项目要根据其特性确立各自的校准频率。"这说明了校准工作的必要性和重要性。

校准方法：首先应采用经过计量部门校准过的在有效期内的标准溶液，以保证校准的准确性；其次要选择合适的标准品，包括标准品数目、类型和浓度；然后确定校准的频率。每次校准必须有详细的记录和分析，每次的校准记录必须保存备查。一般应至少每六个月进行一次校准。

工作中有以下情况需要进行校准。

（1）试剂品牌或者批号改变了。

（2）仪器进行了一次大的预防性维护或者更换了重要部件，有可能影响检验性能。

（3）质控反映出异常的趋势或偏移，或者超出了实验室规定的接受限，一般措施不能纠正时。

（二）常规操作步骤

以四川美生 MS-500E 型半自动生化分析仪为例,简要介绍其测试样品的总蛋白(TP 终点法测量)含量,说明测量过程。

1. 在主菜单,选择"3 项目检测"。

2. 项目选择　选择总蛋白"TP"。

3. 分析测量

(1) 蒸馏水调零:蒸馏水调零的目的是校准仪器的空白。选择 F4 后仪器开始加温, 5 min 左右后,仪器显示"蒸馏水调零,请按吸液键开始吸液",将进样管放入蒸馏水中按进 样键,仪器自动吸样并调零,显示"波长 1(A):0.000",下面有两个选项,F1 为重做,F2 为 确定。按功能键 F2 后进入下一步骤。

(2) 试剂空白:按功能键 F2 后屏幕显示"试剂吸光度,请吸入试剂",将进样管放入试 剂空白,按进样键,仪器自动吸样,并显示试剂空白的吸光度,下面有两个选项,F1 为重做, F2 为确定。按功能键 F2 后进入下一步骤。

(3) 标准检测:在下列情况下,建议进行标准检测:①第一次测量时;②更换试剂批号 时;③更换不同品牌试剂时;④仪器经过维护或修理后;⑤用户认为必要时。

按功能键 F2 后屏幕显示"标准检测",下面有两个选项,F1 为做,F2 为不做。如果是 终点法按 F1,连续监测法按 F2。此时按 F1,然后将进样管放入标准液中,按进样键,仪器 自动吸样后,显示标准液的吸光度值。下面有两个选项,F1 为重做,F2 为确定。按功能键 F2 后进入下一步骤。

(4) 样品测量:按功能键 F2 后进入测试程序,将进样管放入样本中,按进样键仪器自 动进样后,显示样品编号为 1 号样本的吸光度值和浓度值。此时可接着做样品检测,依次 完成对其他样本的测定(注意:在测定中切勿混入气泡,连续监测法测定时,应尽可能保持 操作过程一致)。还可对样品编号进行修改,也可以按功能键 F1 切换到质控检测,同时也 可以按功能键 F4 进行清洗。

(5) 按功能键"ESC"键,退出分析测量菜单回到项目检测菜单。

(6) 选择其他分析项目,重复(1)~(4)操作过程。

(7) 关机前,一定要反复清洗比色池。

【维护保养】

生化分析仪是由光学系统、机械系统、计算机三者紧密结合而成的精密仪器,是生化项 目定量分析的重要工具,必须正确安装和使用,定期维护保养才能保证分析结果的准确可 靠,同时延长仪器的使用寿命,提高仪器的使用效率。

1. 温度和湿度　生化分析仪的使用环境温度必须保持在 15~30 ℃之间。因为大多 数光学材料的导热性能较差,光学零件随温度变化而引起一定的变形,从而影响光学系统 的性能;而且环境温度过高,还会使仪器的散热效率降低,导致仪器内部温度升高而影响仪 器的性能。实验室湿度应控制在不高于 85%。湿度过大时,不仅电器元件容易生锈,而且 易使光学零件表面发霉、起雾,特别是 340 nm 滤光片。潮湿气体还容易产生漏电,从而影 响光电转换元件的暗电流。而湿度太小,易产生静电现象。

2. 防尘及防腐蚀　工作室内的尘土对仪器的光学系统和电子系统都会产生不良影 响。如灰尘散落在仪器定位检测器上,会使仪器的定位检测失灵,从而使仪器无法进入工作状态;灰尘散落在光学部件的表面上,不仅增加仪器的杂散光,而且降低光学仪器的透光率和反射率,灰尘还可导致某些电子元件产生旁路、短路或接触不良。因此实验室地面最好做成水磨石,采用双道门窗等,尽可能减少灰尘污染。腐蚀性气体对生化分析仪的光学、机械及电子系统都产生极大的破坏作用,因此化学试剂特别是挥发类试剂如盐酸、硝酸等不能放在仪器工作室内。

3. 防震和防电磁干扰 生化分析仪应安装在牢固的工作台上,尽可能远离震动源,因为强烈震动会导致单色器的位移,不仅产生波长误差,还会降低仪器的灵敏度。外界的电磁干扰对光源灯的稳定性影响较大,也会对测定结果的重复性产生较大的影响。

4. 电源 电源应分开单独使用,在电源电压波动较大的实验室内,最好另配一台稳压器,将电源稳压后再输入仪器并需配备 UPS 不间断电源。为保证仪器最佳工作状态,最好在开机预热 10 min 后再进行标本测试。生化分析仪必须接好地线。

5. 光源灯 光源灯有一定的寿命,光源灯亮度明显减弱或不稳定时应及时更换,更换光源灯时,千万不要用手摸灯泡的玻璃面,这样会改变灯泡的特性,如果灯的玻璃面有脏污时,请用沾有无水乙醇的纱布擦拭。安装光源灯时,应注意调好灯丝与进光窗的相对位置,否则仪器的灵敏度下降。一旦停机,则应待灯冷却后,再重新启动,并且要预热 20 min 左右。

6. 流动池维护 这是需要用户每天做的事,主要是一定要清洗干净流动池。流动池清洗得不干净,会给测试结果带来误差,并且会影响仪器的自检,自检不通过,仪器就不能进行正常的工作。如果仪器长时间未开机,流动池已干,里面灰尘很多,开机后需要吸入去离子水浸泡 24 h 以上,然后用清洗液进行清洗。每测试完一个项目,用去离子水或蒸馏水冲洗 1 min,然后用清洗液清洗,切不可用酸性或其他会损坏硅胶管的溶液来清洗。清洗液清洗完毕后,一定要用去离子水或蒸馏水冲洗干净,再做下一个项目。虽然每次测定后吸入蒸馏水彻底清洗比色池,时间长了比色池内仍会有难以清除的脏物,因此,每周要用有效的生化清洁液进行清洗。

7. 蠕动泵和硅胶管维护 由于测定时需正确选用蠕动泵的吸液量,蠕动泵本身的标准要通过吸入定量液体来完成,所以定期校正蠕动泵很关键。仪器要求六个月更换一次蠕动泵,用户可根据自己的使用情况进行更换。同时要经常更换连接比色池和蠕动泵的硅胶管,它的老化会影响到吸液量的准确性,如仪器停用几天,应将硅胶管从蠕动泵托架上取下,以保持硅胶管应有的弹性。

8. 单色器和检测器 单色器是光学系统的核心部件之一,装置在一个密封盒内,一般不能拆开。有的生化分析仪特别是半自动生化分析仪,光学系统为开放式结构,因此要特别注意防潮,防止滤光片受潮发霉。检测器要注意保持干燥和绝缘,如果受潮积尘会使放大线路中的高阻抗电阻降低,使测量的灵敏度下降,因此要定期更换仪器内部的干燥剂,或采取其他措施降低实验室的湿度。

【注意事项】

1. 半自动生化分析仪器多为固定的比色池,结果的重复性较好,但因检测时所加试剂和样品量少,故应注意加样量要准确。如反复出现的非线性大于 10%,应考虑试剂是否变质,所编程序反应参数是否合适,以及操作方式是否合理等。

2. 在做动力学检测时应注意,如果是检测吸光度下降,浓度因数 (F) 前面应加负号,做酶动力学检测时,值得注意的是开始时的吸光度,若吸光度很低,很可能是样品中酶活力较

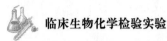

高,在延迟时间内底物已被消耗完所致,所以必须把样品稀释后再检测;同时应注意样品与试剂混合时间的长短,过短不能充分混匀,过长易使酶学测定改变零级反应方程式,进而影响结果的可靠性。在进行终点法测定时,应注意反应是否完全,否则会影响结果的准确性。

3. 在使用过程中严禁加入强酸试剂,以避免损坏吸管的金属头。每次使用完毕,都必须用蒸馏水冲洗比色池和管道,并定期应用清洁液冲洗。

【思考题】

1. 简述半自动生化分析仪的工作原理。

2. 一般情况下,什么时候对半自动生化分析仪进行校准,怎么做?

第二节　全自动生化分析仪的使用

全自动生化分析仪是目前医院检验科最常用也是最大型的分析设备之一,它是以分光光度法为基础而发展起来的,分光光度法是其核心方法。光电比色部分是整个仪器的核心,进样系统是分析的前提,控制单元是分析的保证,数据处理系统是功能的扩展。从全自动生化分析仪的发展来看,从进样和反应方式可分为连续流动式、离心式和分立式三大类。连续流动式自动生化分析仪常见于半自动生化分析仪,其特点前面已经阐述,本节不再说明;离心式全自动生化分析仪的出现是一大进步,其特点是:使用不同的反应比色杯可减小互相污染,无须测定清洗反应池,加快了检测速度;样品和试剂分离加样,以旋转制动产生的离心力使其混合反应,可批量检测。其优点为:①避免了互相污染,提高了比色的准确性;②测试中不用清洗反应比色杯,可批量同时反应,大大减少了时间,提高了分析速度。其缺点为:①加样,比色分离,自动化程度低;②按项目检测,不能按样本检测,使用不灵活;③使用不同比色杯存在吸光度差;④因为分离加样,样本和试剂上限受限,同时因为靠制动离心力混匀对试剂的下限有严格限制,样本试剂比范围狭窄;⑤因为要离心,对比浊分析有影响(特别是温控差的);⑥温控与反应分开,温控不能反映反应温度。离心式的出现终结了连续流动式,但当分立式技术成熟以后全面超越离心式,离心式又逐渐被淘汰,现在新生产的全自动生化分析仪已基本为分立式。分立式全自动生化分析仪即现在国内各大实验室常用的全自动生化分析仪,其特点为:使用不同的反应比色杯,但样本和试剂同时加入反应比色杯即时混合,即时检测;能以样本为单位测定,因此使用灵活,同时不存在样本试剂比范围狭窄的缺陷以及不用离心也使得应用范围宽;可控制测定反应体系温度。总之,分立式克服了离心式的大部分致命缺陷,随着科学技术的进步,分立式全自动生化分析仪已经全面取代了离心式生化分析仪。下面着重对流行的分立式全自动生化分析仪的情况做一概述。

【实验目的】

熟悉:分立式全自动生化分析仪的结构与工作原理。

掌握:分立式全自动生化分析仪的使用方法。

了解:分立式全自动生化分析仪的维护保养。

【实验器材】

分立式全自动生化分析仪一台。

【实验原理】

分立式全自动生化分析仪常用检测方法与半自动生化分析仪基本相同,本节不再说明。

【仪器结构描述】

全自动生化分析仪基本结构包括:样品(sample)系统、试剂(reagent)系统、条形码(barcode)识读系统、反应系统、清洗(wash)系统、比色系统、程序控制系统等。

(一) 样品(sample)系统

样品包括标准品、质控品和待测样品。样品系统一般由样品装载、输送和分配等装置组成。

1. 样品装载和输送装置常见的类型如下。

(1) 样品盘(sample disk):即放置样品的转盘,有单圈或内外多圈,单独安置或与试剂转盘或反应转盘相套合,运行中与样品分配臂配合转动。有的采用更换式样品盘,分为工作区和待命区,其中放置多个弧形样品架作转载台,仪器在测定中自动放置更换,均对样品盘上放置的样品杯或试管的高度、直径和深度有一定要求,有的需专用样品杯,有的可直接用采血试管。样品盘的装载数,以及标准品、质控品、常规样品和急诊样品的装载数,一般都是固定的。这些应根据工作需要选择。

(2) 传动带式或轨道式进样:即试管架(rack)不连续,常为10个一架,靠步进马达驱动传送带,将试管架依次前移,再单架逐管横移至固定位置,由样品分配臂采样。

(3) 链式进样试管固定排列在循环的传动链条上,水平移动到采样位置,有的仪器随后可清洗试管。

2. 分配加样装置 大都由注射器、步进马达或传动泵、样品探针、加样臂、阀门和稀释系统等组成。

(1) 注射器(syrine unit):根据注射器直径和活塞移动距离的多少,定量吸取样品或试剂。它的精度决定加样的精度,一般可精确到 $1\ \mu L$。注射器漏液时,首先考虑探针是否堵塞,其次是注射器活塞磨损等。有的加液系统采用容积型注射泵和数控脉冲步进马达,提高精度。

(2) 样品探针(probe):与加样臂相联,直接吸取样品。探针均设有液面感应器,防止探针损伤和减少携带污染。有的设有阻塞检测报警系统,当探针样品中的血凝块等物质阻塞时,仪器会自动报警冲洗探针,并跳过当前样品,对下一样品加样。有的还有智能化防撞装置,遇到阻碍时探针立即停止运动并报警。即使如此,它仍是非正规操作时的易损件。为了保护探针,除预先需要根据样品容器的高低、最低液面高度等进行设置外,样品容器的规格、放置以及液面高度等设定条件不得随意改变。在某些仪器上,采样器和加液器组合在一起,加样品和加试剂或稀释液由一个探针一次完成。

(3) 加样臂:连接探针,在样品杯和反应杯之间运动,完成采样和加样。

(4) 阀门:用以决定液体流动方向。

(5) 稀释系统:对样品进行预稀释、过后稀释或加倍,对标准原液系列稀释等。

(二) 试剂(reagent)系统

一般由试剂储放和分配加液装置组成。

1. 试剂仓常与试剂转盘结合在一起,多数仪器将试剂仓设为冷藏室,以提高在用试剂的稳定期。

2. 分配加液装置(dispense unit)与样品系统的类似,试剂探针常常可以对试剂预加温。

3. 试剂瓶(bottle)有不同的形状及大小规格。如 OLYMPUS Au2700 分析仪有 30 mL 和 60 mL 两种;日立 7060 仪有 20、50、100 mL 三种规格。应根据工作量和试剂规格,考虑试剂瓶残留死体积和更换频率,合理选用。独特设计的卡式试剂盒,体积小,防蒸发,方便储存。

4. 条形码检查系统 配套试剂常有条形码,仪器设有条形码检查系统,可对试剂的种类、批号、存量、有效期和校准曲线等,进行核对校验。

5. 试剂瓶盖自动开关系统:更有利于试剂保存,有的仪器可在运行中添加,更换试剂,有的则须在暂停状态进行。

（三）条形码(barcode)识读系统

一般由扫描系统、信号整形和译码器三部分组成。扫描系统以光源扫射黑条白空相间的条码符号,由于条和空对光的反射不同、不同宽窄的条符反射光持续时间不同,产生强度不同的反射光,再经光电转换元件接收并转换成相应强度的电信号,最后通过信号整形,由译码器解译。系统自动识别样品架及样品编号,识别试剂、标准品及其批号、失效期,有的还可识别校验校准曲线等信息。

（四）反应系统

1. 反应比色杯(cuvettes) 反应盘装载的一系列反应比色杯多为转盘形式。反应测定过程中按固定程序在加样臂、加液臂、搅拌棒、光路和清洗装置之间转动。有的仪器在反应杯中完成反应后再吸入比色杯比色,现在更常见反应和检测同在比色杯中进行,效率更高,尤其适于连续监测法。比色杯多采用硬质石英玻璃、硬质玻璃、无紫外光吸收的丙烯酸塑料等,使用寿命不一。

2. 蠕动泵(pump) 要求定期对蠕动泵校准,即通过吸入定量的水来检验泵的吸液量是否准确。

3. 混合装置(mixing unit) 如采用多头回旋搅拌棒(二头双清洗式搅拌系统)。搅拌棒常具特氟隆不粘涂层,避免液体黏附。

4. 温控装置 生化分析仪通过恒温控制装置来保持孵育温度的调控和恒定,理想的孵育温度波动应小于±0.1 ℃。保持恒温的方式有三种。①空气浴恒温:即在比色杯与加热器之间隔有空气。空气浴恒温的特点是方便、速度快、不需要特殊材料,但稳定性和均匀性较水浴稍差。Olympus Au2700 系统采用的就是空气浴恒温模式。②水浴循环式:即在比色杯周围充盈有水,加热器控制水的温度。水浴恒温的特点是温度恒定,但需特殊的防腐剂以保证水质的洁净,且要定期更换循环水。日立系统生化分析仪采用的即是水浴循环恒温装置。③恒温液循环间接加热式:即是在比色杯周围流动着一种特殊的恒温液(具无味、无污染、惰性、不蒸发等特点)。比色杯和恒温液之间有极小的空气狭缝,恒温液通过加热狭缝的空气达到恒温,其温度稳定性优于干式,和水浴式循环式相比不需要特殊保养。

（五）清洗(wash)系统

一般由吸液针、吐液针和擦拭刷组成,探针和搅拌棒采用激流式等方式自动冲洗。清洗工作流程为吸出反应液、注入清洗剂、吸干、注入纯水、吸干、擦干等步骤。清洗液有碱性和酸性两种。一般说来,在吸出反应液后,仪器先用碱性液冲洗,再用酸性液冲洗,最后用去离子水冲洗三遍。擦拭刷的功能是吸去杯壁上的水,刷体内部有负吸装置。使用进程中要注意擦拭刷是否磨损。

（六）比色系统

1. 光源 多数采用卤素灯,工作波长为 $325\sim800$ nm。卤素灯的使用寿命较短,一般只有 $1000\sim1500$ h。当灯的发光强度不够时,仪器会自动报警,应及时更换,部分生化分析仪采用的是长寿命的氙灯,24 h 待机可工作数年,工作波长 $285\sim750$ nm。

2. 比色杯 自动生化分析仪的比色杯也是反应杯。比色杯的光径为 $0.5\sim0.7$ cm 不等,通常为石英或优质塑料。光径小的省试剂,当比色杯光径小于 1 cm 时,部分仪器可自动校正为 1 cm。生化分析仪的比色杯自动冲洗装置在仪器完成比色分析后做自动反复冲洗、吸干的动作,比色杯在自动检查合格后继续循环使用。要及时更换不合格的比色杯。如采用的是石英比色杯,比色杯要定期检查清洗。

3. 单色器与检测器 生化分析仪的单色器即分光装置,有干涉滤光片和光栅两类。全自动生化分析仪多用光栅分光,光栅可分为全息反射式光栅和蚀刻式凹面光栅两种。前者是在玻璃上覆盖一层金属膜后制成,有一定程度的相差,易被腐蚀;后者是将所选波长固定地刻制在凹面玻璃上,耐磨损、抗腐蚀、无相差。

现代大多数生化分析仪采用后分光测量技术,即将一束白光(混合光)先照到样品杯,然后再用光栅分光,同时用一列发光二极管排在光栅后面作为检测器。后分光的优点是不需移动仪器比色系统中的任何部件,可同时选用双波长或多波长进行测定,这样可降低比色的噪声,提高分析的精确度和减少故障率。

（七）程序控制系统

计算机是自动生化分析仪的大脑,标本和试剂的注加和识别、条码的识别、恒温控制、冲洗控制、结果打印、质控的监控、仪器各种故障的报警等都是由计算机控制完成。随着自动化程度越来越高,有的仪器甚至可以完成部分日常保养程序。自动生化分析仪数据处理功能日趋完善,如:反应进程中吸光度、各种测定方法、各种校准方法、室内质控结果的统计等生化分析仪都可进行处理。计算机还可以调看病人的数据、仪器的性能指标、仪器的运行状态等。自动生化分析仪中的质控和病人结果还可通过仪器计算机与实验室信息系统(LIS)的对接进行网络管理。

程序控制器是系统的硬件部分。它主要包括以下内容。

(1) 微处理器和主机电脑:用于仪器各个单元和总体控制,应具有程控操作、故障诊断、多种数据处理和储存等强大功能。一般根据仪器功能的需要和电脑硬件市场的主流产品来配置。

(2) 显示器(CRT monitor unit):通常用键盘、鼠标、触摸屏等方式进行操作。

(3) 系统及配套软件:具备全图形化设计、多菜单选择、信息导引、故障报警、帮助提示、人机"对话"、方便直观等特点,不少仪器还有即时反应曲线显示功能。

(4) 传输数据:通过数据接口与其他计算机、打印机等设备传输数据。具备人工智能双向通讯系统,仪器可直接自行向主电脑询问病人/样品基本资料及检测项目。有的还具备远程通讯及监控功能,可遥控远处测试及维修检查,实现网络化工作。

自动生化分析仪均采用程序控制的自动分析;分析程序一经确定,工作时只要简单地输入测定项目或编码,仪器即可按编制程序自动完成测定、计算和报告。具体的控制程序因仪器而异,一般分为固定程序和自编程序两种。固定程序为仪器厂家预先设定,常与指定试剂配套;有的不能更改,有的也可由用户修改。它与配套试剂一同使用时,既方便工作,质量也比较可靠,但成本较高。自编程序灵活实用,便于开发新项目,强调程序的灵活性。比如:成批测定过程中应可随时插入急诊标本测定而不打乱原有程序;单个急诊标本测定操作简捷、消耗少,可灵活预稀释或重复测定。

【实验步骤】

（一）仪器运行前操作步骤

主要进行仪器的基本设置,具体如下。

1. 试验项目设置　对试验名称、编码、试验组合(profile)、试验轮次(round),必要时包括试验顺序等设置。

2. 各试验的参数设置　包括试验间比值、结果核对等参数的设定。

3. 试剂设置　根据有关试验参数,设置各试验的试剂位、试剂瓶规格,必要时设定试剂批号、失效期等。

4. 标准品设置　对标准品的位置、浓度和数量等进行设置。

5. 质控设置　根据质控要求设置质控物个数、质控规则、质控项目及相应质控参数等。

6. 样品管设置　包括样品管类型、残留液高度(死体积)、识别方式等设置。

7. 其他设置　对数据传输方式、结果报告格式、复查方式及复查标准等设置。

（二）常规操作步骤

开机(预热、保养)→设置开始条件(日期时间索引、轮次、样品起始号等)→根据需要申请校准、质控和病人测定项目(包括架号、杯号或顺序号,测定中可继续申请)→装载标准品、质控物和待测标本→装载试剂→核对仪器起始状态(未应用条码系统而采用顺序识别样品时尤其要核对测定起始编号是否与样品架号和申请号相符)→定标和质控测定→检查定标和质控结果→待测标本测定→测定过程监控(试剂检查、观察分析结果、编辑校正)→数据传递(打印报告、向检验管理系统传输,包括工作量统计、财务统计、病人情况追踪、质控分析等)→测定后保养。

（三）测定结果检查分析

1. 要了解和熟悉仪器的各种警示符号的含义与作用,在正确设定参数的前提下,可利用各种警示符号提高我们发现问题和解决问题的效率。

2. 要熟悉和灵活运用仪器的相关操作界面　如:用反应过程监测(reaction monitor),观察反应时间进程曲线;用校准追踪(calibration trace)回顾分析校准曲线;利用统计(statistics)了解不同日期段病人测定均值及数据分析;运用分析数据编辑(data edit)查看和校正测定数据。

3. 校准的检查　要充分利用仪器设置的功能,监测校准曲线图形、各校准点吸光度值(不能忽略试剂空白值)、计算 K 值等的波动情况,以及与以往的比较。必要时,应进一步检查反应时间进程曲线。

4. 病人结果的检查 除了目测观察或用血清指数了解标本性状,注意和了解临床资料及诊断外,学会分析反应时间进程曲线及数据是重要的基本功。

【维护保养】

1. 每日维护及保养

(1)每日工作前检查各种清洗液是否充足,样品、试剂注射器的密封垫是否漏气或漏水,各种试剂是否完备。开机后进行光度计检查,检查值应小于16000。

(2)每日工作结束后,对样品针、试剂针、搅拌棒、冲洗机构喷嘴,先用75%酒精擦洗,再用清水清洁。同时,可以用0.5 mm的钢丝插入试剂针进行清洗疏通,用0.3 mm的钢丝插入样品针进行清洗疏通。对搅拌棒清洗时,特别注意不要弄坏其表面疏水物质。

2. 每周维护及保养 每周应清洗1次反应杯组,并进行杯空白值检查,以避免发生杯空白报警,这是最常见的出错原因。

3. 每月维护及保养

(1)首先清洗进水口过滤网、散热器过滤网、孵育池排水口过滤网。

(2)用配套清洗液刷净吸样针、试剂针、搅拌棒的冲洗池和孵育池及透光窗。将10 mL 5%次氯酸钠液注入冲洗管道。废液排除后再用纯水冲洗3次。

【注意事项】

1. 仪器工作时非授权维修人员切勿打开仪器上部、后盖和侧盖;切勿接触仪器上的运动部件,包括样品针、试剂针、搅拌棒、清洗臂等。除急诊插入和样本追加之外,禁止打开仪器上盖;摆放样品必须在样品盘安全指示灯亮时进行。

2. 光源的更换最好由公司授权的专业人员进行,在更换比色灯以前,务必先关闭电源开关并等待足够长(至少5 min)的时间直到比色灯冷却下来。在灯未冷却前,切勿接触以免被灼伤。

3. 勿在仪器周围使用可燃性危险物,否则可能引发燃烧和爆炸。

4. 不要直接用手接触样品、废液,操作时务必戴上手套以防止受到传染。如果样品接触到皮肤,请立即按照使用者工作标准或咨询有关医生来采取补救措施。

5. 如有液体进入系统内部或系统漏液,应立即关闭电源,并及时联系仪器公司用户服务部门。液体使用不当会造成电击危险,并导致机器的损坏。

6. 一些试剂具有强酸性或强碱性,要小心使用试剂,防止手和衣服直接接触试剂。一旦手或衣服与试剂发生接触,必须立即用肥皂和水将试剂彻底冲洗掉。如果试剂不慎入眼,请立即用大量清水冲洗,并咨询眼科医生。

7. 最好不要在仪器所配的操作计算机上,进行任何与本仪器无关的数据载入工作,以防止被计算机病毒侵袭,从而引起仪器操作软件系统故障。

【思考题】

1. 怎样对全自动生化分析仪的检测结果进行分析?

2. 全自动生化分析仪的维护保养包括哪些内容?

【参考文献】

[1] 府伟灵.临床生物化学检验[M].5版.北京:人民卫生出版社,2012.

[2] 敬华.临床生化分析仪器[M].北京:化学工业出版社,2008.

(李光荣)

第十四章　临床生物化学检验的综合性、设计性实验

临床生物化学检验是检验专业一门必修的课程,同时也是一门重要的应用性学科。实验教学是其重要的组成部分,它对于保证整体教学水平,提高教学质量有着重要的作用。但是传统的实验教学方法过于注重知识传授,而缺乏启发式和创新性的培养。现代医学检验学生,应既有实践动手能力,又有创新科学思维和科研探究能力。

综合性、设计性实验要求学生在教师的指导下,根据给定的实验目的和实验条件,自行搜集资料、自行设计实验方案,选择实验方法与器材进行研究,并对实验结果做出综合分析与处理。

第一节　综合性、设计性实验的基本思想和原理

一、综合性、设计性实验与传统实验的关系

1. 传统实验　传统实验的目标是除了让某特定的因素可以改变外,其他所有因素是保持不变的。这种设计思想是伽利略加以完善的。它的内容有以下三点:①首先使实验标准化,就是使实验在一个标准状态下进行,实验具有一种重现的可能性,比经验医学不能人为设计实验大大前进了一步。②改变许多因素中的一个重要因素,即把这个因素输入到实验中去。③输入后引起的变化就只能是它产生的效应。传统实验设计是不允许特定因素以外的因素改变,这样,不可避免地被保持在一个完全人为的固定的常数值上。但是要得到改变某特定因素的效应,也应让其他因素在全部变动范围内变动才是合理的。此外这种设计效率是非常低的,并往往会失掉非常重要的信息。例如酶促反应的速度就不只是取决于酶量,而且还与给予的底物、温度等因素有关。

2. 综合性、设计性实验

(1) 综合性实验:是实验内容涉及本课程的综合知识或与本课程相关课程知识的实验,是学生在具有一定知识和技能的基础上,运用某一门课程或多门课程的知识、技能和方法进行综合训练的一种复合型实验。根据定义,综合性实验内容应满足下列条件之一:①涉及本课程多个章节的知识点;②涉及多门课程的多个知识点;③多项实验内容的综合。

(2) 设计性实验:是给定实验目的、要求和实验条件,由学生自行设计实验方案并加以实现的实验。设计性实验一般是指导教师给出题目,由学生运用已掌握的基本知识、基本原理和实验技能,提出实验的具体方案、拟定实验步骤、选定仪器设备、独立完成操作、记录实验数据、绘制图表、分析实验结果等。

二、综合性、设计性实验的原理

实验设计的最大特点就是在标本、环境、操作技术等复杂因素共存条件下,其处理因素的效应也能表现出来,亦即可以进行实验总体的设计。现以某生化项目的测定结果为例,处理因素为 C(包括温度、pH 值、试剂等),测定效果为 e。实验者的意图是 C→e,即 e 是 C 的相适应的结果。但 C 是不可能单独存在的,如病人标本的介质状态等各种因素相交织在一起。这类非处理因素的全体以 S 表示,由 S 产生的后果以 s 表示,于是可写成下式:

$$S+C \to e+s$$

上式从 C 推论,右边的大致有两种考虑:①s 的产生不影响 e;②s 对 e 产生了较大影响。如此,就需对 S 因素进行处理,如设立标本空白,用相应方法消除介质干扰等。在实验中,实验条件的控制比较容易,而唯一的误差是测定技术误差,较难控制,值得注意。

实验设计虽有各种类型,但基本上是上述原理。

第二节 综合性、设计性实验的基本原则和方法

综合性、设计性实验的主体内容要求同学们自己设计,而设计过程中需要满足和遵循科研设计的基本要素和基本原则。

一、随机性原则

1. 随机化的意义 对照组与处理组除处理因素有所不同外,其他非处理因素最好是完全一致的、均衡的。事实上不可能做到完全一致和绝对的均衡,只能做到基本上的一致和均衡,在实验中能使两者趋于一致或均衡的主要手段是随机化。"随机"不等于"随便",随机化的正确概念是指被研究的样本是由总体中任意抽取的,即抽取时要使每一观察单位都有同等的机会被抽取。在全部实验中凡是可能影响结果的一切顺序因素,一律加以随机化,否则,显著性检验便是无意义的。

2. 随机化的方法 随机化的方法有多种,抓阄、摸球、抽签等方法均可使用。

二、可重复性的原则

1. 重复化的意义 随机抽取样本,能在很大程度上抵消非处理因素所造成的偏性,但不能全部消除它的影响。因此,重复化原则是很重要的。样本所含的数目越大或重复的次数越多,则越能反映机遇变异的客观真实情况。使样本所含的数目很多或实验重复次数很大,在实际中是有一定困难的。为此,必须使用增强实验敏感度的办法,使样本的数目减到最小限度。

2. 重复化的方法 在数理统计中不可一概排斥小样本,而无限度追求大样本,只用大样本来求得一个稳定性好的数值,而忽视实验条件和对其他误差的控制,并不是一个科学的办法。

在实验设计中要对样本的大小作出估计。也就是说,该实验用多少受试对象或取得多少数据才能满足实验的显著性。根据经验或预备试验,如果组间效应的差异是大的,样本

所含数目就要小些;相反,如果组间效应的差异是小的,样本所含的数目就要大些。此外还要考虑个体间的差异,实验中对非处理因素的控制程度,以及实验者对实验结果的要求等。

在估计样本大小时,应先了解过去类似实验中得到的离势值(标准差、极值等)。实验者还应该预先规定出实验与对照间差值显著性的最小相差数。一般说来,计量资料的样本可以小些,如果误差控制较好,设计均衡,10~20例即可,甚至还可小些;计数资料样本要大得多,即使误差控制较好,也需要30~100例。

三、设立对照组的原则

1. 对照的意义

(1)通过对照鉴别处理因素与非处理因素的差异,临床上有许多疾病,如感冒、气管炎、肺结核、早期高血压等疾病不经药物治疗,也是可以自愈的,至于能够自行减轻和缓解的疾病那就更为普遍。影响疾病的因素是复杂的,除治疗因素外,气候、营养、休息、精神状态等也对疾病发生影响。因此,要做到正确的鉴别,设立对照组是必不可少的。

(2)通过对照消除和减少实验误差,在实验医学研究中,不仅自然环境和实验条件对实验有很大影响,而且生物的变异使实验更加复杂而难以控制。解决这个困难的最好办法还是对照。对照是使实验组和对照组的非处理因素处于相等状态,其结果是实验误差得到相应的抵消或减少。

2. 对照的形式　对照有多种形式,可根据实验研究的目的及内容加以选择。

(1)空白对照:对照组不加任何处理因素,实验因素完全是空白的。

(2)实验对照:对照组施加部分实验因素,但不是所研究的处理因素。

(3)标准对照:不设立对照组,而是用标准值或正常参考值做对照。实验研究一般不用标准对照,因为实验条件不一致,常常影响对比的效果。

(4)自身对照:对照与实验在同一受试对象进行。例如,用药前后的对比,先用A药后用B药的对比。

(5)相互对照:不设立对照组,而是几个实验组互相对照。例如,用两种方法同时测同一批血清标本,方法比较试验就是相互对照。

四、综合性、设计性实验的具体方法

1. 分组　由4~6人组成一个实验小组,选出一名同学作为该实验的负责人。

2. 抽取实验任务　抽签法选取由老师提供的满足实验室仪器、环境条件的多个实验任务中的一个。

3. 实验时间安排　2~6周。实验设计过程中,应在教师的指导下,由学生查阅资料、相互交流、相互配合、开拓思路、自行设计并修改完善实验设计方案,包括选择合理可行的实验器材、试剂及方法等。

4. 开题答辩　各小组使用统一的开题报告格式组织答辩。实验组全体成员参加答辩,充分体现团队协作、集思广益的精神。评委组成员应由三名以上教师和多名学生代表组成。

5. 根据开题答辩要求修改实验设计方案。

6. 申请实验室使用时间、仪器和试剂。

7. 预实验、正式实验。

8. 实验结果分析,形成实验报告。

9. 评委组对实验结果做出评价。

第三节　临床生物化学检验综合性、设计性实验

实验 1　载脂蛋白 AⅠ 及其抗体制备综合性试验

一、疾病相关

动脉粥样硬化(atherosclerosis,AS)是一组动脉硬化的血管病中最常见、最重要的一种。各种动脉硬化的共同特点是动脉管壁增厚变硬、失去弹性和管腔缩小。由于在动脉内膜积聚的脂质外观呈黄色粥样,因此称为动脉粥样硬化。

本病病因尚未完全确定,对常见的冠状动脉粥样硬化所进行的广泛而深入的研究表明,本病是多病因的疾病,即多种因素作用于不同环节所致,这些因素称为危险因素(risk factor)。主要的危险因素如下。

①血脂异常;②年龄、性别;③高血压;④吸烟;⑤糖尿病和糖耐量异常。其他的危险因素:肥胖,从事体力活动少,西方的饮食方式,遗传因素,性情急躁、好胜心和竞争性强、不善于劳逸结合的 A 型性格者。

其中脂质代谢异常是动脉粥样硬化最重要的危险因素。总胆固醇(TC)、甘油三酯(TG)、低密度脂蛋白(LDL,即 β-脂蛋白),特别是氧化的低密度脂蛋白或极低密度脂蛋白(VLDL,即前 β-脂蛋白)增高,相应的载脂蛋白 B 增高;高密度脂蛋白(HDL,即 α-脂蛋白)减低,载脂蛋白 A(apoprotein A,apo A)降低都被认为是危险因素。此外脂蛋白(a)增高也可能是独立的危险因素。

临床表现主要取决于血管病变及受累器官的缺血程度。

1. 主动脉粥样硬化常无症状。

2. 冠状动脉粥样硬化者,若管径狭窄达 75% 以上,则可发生心绞痛、心肌梗死、心律失常,甚至猝死。

3. 脑动脉硬化可引起脑缺血、脑萎缩,或造成脑血管破裂出血。

4. 肾动脉粥样硬化常引起夜尿、顽固性高血压、严重者可有肾功能不全。

5. 肠系膜动脉粥样硬化可表现为饱餐后腹痛便血等症状。

6. 下肢动脉粥样硬化引起血管腔严重狭窄者可出现间歇性跛行、足背动脉搏动消失,严重者甚至可发生坏疽。

二、临床生化指标

血浆脂蛋白中的蛋白质部分称为载脂蛋白,主要分 A、B、C、D、E 五类,各类又可细分几个亚类,以罗马数字表示。主要在肝(部分在小肠)合成。载脂蛋白是构成血浆脂蛋白的重要组分,赋予脂类以可溶的形式,而且在血浆脂蛋白代谢中起重要作用。①促进脂类运

输;②调节酶活性;③引导血浆脂蛋白同细胞表面受体结合。载脂蛋白是功能上极其活跃的一组血浆蛋白质。

高密度脂蛋白颗粒中的载脂蛋白 A I（apo A I）能激活胆固醇代谢中的关键酶,并进一步清除组织中的胆固醇,把它运到肝脏去处理,这样便减慢和阻止了动脉粥样硬化的发生和发展,相反亦然,若 apo A I 缺乏,胆固醇代谢中酶活性降低,则加速动脉硬化和冠心病的发生。

【实验目的】

本试验主要以临床检验应用为目的;培养学生的综合分析和实际操作能力;掌握 apo A I 的基础理论与临床应用价值;掌握蛋白质分离纯化原理;熟悉机体抗体产生的机制和生物学意义以及抗体鉴定有关理论;了解免疫透射比浊法原理及其实际应用价值。

一、蛋白质提取纯化

【实验原理】

（一）血清 HDL 分离

1. 超速离心法　根据各种脂蛋白在一定密度的介质中进行离心时,因漂浮速率不同而进行分离的方法。脂蛋白中有两种比重不同的蛋白质和脂质,蛋白质含量高者,比重大;相反脂类含量高者,比重小。从低到高调整介质密度后超速离心,可依次将不同密度的脂蛋白分开。通常可将血浆脂蛋白分为乳糜微粒(chylomicron,CM)、极低密度脂蛋白、低密度脂蛋白和高密度脂蛋白四大类。

2. 电泳法　由于血浆脂蛋白表面电荷量大小不同,在电场中,其迁移速率也不同,从而将血浆脂蛋白分为乳糜微粒、β-脂蛋白、前 β-脂蛋白和 α-脂蛋白四种。α-脂蛋白中蛋白质含量最高,在电场作用下,电荷量大,相对分子质量小,电泳速度最快。CM 的蛋白质含量很低,98%是不带电荷的脂类,特别是甘油三酯含量最高。在电场中几乎不移动,所以停留在原点。为了取样方便,多以血清代替血浆。正常人空腹血清在一般电泳谱上无乳糜微粒。

（二）层析提纯

离子交换层析中,基质是由带有电荷的树脂或纤维素组成。带有正电荷的称阴离子交换树脂;而带有负电荷的称阳离子交换树脂。离子交换层析同样可以用于蛋白质的分离纯化。由于蛋白质也有等电点,当蛋白质处于不同的 pH 条件下,其带电状况也不同。阴离子交换基质结合带有负电荷的蛋白质,所以这类蛋白质被留在柱子上,然后通过提高洗脱液中的盐浓度等措施,将吸附在柱子上的蛋白质洗脱下来。结合较弱的蛋白质首先被洗脱下来。反之,阳离子交换基质结合带有正电荷的蛋白质,结合的蛋白可以通过逐步增加洗脱液中的盐浓度或是提高洗脱液的 pH 值洗脱下来。

（三）聚丙烯酰胺凝胶电泳(SDS-PAGE)纯度鉴定

聚丙烯酰胺凝胶为网状结构,具有分子筛效应。它有两种形式:非变性聚丙烯酰胺凝胶及 SDS-聚丙烯酰胺凝胶(SDS-PAGE)。在非变性聚丙烯酰胺凝胶电泳的过程中,蛋白质能够保持完整状态,并依据蛋白质的相对分子质量大小、蛋白质的形状及其所附带的电荷量而逐渐呈梯度分开。

而 SDS-PAGE 仅根据蛋白质亚基相对分子质量的不同就可以分开蛋白质。该技术最初由 Shapiro 于 1967 年建立,他发现在样品介质和丙烯酰胺凝胶中加入离子去污剂和强还原剂后,蛋白质亚基的电泳迁移率主要取决于亚基相对分子质量的大小(可以忽略电荷因素)。

SDS-PAGE 经常应用于提纯过程中纯度的检测,纯化的蛋白质通常在 SDS 电泳上只有一条带,但如果蛋白质是由不同的亚基组成的,它在电泳中可能会形成分别对应于各个亚基的几条带。SDS-PAGE 具有较高的灵敏度,一般只需要不到微克量级的蛋白质,而且通过电泳还可以同时得到关于相对分子质量的情况,这些信息对于了解未知蛋白及设计提纯过程都是非常重要的。

【器材与试剂】

(一)器材

1. 超速离心机。

2. 核酸蛋白检测仪。

3. 恒流泵。

(二)试剂

1. 二乙氨乙基纤维素(DE-52)。

2. 低相对分子质量标准蛋白。

3. 考马斯亮蓝 R250。

【操作步骤】

1. 采用密度梯度离心 一次性分离人血清 HDL,梯度液用 KBr 配制成相对密度为 1.006、1.019、1.068、1.240,内含 EDTA-Na_2 1 mg/mL,0.04% NaN_3。采用健康献血员及部分常规体检人的残余血清,内含 EDTA-Na_2 1 mg/mL,0.04% NaN_3。用 KBr 调至密度为 1.210。每次离心用 6 支离心管,离心管为 80 mL 的 PC 管。

2. 用恒流泵依次加入相对密度为 1.006 的梯度液 16.8 mL,1.019 的 14 mL,1.063 的 11.2 mL,血清(1.210)16.8 mL,1.240 的 11.2 mL。采用 Ti45 角度头,离心条件为 38000 r/min,24 h,15 ℃。

3. 离心后用恒流泵取样,取密度为 1.100~1.150 的部分(HDL)。用 0.9% NaCl,1 mmol EDTA-Na_2,pH7.4 的缓冲液透析 48 h。

4. 脱脂 1 mLHDL 用 50 mL 醇醚混合液(乙醇与乙醚之比为 1∶8(V/V))在冰浴下搅拌,沉淀的蛋白用 N_2 吹干,−20 ℃保存。

5. 层析纯化 apo AⅠ 采用 DE-52 离子交换层析。层析柱规格 ϕ1.0 cm×30 cm,先用 0.005 mol Tris·HCl,pH8.0,1 mmol EDTA-Na_2,8 mol 尿素平衡。尿素用 717 强碱性阴离子交换树脂与 732 强酸性阳离子交换树脂纯化。脱脂后的 HDL 用起始缓冲液充分透析后上柱,上样量 10 mg。后用 0.005~0.125 mol 的 Tris·HCl,1 mmol EDTA-Na_2 8 mol 尿素梯度洗脱,流速 15 mL/h,留取 apo AⅠ主峰,进一步用 0.03~0.15 mol Tris·HCl,pH8.2,1 mmol EDTA-Na_2,8 mol 尿素梯度洗脱(DE-52 柱层析)。

6. DE-52 柱层析结果鉴定 在洗脱体积为 180~215 mL 之间为 apo AⅠ主峰。经垂直板 SDS-PAGE 中的主峰应为单一的条带。用核酸蛋白检测仪检测相对分子质量为 27000000。

二、抗体的制备

【实验原理】

用具有抗原性的物质注入健康动物机体后,将引起免疫应答,并会形成浆细胞,分泌抗体。抗体主要存在于血清中,经一定次数注射,使血清中的抗体组达到要求浓度,然后采集动物血液,再从血液中分离出血清,从而获得抗血清。为了获得特异性强、效价高的抗血清,除了抗原的因素外,还需注意动物品系的选择,抗原注射的浓度、剂量、次数、间隔时间及注射途径等。对于免疫原性较弱的可溶性抗原(如蛋白质类抗原),要加入佐剂,以增强免疫性。

【器材与试剂】

(一)器材

注射器(5 mL)、针头(5 号、12 号)、剪刀、胶布、纱布、离心管、止血钳、刀片、10 mL 吸管、带橡皮塞无菌试管、平皿、接种环、100 mL 三角瓶(带橡皮塞)、量筒、小动物解剖台、青霉素瓶、镊子、甲醛、碘酒棉球、酒精棉球、干棉球、麦氏比浊管、生理盐水等。

(二)试剂

1. 动物:雄性新西兰白兔,每只 2～3 kg。

2. 抗原:纯品 apo AⅠ。

【操作步骤】

1. 免疫前从兔身上采集少量血液,作为对照血清。将兔子固定,用注射器针头对准耳朵边缘静脉末梢附近插入慢慢抽出血液约 3 mL,分离血清。

2. 福氏完全佐剂充分乳化 apo AⅠ。

3. 背部皮内多点注射 apo AⅠ乳化液,每次间隔 2 周。

4. 采试血　试血约 3 mL,方法同采对照血清。当试血效价达到 1：2000 以上,则可采全血,否则要加强注射 1～2 次。

5. 采全血:颈动脉放血　将兔固定在小动物解剖台上,腹部向上,用剪刀剪去颈部的毛,面积尽量大些。再用酒精消毒后,将颈部皮肤捏起来,从根部开始剪开直至锁骨间。弄破筋膜,让气管暴露,在气管两侧各有一根近乎桃红色的颈动脉。手触之即可感到脉搏跳动。用镊子小心拨开颈动脉周围的肌肉和神经,然后拉出动脉。

6. 抗血清的分离、保存　将三角瓶的血液斜置 0.5～1 h 后(室温或 37 ℃温箱),再将三角瓶立起,并用无菌细玻棒沿瓶壁将血块与瓶壁分离,转入冰箱过夜,让血清充分析出,用无菌吸管和毛细滴管分出血清。若血清中带有红血球,则须装入无菌离心管中离心(3000 r/min,20 min)。将血清吸入无菌三角瓶,去掉红血球,按 1：100 的比例加入 1% 的硫柳汞或 5% 的叠氮钠,即最终浓度分别为 0.01% 和 0.05%。将血清分装入青霉素瓶(或安瓿瓶),用胶布将口封住(或将安瓿瓶火焰封口),贴上标签,注明抗血清的名称、效价及制备日期,于 −20 ℃保存备用。

【注意事项】

由于血液会立即凝固,因此,采血后的注射器和针头要立即用生理盐水抽吸几次,并将取下的针头和筒芯连同剪刀、止血钳、镊子等一起泡进生理盐水中,洗净后煮沸消毒备用。

三、抗体的鉴定

【实验原理】

常用的鉴定方法有免疫扩散法、免疫电泳扩散法、免疫火箭电泳法。免疫电泳扩散法最为常用，它是将琼脂电泳和双向琼脂扩散结合起来，用于分析抗原组成的一种定性方法。先将抗原加到琼脂板的小孔内进行电泳，然后在琼脂板中央挖一个横槽，加入已知相应的免疫血清，两者经一定时间相互扩散后，就会在抗原、抗体比例最适处形成沉淀弧。根据沉淀弧的数量、位置和外形，参照已知抗原、抗体形成的电泳图，即可分析样品中所含成分。此方法样品用量少、特异性高、分辨力强。但所分析的物质必须有抗原性，而且抗血清必须含所有的抗体组分。

【注意事项】

抗血清的质量直接影响分析方法的特异性和灵敏度。用于鉴定抗血清质量的参数主要有几项。

1. 亲和性（affinity）是指抗体分子上一个抗原结合部位与相应的抗原决定簇之间的结合强度，常用亲和常数表示。

2. 特异性（specificity）是指一种抗体识别相应抗原决定簇的能力。

3. 效价（titer）是反映抗血清中有效抗体含量的相对参数，即抗血清稀释至能与抗原发生有效反应的最大稀释度。

四、人血清载脂蛋白 AⅠ定量测定（免疫透射比浊法）

【实验原理】

血清 apo AⅠ与试剂中 apo A 抗体相结合，在一定条件下形成不溶性免疫复合物，使溶液混浊，混浊度与 apo AⅠ的量成正比，即浊度与吸光度成正比，以此作为定量测定 apo AⅠ的依据。

【器材与试剂】

1. 样品稀释液 0.01 mol/L 的磷酸盐缓冲液（pH7.4）中含 0.15 mol/L、40 g/L PEG-6000 及表面活性剂（如 Tween-20）适量，用 G5 玻芯漏斗抽滤后备用。

2. 兔抗人 apo AⅠ抗血清应用液 apo AⅠ抗血清效价以 1:16 为宜。临用前取抗血清 200 μL 加 0.9%NaCl 液 700 μL，混匀待用，4 ℃放置 1 周内有效。

3. 参考血清 购买符合国际标准的定值血清，−20 ℃保存。

【操作步骤】

1. 标本应是及时分离的空腹血清。

2. 按 apo AⅠ抗血清 100 μL，加相应的 apo 缓冲液 900 μL，混合成单一试剂（apo 抗体液）。最好临用时当天配制。

3. 操作步骤，见表 14-1。

表 14-1 apo AⅠ免疫终点法操作步骤

加入物/μL	空白管	标准管	测定管
血清标本	—	—	5

续表

加入物/μL	空白管	标准管	测定管
参考血清	—	5	—
磷酸盐缓冲液	5	—	—
抗血清应用液	1000	1000	1000

混匀后,25～37 ℃放置 10 min,在波长 340 nm 处比浊,以空白管调零测定各管吸光度。计算出结果或根据校正曲线读出结果。

4. 校正曲线制作　以 $y=a+bx+cx^2+dx^3$ 的三次方程回归曲线进行定标,制作参考校正曲线。将定值血清以等比稀释成 1∶1、1∶2、1∶4、1∶8、1∶16 五种浓度,与标本同样操作,根据定值计算出每个标准管 apo AI 浓度,以浓度对吸光度值,按曲线回归计算作图。因在 Y 轴上有一定截距,所以不能用单点标准。操作准确时浓度与吸光度值的相关系数应在 0.985 以上。

【参考区间】

apo AI:1.00～1.50 g/L。

【临床意义】

研究显示,apo AI 降低是冠心病的危险因素。一般情况下,血清 apo AI 可以代表 HDL 水平,与 HDL-C 呈明显正相关。apo AI 降低主要见于高脂血症、冠心病、脑血管病、感染、血液透析、慢性肾炎、吸烟、糖尿病、药物治疗、胆汁淤积阻塞、慢性肝炎、肝硬化等。

【注意事项】

1. 购买效价高、单价特异的 apo AI 抗血清。

2. 为了准确测定 apo AI,必须做校正曲线。

3. 免疫透射比浊法应以多点(5～7 点)定标,按曲线回归运算。

【思考题】

1. 试述 apo AI 的基础理论与临床应用价值。

2. 试述蛋白质分离纯化原理。

3. 试述机体抗体产生的机制和生物学意义。

4. 试述抗体鉴定有关理论。

5. 试述免疫透射比浊法原理及其实际应用价值。

6. 评价这次实验教学的安排和学习方法的科学性。

实验 2　大鼠动脉粥样硬化模型的建立和生物化学指标检测

【研究背景】

一、疾病相关

动脉粥样硬化是冠状动脉疾病、脑卒中和周围动脉疾病等多种老年心脑血管疾病的主要病理基础,发病率和死亡率极高,在西方发达国家中有"头号杀手"之称。随着经济水平的提高和生活方式的改变,该病在我国的发病率亦呈逐年上升趋势。

大量临床流行病学研究显示:高脂血症是导致 AS 最重要的因素之一。具体来说,高脂血症使血浆低密度脂蛋白胆固醇(LDL-C)浓度升高,大量 LDL-C 进入内膜下沉积,通过巨噬细胞膜上的低密度脂蛋白受体(LDL-R)携带胆固醇进入细胞内。同时血中及内膜下的低密度脂蛋白(LDL)氧化修饰后形成氧化型低密度脂蛋白(ox-LDL),其对巨噬细胞表面的清道夫受体有极强的亲和力,大量的 ox-LDL 被迅速摄入到细胞内。ox-LDL 具有很强的细胞毒性作用,可刺激巨噬细胞分泌并释放一种特定的巨噬细胞集落刺激因子(M-CSF),M-CSF 介导巨噬细胞的激活、分泌、增殖、退化,并进一步凋亡为泡沫细胞,这些泡沫细胞的聚集形成 AS 的脂质斑块。ox-LDL 还可以刺激巨噬细胞分泌多种炎症因子,刺激内皮细胞导致功能紊乱。此外,ox-LDL 还可促进血管平滑肌细胞的增殖和迁移,并形成斑块。

二、临床生化指标

1. 甘油三酯(TG) 甘油三酯属于脂类,它是从食物中吸收和由碳水化合物内源性产生而获得。测定甘油三酯对于诊断和处理高脂血症有着重要的意义。

临床意义:甘油三酯升高见于如下疾病。①冠心病、冠状动脉硬化、心肌梗死。②原发性高脂血症、肥胖症。③糖尿病、肾病综合征、急性胰腺炎、胆道梗阻、甲状腺功能低下、酒精中毒。

甘油三酯降低见于:严重营养不良、脂肪消化吸收障碍、甲状腺功能亢进等。

血清 TG 测定方法一般可分为化学法、酶法和色谱法 3 大类。

2. 血清总胆固醇(TC) 检测血清中总胆固醇的含量,主要用于辅助诊断高脂血症。胆固醇的含量和动脉粥样硬化有一定的关联。

临床意义:总胆固醇增高见于如下疾病。①家族性高 TC 症(低密度脂蛋白受体缺乏),家族性载脂蛋白 b 缺乏症、混合性高脂蛋白血症。②肾病结合征、甲状腺功能减退、妊娠、糖尿病等。

总胆固醇降低见于如下疾病。①家族性无 β-或低 β-脂蛋白血症。②甲状腺功能亢进,营养不良,慢性消耗性疾病。

TC 测定方法种类繁多,主要有化学比色测定、酶法。

3. 高密度脂蛋白胆固醇(HDL-C) 高密度脂蛋白分子所携的胆固醇,是逆向转运的内源性胆固醇酯,将其运入肝脏,再清除出血液。

临床意义:高密度脂蛋白胆固醇被认为是一种抗动脉粥样硬化的脂蛋白,防止冠心病发生的保护因子,与心血管疾病的发病率和病变程度呈负相关。HDL-C<0.9 mmol/L,胆固醇>6.2 mmol/L 是导致冠心病、心肌梗死、动脉粥样硬化的危险因素之一。慢性肝病、肝硬化、冠心病、慢性肾功能不全等病症时,HDL-C 降低。慢性肝病和慢性中毒性疾病,长时期的需氧代谢,遗传性高 HDL 血症等使 HDL-C 增高。

HDL-C 测定方法主要有过氧化物酶法、磷钨酸-镁沉淀法、均相法、酶联免疫法。

4. 低密度脂蛋白胆固醇(LDL-C) 由于 LDL-C 是冠心病的危险因素,所以它是用于判断是否血脂异常的首要靶标。

临床意义:LDL-C 升高可见于如下疾病。遗传性高脂蛋白血症、甲状腺功能低下、肾病综合征、梗阻性黄疸、慢性肾功能衰竭、Cushing 综合征等。

LDL-C 降低可见于无 β-脂蛋白血症、甲状腺功能亢进、消化吸收不良、肝硬化、恶性肿瘤等。

LDL-C 的测定方法主要有聚乙烯硫酸盐沉淀法、酶联免疫吸附法、表面活性剂清除法。

5. 载脂蛋白 apo AⅠ、apo B　apo AⅠ、apo B 和 apo AⅠ/apo B 值在预测动脉粥样硬化心血管疾病和冠状动脉事件的危险性优于 LDL-C、TC、TG、HDL-C 等。

临床意义:apo AⅠ生理性增高见于妊娠、雌激素疗法、锻炼、饮酒。apo AⅠ病理性降低见于:①高脂血症、冠心病、脑血管病;②apo AⅠ缺乏症、鱼眼病、家族性卵磷脂胆固醇酰基转移酶(LCAT)缺乏症、家族性低 α-脂蛋白血症;③感染、血液透析、慢性肾炎、糖尿病、慢性肝炎、肝硬变。

apo B 增高见于冠心病、高脂血症、银屑病。apo B 降低见于肝实质性病变。

apo AⅠ、apo B 的测定方法主要有免疫透射比浊法。

6. 脂蛋白(LP)(a)　LP(a)是独立于其他载脂蛋白代谢途径的具有特异抗原性的载脂蛋白,可以作为心脑血管疾病的一种独立的良好的危险因素指标。其水平主要取决于遗传,不受性别、年龄、环境、饮食、吸烟和药物的影响。高 LP(a)病人冠心病和心肌梗死的发病率比健康人高 2~5 倍;脑动脉硬化病人的 LP(a)水平不仅显著高于健康人,还与病变的严重程度密切相关。

临床意义:LP(a)增高见于动脉粥样硬化性心脑血管病、急性心肌梗死、家族性高胆固醇血症、糖尿病、大动脉瘤及某些癌症等。LP(a)减低见于肝脏疾病、酗酒、摄入新霉素等药物后。

LP(a)的测定方法主要有免疫比浊法、酶联免疫法。

【研究目的】

通过实验研究掌握 AS 的临床生物化学检测试验方法和各检测指标的临床意义;熟悉大鼠 AS 的动物建模方法与应用价值;通过建立模型探索 AS 形成的机制;了解大鼠 AS 与人体 AS 的差异。

【实验方案设计】

1. 选择受试对象及实验对照。

2. 确定大鼠的高脂饲养方式与剂量。

3. 确定标本的采集时间及需注意的事项。

4. 选择临床生化指标的测定方法。

5. 在获得初步结果的基础上,可考虑采用一定影响因素加以干预,以了解临床生化指标测定的某些影响因素。

【实验的重点和难点】

实验研究中,注意大鼠 AS 的动物建模方法应规范化;AS 模型是否成功,鉴定应客观,正确选择处死时间;血液标本采集时,应注意采血时间(大鼠应先空腹 12 h)、采取措施、准确及时地采集;测定生化指标时,尽量采取参考方法或推荐的常规方法。

【预期实验结果与评价】

预期通过对大鼠 AS 模型生化指标试验曲线的分析,探索 AS 的形成机制。通过增加动物数量以及干预措施,可以比较大鼠与人体临床生化指标的差异,并可进一步探讨大鼠生化指标的应用价值以及影响因素。

实验3 大鼠肝硬化模型的建立和生物化学指标检测

【研究背景】

一、疾病相关

肝硬化（hepatic cirrhosis）是各种慢性肝病发展的晚期阶段。病理上以肝脏弥漫性纤维化、再生结节和假小叶形成为特征。临床上，起病隐匿，病程发展缓慢，晚期以肝功能减退和门静脉高压为主要表现，常出现多种并发症。肝硬化是常见病，世界范围内的年发病率约为 100/10 万，发病高峰年龄在 35～50 岁，男性多见，出现并发症时死亡率高。

病因如下。①病毒性肝炎，尤其是慢性乙型肝炎。②酒精中毒：长期大量酗酒，是引起肝硬化的因素之一。③营养障碍。④工业毒物或药物：长期或反复地接触含四氯化碳、砷杀虫剂、黄磷、氯仿等，或长期使用某些药物如双醋酚汀、异烟肼、辛可芬、四环素、氨甲蝶呤（MTX）、甲基多巴，可产生中毒性或药物性肝炎，进而导致肝硬化。黄曲霉素也可使肝细胞发生中毒损害，引起肝硬化。可以根据这些致病因素选取肝硬化造模的诱导物。⑤循环障碍。⑥代谢障碍。⑦胆汁淤积。⑧血吸虫病。⑨原因不明：部分肝硬化原因不明，称为隐源性肝硬化。

临床表现如下。失代偿期：肝功损害及门脉高压症候群。①全身症状：乏力、消瘦、面色晦暗，尿少、下肢水肿。②消化道症状：食欲减退、腹胀、胃肠功能紊乱甚至吸收不良综合征，肝源性糖尿病，可出现多尿、多食等症状。③出血倾向及贫血：齿龈出血、鼻衄、紫癜、贫血。④内分泌障碍：蜘蛛痣、肝掌、皮肤色素沉着，女性月经失调、男性乳房发育、腮腺肿大。⑤低蛋白血症：双下肢水肿、尿少、腹腔积液、肝源性胸腔积液。⑥门脉高压：腹腔积液、胸腔积液、脾大、脾功能亢进、门脉侧支循环建立、食道胃底静脉曲张，腹壁静脉曲张。

并发症如下。①感染。②上消化道出血。③肝性脑病。④肝肾综合征：表现为少尿、无尿、氮质血症、低钠、高钾、肝昏迷、低血压休克。

二、临床生化指标

肝功能试验主要选用反映肝胆损害的各种酶试验，其中以转氨酶（ALT、AST），碱性磷酸酶（ALP）和谷氨酰转肽酶（γ-GT）最为常用。由于自动化检测的发展和应用，近年来又增加了血清直接胆红素（DBIL）、总胆红素（TBIL）、总蛋白（TP）、白蛋白（ALB）、前白蛋白（Pre-ALB）、总胆汁酸（TBA）和胆碱酯酶（CHE）。

1. 转氨酶主要有丙氨酸转氨酶（ALT）和门冬氨酸转氨酶（AST）。肝富含这两种酶，只要有 1% 的肝细胞被破坏，其所释放的转氨酶即足以使血清中转氨酶水平升高 1 倍。在肝内，转氨酶主要含于肝细胞内，胞内/外酶活性为 5000∶1。肝细胞变性坏死时，肝内的酶释放入血，引起血清中转氨酶活力升高。

临床意义：ALT 显著增高，见于各种肝炎急性期、药物性肝损害；中度增高，见于肝癌、肝硬化、慢性肝炎、酒精性肝病及心肌梗死；轻度增高，见于脂肪肝、阻塞性黄疸及胆道炎症。AST 显著增高，可见于心肌梗死急性发作、各种严重的病毒性肝炎、药物性肝损害及酒精性肝病；AST 中度升高，见于肝癌、肝硬化、慢性肝炎、心肌炎；AST 轻度升高，可见于轻度慢性肝炎。患有重型肝炎时，若出现胆红素迅速升高，转氨酶反而下降，称为酶胆分

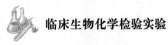

离,提示预后不良。血清转氨酶活性测定反映肝细胞损害及其程度,对肝病的病因鉴别诊断意义不大。ALT存在于肝细胞胞浆水溶性部分,AST存在于细胞浆水溶性部分及线粒体中。肝细胞损害严重者,AST不仅胞浆中的酶释放出来,而且线粒体中的酶也释放出来,故测定AST/ALT值可用于判断肝细胞损害程度和肝病类型。急性肝炎或轻度慢性肝炎病人,ALT>AST;酒精性肝病、重型肝炎病人通常AST>ALT。

AST、ALT的测定方法主要有连续检测法、赖氏法。

2. 碱性磷酸酶(ALP)是一组特异性很低的酶,几乎存在于身体各种组织中,尤以成骨细胞、肝脏、胎盘及白细胞中含量丰富。碱性磷酸酶是胰结合酶,在碱性环境中能水解很多磷酸单酯化合物。

临床意义如下。①鉴别肝细胞性黄疸和阻塞性黄疸。一般阻塞性黄疸ALP升高较肝细胞性黄疸为高。②协助诊断肝内浸润性或占位性病变。在原发性肝癌及转移性肝癌病人,ALP常常升高。而无黄疸病人,如发现ALP异常升高,需高度警惕肝内占位性病变;也可能为无黄疸型胆道系统疾病,如胆囊炎、胆石症及胆道不全梗阻。③协助判断肝病病人预后。在严重肝病病人,胆红素逐渐升高,而ALP不断下降,提示肝细胞损害严重。

ALP的测定方法主要有连续监测法、磷酸苯二钠比色法。

3. 谷氨酰转肽酶(γ-GT)是一种参与蛋白质代谢的酶,在肝内存在于肝细胞胞浆和胆管上皮细胞中。

临床意义:与碱性磷酸酶大体一致,但特异性不如碱性磷酸酶。由于其在骨骼中分布极少,故可鉴别肝胆和骨骼系统的损害,弥补碱性磷酸酶的不足。

①判断血清中升高的ALP来自于肝脏还是骨骼,患有骨骼疾病时γ-GT正常。②急性肝炎病人的γ-GT恢复较ALT为迟;如它持续升高,提示为慢性肝病。③若慢性肝炎病人的γ-GT长期升高,提示肝细胞有坏死。④有阻塞性黄疸时,γ-GT常明显增高,尤以恶性梗阻性明显。γ-GT有4种同工酶,有肝实质病变时γ-GT$_1$升高,患原发性肝癌则γ-GT$_2$增高。

γ-GT的测定方法主要有连续监测法。

4. 胆红素代谢试验 肝在胆红素代谢中具有摄取、结合和排泄功能,如其中一种或几种功能障碍,均可引起黄疸。

临床意义:检查胆红素代谢情况对于判断肝功能和黄疸鉴别均有重要意义。测定血清总胆红素的主要价值在于发现隐性黄疸。血清直接胆红素测定可能有助于早期诊断某些肝胆疾病。①血清总胆红素、直接胆红素及间接胆红素均升高见于肝细胞性黄疸。②血清总胆红素及间接胆红素升高见于溶血性黄疸。③血清总胆红素及直接胆红素升高见于梗阻性黄疸,其升高程度与病情呈正相关,且癌性梗阻高于良性梗阻。

胆红素的测定方法主要有改良J-G法、氧化酶法、酶比色法。

5. 血清蛋白质是血清固体成分中含量最多、构成复杂、功能广泛的一类物质。由肝脏合成的蛋白质约占人体每天合成蛋白质总量的40%以上,血清中的白蛋白全部由肝脏合成,而γ球蛋白则主要由浆细胞合成。肝细胞还能将糖、脂肪转化为氨基酸,作为进一步合成蛋白质的原料。当肝脏发生病变时,血清中蛋白质的质和量均会发生改变。因此,检测血清中蛋白质是肝脏疾病诊断、观察治疗效果和预后的重要手段之一。

临床意义:总蛋白和白蛋白反映肝脏合成蛋白的功能,随着肝功能损害加重,失代偿期肝脏合成功能下降,肝脏合成蛋白功能减低,白蛋白下降、球蛋白升高,致使白蛋白/球蛋白比值倒置。若白蛋白低于 20 g/L,则提示肝损害严重,预后不良;若治疗后白蛋白值上升,为治疗有效的最好标志。各种原因引起的血液浓缩,如严重烧伤引起的体液大量丢失时,可见血清总蛋白增高;反之,当血液稀释时,则总蛋白减低。

白蛋白/球蛋白具有重要的临床意义:由于各种疾病导致血清中蛋白质个别组分含量的增加或减少,而引起血清总蛋白的质和量都有所改变,且可导致白蛋白与球蛋白比例失调。白蛋白/球蛋白的改变,可粗略地反映血清蛋白质组分的改变,动态观察该值的变化,可提示病情的发展及估计预后。

血清蛋白质的测定方法主要有双缩脲法。

6. 前白蛋白 近年来,前白蛋白测定备受重视。前白蛋白在肝脏合成,能更敏感地反映肝脏蛋白质的合成功能。由于前白蛋白的半衰期比白蛋白短,故当肝脏合成白蛋白障碍时,前白蛋白下降出现更早。

临床意义:在动态观察中,重度慢性肝炎和肝硬化失代偿期病人治疗后,虽然 AST、ALT 和胆红素有好转,但前白蛋白持续低于正常水平,而且总胆汁酸水平也高于正常,这说明细胞的损害在进一步加重。可以看出,前白蛋白比白蛋白更能敏感地反映出肝脏合成功能的轻度损害,并且随着病情的加重,前白蛋白降低愈明显。因此,前白蛋白是反映早期肝脏合成功能损害的良好指标。

血清前白蛋白的测定方法主要有免疫透射比浊法。

【研究目的】

通过实验研究掌握大鼠肝硬化的判定指标及各自特点。熟悉肝硬化临床生物化学检测试验方法和各检测指标的临床意义。了解大鼠肝硬化与人体肝硬化的差异。

【实验方案设计】

1. 选择大鼠肝硬化的动物建模方法。

2. 设立实验对照组。

3. 确定标本的采集方式、时间及注意事项。

4. 根据实验条件,选择检测指标和检测方法。

5. 对检测结果进行全面深入的比较与分析。

【实验的重点和难点】

实验研究中,大鼠肝硬化的动物建模方法有许多,最好根据实际条件,选择简单易行的方法进行;标本采集时,应注意多选择几个时间点,以比较肝硬化不同时期生化指标的变化情况;在条件许可情况下,尽量多选择一些反映肝硬化的检测指标,以期对不同检测指标进行综合比较与分析并确立相对理想的项目组合。

【预期实验结果与评价】

预期通过实验研究,可以加深学生对肝硬化生化指标检测方法的理解,进一步明确项目组合的实际需求、功效性与必要性。通过动物模型可了解疾病的发病过程,若实验条件许可,在实验研究中进行相应的药物干预,延缓疾病的发展进程,对于临床疾病的诊断与治疗将具有非常重要的意义。

实验4 家兔灌胃葡萄糖耐量试验与人口服葡萄糖耐量试验比较分析

【研究背景】

一、疾病相关

糖尿病是一组以慢性血葡萄糖(简称血糖)水平增高为特征的代谢性疾病,是由于胰岛素分泌和(或)作用缺陷所引起。长期碳水化合物以及脂肪、蛋白质代谢紊乱可引起多系统损害,导致眼、肾、神经、心脏、血管等组织器官的慢性进行性病变、功能减退及衰竭;病情严重或应激时可发生急性严重代谢紊乱,如糖尿病酮症酸中毒、高血糖高渗状态等。本病使病人生活质量降低,寿命缩短,病死率增高,应积极防治。

糖尿病分型目前国际上通用 WHO 糖尿病专家委员会提出的病因学分型标准(1999):1 型糖尿病 β 细胞破坏,常导致胰岛素绝对缺乏;2 型糖尿病从以胰岛素抵抗为主伴胰岛素分泌不足到以胰岛素分泌不足为主伴胰岛素抵抗。

病因:与 1 型糖尿病有关的因素有多基因遗传因素、环境因素、自身免疫、自然史;与 2 型糖尿病有关的因素有遗传因素与环境因素、胰岛素抵抗和 β 细胞功能缺陷、葡萄糖毒性和脂毒性、自然史。

临床表现:血糖升高后因渗透性利尿引起多尿,继而口渴多饮;外周组织对葡萄糖利用障碍,脂肪分解增多,蛋白质代谢负平衡,乏力、消瘦,儿童生长发育受阻;为了补偿损失的糖、维持机体活动,病人常易饿、多食,故糖尿病的临床表现常被描述为"三多一少",即多尿、多饮、多食和体重减轻。可有皮肤瘙痒,尤其外阴瘙痒。血糖升高较快时可使眼房水、晶体渗透压改变而引起屈光改变致视力模糊。许多病人无任何症状,仅于健康检查或因各种疾病就诊化验时发现高血糖。

口服葡萄糖耐量实验(oral glucose tolerance test,OGTT)是检查人体血糖调节功能的一种方法。正常人服用一定量的葡萄糖后,血糖浓度暂时性升高(一般不超过 8.9 mmol/L),但在 2 h 内血糖浓度又可恢复至正常空腹水平。在服用一定量的葡萄糖后,间隔一定时间测定血糖,观察血糖水平,称为耐糖试验。若因内分泌功能失调等因素引起糖代谢失常时,食入一定量的葡萄糖后,血糖浓度可急剧升高,而且短时间内不能恢复到原来的浓度水平,称为糖耐量失常。临床上对症状不明显的病人,可采用口服葡萄糖耐量试验来判断有无糖代谢异常。

二、临床生化指标

血糖具有重要的生物学功能,它不仅参与机体物质的构成,更是机体能量的主要来源,并通过形成糖蛋白、糖脂等,在体内发挥各种特殊生理功能。无论单糖、双糖或多糖,均在相关因素的调节下,维持与机体相适应的代谢平衡。作为糖的主要运输形式,是反映体内糖代谢状况的最常用指标。

临床意义:体内各组织细胞活动所需的能量大部分来自葡萄糖,所以血糖必须保持一定的水平才能维持体内各器官和组织的需要。正常人空腹血糖浓度为 3.89～6.11 mmol/L。空腹血糖浓度超过 6.11 mmol/L 称为高血糖。血糖浓度低于 3.89 mmol/L 称为低血糖。

血糖的测定方法主要有葡萄糖氧化酶法、己糖激酶法、邻甲苯胺法。

【研究目的】

通过实验研究掌握 OGTT 的试验方法与耐糖试验曲线的绘制与分析;熟悉如何通过家兔 OGTT 模型以实现个体血糖调节功能的评估,以及家兔 OGTT 的动物建模方法与应用价值;了解家兔 OGTT 与人体 OGTT 的差异。

【实验方案设计】

1. 选择受试对象及实验对照。

2. 确定家兔的给糖方式与剂量。

3. 确定病人的给药剂量以及两次实验的间隔时间。

4. 确定人体标本的采集时间及需注意的事项。

5. 选择血糖的测定方法。

6. 在获得初步结果的基础上,可考虑给予家兔采用一定影响因素加以干预,以了解 OGTT 测定的某些影响因素。

【实验的重点和难点】

动物实验研究中,注意家兔 OGTT 的动物建模方法应规范化,如插管给糖时应插入胃内,防止插入气管;血液标本采集时,应注意时间点、采取措施、准确及时地采集;血糖测定时,尽量采取参考方法或推荐的常规方法。

病人实验时应注意认真询问病史,如既往未诊断为糖尿病、年龄、体重、空腹时间等详细病史。并且两次实验期间未给予任何糖尿病教育、生活方式建议和药物干预。排除严重肝肾功能不全者和近期有感染疾病史者。

【预期实验结果与评价】

预期通过对家兔模型 OGTT 试验曲线的分析,可以获得家兔个体血糖调节功能的判断。比较家兔 OGTT 与人体 OGTT 的差异,并可进一步探讨糖尿病形成机制,探索预防疾病的方法。评估家兔 OGTT 的应用价值以及家兔 OGTT 的影响因素。

实验 5　确立正常孕妇在不同孕期的肝功能指标的参考范围

【研究背景】

一、疾病相关

妊娠期通常从末次月经第 1 天算起,约为 266 天(38 周)。妊娠期分为 3 个时期:妊娠 12 周以前为早期妊娠,第 13～27 周称中期妊娠,第 28 周及以后称晚期妊娠。胎儿预计出生的日期称为预产期。通常将妊娠分为几个时间段,每一个时间段称为三月期。第一个三月期称为早期妊娠。第二个三月期称为中期妊娠。第三个三月期称为晚期妊娠。

妊娠期间出现的黄疸和肝功能异常可由妊娠合并症引起,也可由妊娠直接引起。妊娠相关的肝病包括:妊娠剧吐、妊娠肝内胆汁淤积、妊娠急性脂肪肝、产前子痫和子痫相关性肝病、HELLP 综合征和肝出血(或肝破裂)等。其表现可能只是肝功能轻微(短暂)升高,或者是持续异常,轻者对母子无碍,重者可出现早产、产后出血、胎儿宫内窘迫而危及母子生命。准确判断孕妇的肝功能异常与否以及异常原因,对是否立即采取相应治疗或终止妊娠,对医生来说十分重要,所以应建立正常妊娠女性的实验室肝功能指标参考范围。

二、临床生化指标

1. 转氨酶　转氨酶主要有丙氨酸转氨酶(ALT)和天门冬氨酸转氨酶(AST)。

临床意义:血清中转氨酶的含量可随生理改变而略有波动。妇女在怀孕之后,由于内分泌机能的改变及全身血流量增加等因素,肝脏的功能性负担也随之增加。特别是在妊娠中期以后,随着胎儿的长大,肝脏的功能性改变就更为显著;加上肝脏受到增大的子宫压迫,肝循环也受到一定程度的影响,因而此时的转氨酶数值可能增高。这是一种生理的变化,与肝脏的器质性病变有着本质的区别,分娩之后即可恢复正常。

AST、ALT 的测定方法主要有连续检测法、赖氏法。

2. 碱性磷酸酶(ALP)　ALP 广泛存在于各器官组织中,其含量以肝脏最多,其次为肾脏、胎盘、小肠、骨等。

临床意义:①妊娠晚期血清 ALP 明显增高主要与胎盘合成和分泌同工酶重叠相关,产后1～2 个月血中 ALP 浓度自然回落到正常水平,所以正常妊娠妇女特别是妊娠晚期 ALP 升高大多是正常的生理现象。在临床诊断中,应与病理性增高加以鉴别。②妊娠中期胎儿开始形成骨质,胎盘碱性磷酸酶的产生使孕妇血 ALP 值逐步上升,而到妊娠晚期,由于胎儿发育耗用大量的钙导致孕妇血钙降低,为维持血钙稳定,机体动员骨钙入血引起骨代谢变化,成骨细胞代偿性增生,使 ALP 活性增高。而且随着孕周的增加,ALP 值不断升高,到晚期达高峰值可为同龄妇女的 2～3 倍,此时部分孕妇血 ALP 值已超出了正常参考值。因此若妇女妊娠期只有 ALP 升高而肝功能其他酶类正常可考虑为生理性变化。③孕妇 ALP 可以作为胎儿骨代谢的一个筛检指标,如果在晚孕期出现 ALP 不升高或者反而降低,则应考虑胎儿发育不全或者死胎等,因而对孕期保健有一定的临床意义。

ALP 的测定方法主要有连续监测法、磷酸苯二钠比色法。

3. 谷氨酰转肽酶(γ-GT)　γ-GT 是一种参与蛋白质代谢的酶,在肝内存在于肝细胞胞浆和胆管上皮细胞中。

临床意义:妊娠中毒症、妊娠急性脂肪肝、正常妊娠都可使 γ-GT 增高。

γ-GT 的测定方法主要有连续监测法。

4. 胆汁酸　健康人的周围血液中血清胆汁酸含量极微,当肝细胞损害或肝内、外阻塞时,胆汁酸代谢就会出现异常,总胆汁酸就会升高。因此,总胆汁酸测定是一项比较敏感和有效的肝功能试验之一。

临床意义:孕妇总胆汁酸偏高是由于胆汁酸代谢异常、孕期激素水平改变造成的,总胆汁酸高的孕妇易发生肝内胆汁淤积症。由于妊娠期孕妇体内雌激素和孕激素增高,抑制胆道平滑肌蠕动,造成胆汁引流不畅,肝内胆汁淤积,胆汁中的胆红素及胆汁酸,经肝窦状隙返流入血,随血循环带到孕妇及胎儿全身,过高的胆红素可透过胎儿血脑屏障形成"核黄疸"影响智力发育;过高的胆酸盐刺激孕妇皮肤神经末梢引起瘙痒。其主要危害是增加早产、胎儿宫内窘迫及胎儿宫内死亡,并增加孕妇产后出血的发生。

胆汁酸的测定方法主要有酶比色法。

【研究目的】

通过实验对非孕健康育龄妇女及不同孕期正常健康孕妇血清肝功能生化指标检测,掌握肝功能生化指标的检测方法;熟悉妊娠期肝功能生化指标的临床意义;了解探讨正常孕妇在不同孕期的肝功能指标的参考范围。

【实验方案设计】

1. 选择受试对象及实验对照。

2. 确定标本的采集时间及需注意的事项。

3. 选择肝功能生化指标,选择相应的测定方法。

4. 选择统计学方法,对实验数据进行分析。

【实验的重点和难点】

实验研究中重点和难点主要在于实验对象的选择。实验组入选病例必须排除有病毒性肝炎、自身免疫性肝炎、药物性肝炎、妊娠期肝内胆汁淤积症、妊娠剧吐、妊娠高血压综合征、先兆子痫、妊娠期急性脂肪肝、先兆流产等病史者。对照组应选择体检正常健康非孕的育龄妇女。同时应详细了解空腹情况和有无其他病史。

【预期实验结果与评价】

通过实验研究,可以加深我们对肝功能生化指标检测方法的掌握。探讨同一指标在对照组和实验组的不同孕期之间的变化趋势,增加对妊娠期肝功能生化指标的参考范围的认识、拓宽思维、避免错误的诊断。可以选择一些其他指标进行检测,探索妊娠特殊时期相应的参考范围。

实验6 甲状腺功能紊乱疾病的诊断及其生物化学指标和实验方法的选择

【研究背景】

一、疾病相关

甲状腺功能亢进症(hyperthyroidism,简称甲亢)是指甲状腺腺体本身产生甲状腺激素过多而引起的甲状腺毒症,其病因主要是弥漫性毒性甲状腺肿(Graves病)、多结节性毒性甲状腺肿和甲状腺自主高功能腺瘤(Plummer病)。

病因如下。①遗传:本病有显著的遗传倾向,目前发现它与组织相容性复合体(MHC)基因相关。②自身免疫。③环境因素。

临床表现如下。①代谢增加及交感神经高度兴奋表现:病人身体各系统的功能均可能亢进。常见表现:怕热、多汗、皮肤潮湿,也可有低热;易饿,多食而消瘦;心慌,心率增快,严重者出现心房纤维性颤动、心脏扩大以及心力衰竭。②甲状腺肿大:呈弥漫性,质地软,有弹性,引起甲状腺肿大原因是多方面的,其中和甲状腺生长抗体关系密切,此种抗体对甲状腺功能影响不大,故生病时甲状腺肿大程度与病情不一定平行。在肿大的甲状腺上可以听到血管杂音或者扪及震颤。③眼病:大部分病人有眼部异常或突眼,而眼突重者,甲亢症状常较轻。④较少见的临床表现:小儿和老年病人病后临床表现多不明显。

甲状腺功能减退症(hypothyroidism,简称甲减)是由各种原因导致的低甲状腺激素血症或甲状腺激素抵抗而引起的全身性低代谢综合征,其病理特征是黏多糖在组织和皮肤堆积,表现为黏液性水肿。

病因如下。①自身免疫损伤。②甲状腺破坏。③碘过量。④抗甲状腺药物。

临床表现如下。①皮肤:皮肤干燥、真皮粘多糖浸润,体液潴留。重者可出现黏液性水肿。②消化系统:代谢减低,体重增加。味觉差,胃黏膜萎缩,胃酸分泌减少。胃肠蠕动减弱,便秘。③心血管系统:心肌收缩力下降,心输出量下降,活动耐量减低。重者可出现心力衰竭、心包积液。④呼吸系统:低通气,睡眠呼吸暂停。⑤血液系统:正细胞、正色素性贫血,血球压积下降。⑥神经系统:表情淡漠,反射时间延长。⑦生殖系统:生育力、性欲下降,妇女月经紊乱或月经量多。

二、临床生化指标

1. 血清游离甲状腺素(FT4)与游离三碘甲状腺原氨酸(FT3) FT3、FT4 是循环血中甲状腺激素的活性部分,它不受血中甲状腺素结合蛋白(TBG)变化的影响,直接反映甲状腺功能状态。近年来已广泛应用于临床,其敏感性和特异性均明显超过总 T3、总 T4,正常值 FT 49～25pmol/L;FT 39pmol/L(RIA),各实验室标准有一定差异。

FT4、FT3 的测定方法主要有放射免疫分析法、酶免疫分析法、化学发光免疫分析法、时间分辨荧光免疫分析法和电化学发光免疫分析法等。

2. 血清甲状腺素(TT4) TT4 是判定甲状腺功能最基本筛选指标,血清中 99.95% 以上的 T4 与蛋白结合,其中 80%～90% 与球蛋白结合称为甲状腺素结合球蛋白,TT4 是指 T4 与蛋白结合的总量,受 TBG 等结合蛋白量和结合力变化的影响。

血清 TT4 的测定方法主要有放射免疫法、酶标免疫法和竞争性蛋白结合法。

3. 血清总三碘甲状腺原氨酸(TT3) 血清中 T3 与蛋白结合达 99.5% 以上,也受 TBG 的影响,TT3 浓度的变化常与 TT4 的改变平行,但甲亢复发的早期,TT3 上升往往很快,约高于正常 4 倍,TT4 上升较缓,仅为正常的 2.5 倍,故测 TT3 为诊断本病较为敏感的指标。

血清 TT3 的测定方法主要有放射免疫法。

4. 促甲状腺激素(TSH) 血清 TSH 浓度的变化是反映甲状腺功能最敏感的指标。

血清 TSH 的测定方法主要有放射免疫法、免疫化学发光法。

5. TSH 受体抗体(TRAb) TRAb 是鉴别甲亢病因、诊断 Graves 病的指标之一。新诊断的 Graves 病人 75%～96% TRAb 阳性。需要注意的是 TRAb 中包括刺激性(TSAb)和抑制性(TSBAb)两种抗体。它对本病不但有早期诊断意义,对判断病情活动,是否复发也有价值,还可作为治疗停药的重要指标。

TRAb 的测定方法主要有放射受体法。

6. 抗甲状腺微粒体抗体(TMAb)和抗甲状腺球蛋白抗体(TaAb) TMAb 和 TaAb 的测定方法主要有放射免疫法。

【研究目的】

通过实验研究掌握甲状腺功能紊乱疾病的检测指标和检测方法特点;熟悉甲状腺功能紊乱疾病的病因和临床表现;了解甲状腺功能紊乱疾病生化指标的研究发展。

【实验方案设计】

1. 选择受试对象及实验对照。

2. 确定标本的采集时间及注意事项。

3. 选择甲状腺功能生化指标,选择相应的测定方法。

4. 选择统计学方法,对检测结果进行全面深入的比较与分析。

【实验的重点和难点】

甲状腺功能紊乱疾病实验室检验项目和实验方法的选择是该实验的重点。实验对象的筛选以及血清标本的采集和保存是该实验的难点。

【预期实验结果与评价】

通过根据临床资料拟定实验方案,培养学生将基础医学、临床医学和检验医学结合的能力,提高综合分析的能力。加强学生对甲状腺功能紊乱疾病实验诊断技能。训练学生查阅文献的能力。培养学生运用所学知识和技能结合具体病例分析、设计实验、完成实验的能力。在条件许可情况下,尽量多选择一些反映甲状腺功能紊乱疾病的检测指标,以期对不同检测指标进行综合比较与分析或确立相对理想的项目组合。

实验 7 营养性贫血的诊断及鉴别诊断

【研究背景】

一、疾病相关

营养性贫血是指因机体生成血所必需的营养物质,如铁、叶酸、维生素 D 等物质相对或绝对地减少,使血红蛋白的形成或红细胞的生成不足,以致造血功能低下的一种疾病。现代医学把本病分为缺铁性贫血和巨幼细胞贫血两种。

缺铁性贫血(iron deficient anemia,IDA)是指机体开始时体内储铁耗尽(iron depletion,ID),继而缺铁性红细胞生成(iron deficient erythropoiesis,IDE)。IDA 指缺铁引起的小细胞低色素性贫血及相关的缺铁异常,是血红素合成异常性贫血中的一种。

病因如下。①铁的需要量增加而摄入不足,可见于生长快速的婴儿、青少年及月经期、妊娠期和哺乳期的妇女。②铁吸收不良,可见胃次全切除术后、长期严重腹泻、胃游离盐酸缺乏等。③失血,可见于消化道出血、妇女月经量过多、慢性血管内溶血等。

临床表现如下。①缺铁原发病表现,如妇女月经量多、消化道溃疡、肿瘤。②贫血表现,如乏力、头晕、眼花、苍白、心率增快。③组织缺铁表现,精神行为异常,如烦躁、易怒、注意力不集中;易感染;儿童生长发育迟缓、智力低下;口腔炎、舌炎;毛发干枯、脱落;皮肤干燥、皱缩;指(趾)甲缺乏光泽、脆薄易裂。

巨幼细胞贫血(megaloblastic anemia,MA)是指叶酸,维生素 B_{12}(VitB_{12})缺乏或某些药物影响核苷酸代谢导致细胞核脱氧核糖核酸(DNA)合成障碍所致的贫血。

病因如下。①摄入不足,维生素 B_{12} 主要存在于动物食品中,肝、肾、肉类较多,奶类含量甚少。叶酸以新鲜绿叶蔬菜、肝、肾含量较多。②吸收和利用障碍,慢性腹泻小肠切除、局限性回肠炎、肠结核等皆可影响维生素 B_{12} 与叶酸的吸收,肝脏病、急性感染、胃酸减少或维生素 C 缺乏,皆可影响维生素 B_{12} 与叶酸的代谢或利用。③需要量增加,未成熟儿、新生儿及婴儿期生长发育迅速。造血物质需要量相对增加,如摄入不足,则易缺乏。反复感染时,维生素 B_{12} 及叶酸消耗增加,从而需要量增多而易导致缺乏。④先天储存不足,胎儿可通过胎盘,获得维生素 B_{12}、叶酸储存在肝脏中,如孕妇患维生素 B_{12} 或叶酸缺乏时则新生儿储存少,易发生缺乏。

临床表现如下。①贫血表现,轻度或中度贫血占大多数,面色蜡黄、疲乏无力。因贫血而引起骨髓外造血反应,且呈三系减少现象,故常伴有肝、脾、淋巴结肿大。②精神神经症状,表情呆滞、嗜睡、对外界反应迟钝、少哭或不哭、智力发育和动作发育落后,甚至倒退。③消化系统症状,有食欲不振、舌炎、舌下溃疡、腹泻等。

二、临床生化指标

1. 铁(iron,Fe) 铁在体内分布很广,几乎所有组织都含有铁。铁在人体内可分为两类:一类是功能铁,是指体内具有主要生理功能的铁,包括血红蛋白(占 67.58%)、肌红蛋白(约 3%)、少量含铁酶及运铁蛋白中所含的铁;另一类是储存铁,储存铁又分为铁蛋白和含铁血黄素,铁蛋白的铁是可以立即动用的储存铁,而含铁血黄素的铁是不能立即被动用的储存铁。铁以肝、脾组织含量最高,肺组织内也含铁。

Fe 的测定方法主要有亚铁嗪比色法。

2. 总铁结合力(TIBC) TIBC 是指血清中转铁蛋白能与铁结合的总量。TIBC 的测定方法主要有碳酸镁吸附法、直接法、亚铁嗪显色法。

3. 转铁蛋白(又名运铁蛋白,transferrin,TRF) TRF 是血浆中主要的含铁蛋白质,负责运载由消化管吸收的铁和由红细胞降解释放的铁。TRF 的测定方法主要有免疫扩散法、浊度法、放射免疫法。

4. 血清铁蛋白 血清铁蛋白简称铁蛋白。铁蛋白(serum ferritsn,SF)是去铁蛋白(apoferritin)和铁核心 Fe^{3+} 形成的复合物。铁蛋白的铁核心 Fe^{3+} 具有强大的结合铁和储备铁的能力,以维持体内铁的供应和血红蛋白相对稳定性。SF 是铁的储存形式,其含量变化可作为判断是否缺铁或铁负荷过量的指标。

SF 的测定方法主要有紫外分光光度法、放射免疫法。

5. 叶酸(folic acid) 叶酸又名蝶酰谷氨酸,是维生素 B 族中的一种。

叶酸的测定方法主要有化学法、微生物法、荧光分析法和气相色谱法、高效液相色谱法(HPLC)。

6. 维生素 B_{12} 维生素 B_{12} 是一个结构最复杂的,唯一含有金属元素(钴)的维生素,故又称钴胺素。维生素 B_{12} 的测定方法主要有化学法、微生物法、荧光分析法和气相色谱法、HPLC 法。

【研究目的】

通过实验研究掌握营养性贫血的临床生化检测指标和方法特点;熟悉营养性贫血的病因和临床表现;了解营养性贫血的血常规、血象和骨髓象知识。

【实验方案设计】

1. 选择受试对象及实验对照。

2. 确定标本的采集时间及注意事项。

3. 选择营养性贫血生化指标,选择相应的测定方法。

4. 选择统计学方法,对检测结果进行全面深入的比较与分析。

【实验的重点和难点】

选择营养性贫血生化指标,选择相应的测定方法是该实验的重点。正确筛选试验对象和正常对照是难点。应当留取那些经过骨髓象诊断为营养性贫血的病例为实验标本。应当详细询问病史和饮食情况。

【预期实验结果与评价】

预期通过实验研究,可以加深我们对营养性贫血不同检测指标在方法特点与临床应用价值上的理解,进一步明确项目组合的实际需求、功效性与必要性。可以追踪病人的治疗情况,若条件许可,可以将治疗前和治疗后的结果进行比较,加强对营养性贫血的发病机制的认识。

实验8 肾小球肾炎的诊断及疗效观察

【研究背景】

一、疾病相关

肾小球肾炎又称肾炎,是发生于双侧肾脏肾小球的变态反应性疾病。肾小球肾炎是常见的肾脏疾病,分为急性和慢性两种。

急性肾小球肾炎(acute glomerulonephritis)简称急性肾炎(AGN),是以急性肾炎综合征为主要临床表现的一组疾病。其特点为急性起病,病人出现血尿、蛋白尿、水肿和高血压,并可伴有一过性氮质血症。多见于链球菌感染后,而其他细菌、病毒及寄生虫感染亦可引起。

慢性肾小球肾炎(chronic glomerulonephritis)简称慢性肾炎,是指蛋白尿、血尿、高血压、水肿为基本临床表现,起病方式各有不同,病情迁延,病变缓慢进展,可有不同程度的肾功能减退,最终将发展为慢性肾衰竭的一组肾小球病。由于本组疾病的病理类型及病期不同,主要临床表现可各不相同。疾病表现呈多样化。

病因如下。①急性肾炎:常因β-溶血性链球菌"致肾炎菌株"感染所致,常见于上呼吸道感染(多为扁桃体炎)、猩红热、皮肤感染(多为脓疱疮)等链球菌感染后。感染的严重程度与急性肾炎的发生和病变轻重并不完全一致。②仅有少数慢性肾炎是由急性肾炎发展所致(直接迁延或临床痊愈若干年后再现)。慢性肾炎的病因、发病机制和病理类型不尽相同,但起始因素多为免疫介导炎症。导致病程慢性化的机制除免疫因素外,非免疫非炎症因素占有重要作用。

临床表现如下。①尿异常,几乎全部病人均有肾小球源性血尿,可伴有轻、中度蛋白尿,尿沉渣除红细胞外,早期尚可见白细胞和上皮细胞稍增多,并可有颗粒管型和细胞管型等。②水肿。③高血压。④肾功能异常,病人起病早期可因肾小球滤过率下降、钠水潴留而尿量减少,肾功能可一过性受损,表现轻度氮质血症。⑤充血性心力衰竭。⑥起病初期血清 C_3 及总补体下降,8周内渐恢复正常,对诊断本病意义很大。病人血清抗链球菌溶血素"O"滴度可升高,提示近期内曾有过链球菌感染。另外,部分病人起病早期循环免疫复合物及血清冷球蛋白可呈阳性。

二、临床生化指标

1. 血尿素氮(BUN) 临床意义如下。增高:急慢性肾炎、重症肾盂肾炎、各种原因所致的急慢性肾功能障碍,心衰、休克、烧伤、失水、大量内出血、肾上腺皮质功能减退症、前列腺肥大、慢性尿路梗阻等。

BUN 的测定方法主要有二乙酰一肟显色法、脲酶-钠氏显色法。

2. 血肌酐(Scr)　临床意义如下。增高:肾功能衰竭、尿毒症、心力衰竭、巨人症、肢端肥大症、水杨酸盐类治疗等。降低:进行性肌萎缩、白血病、贫血等。

Scr 的测定方法主要有碱性谷味酸法、肌氨酸氧化酶法。

3. 血尿素　临床意义如下。升高表示急慢性肾炎、重症肾盂肾炎、各种原因所致的急慢性肾功能障碍,心力衰竭、休克、烧伤、失水、大量内出血、肾上腺皮质功能减退症、前列腺肥大、慢性尿路梗阻等。

血尿素的测定方法主要有二乙酰—肟法、脲酶-波氏比色法、酶偶联速率法。

4. 血尿酸　临床意义如下。增高:痛风、急慢性白血病、多发性骨髓瘤、恶性贫血、肾功能衰竭、肝功能衰竭、红细胞增多症、妊娠反应、剧烈活动及高脂肪餐后等。

血尿酸的测定方法主要有脲酶-过氧化物酶偶联比色法。

5. 尿肌酐(Cr)　临床意义如下。增高:饥饿、发热、急慢性消耗等疾病,剧烈运动后等。减低:肾功能衰竭、肌萎缩、贫血、白血病等。

Cr 的测定方法主要有碱性苦味酸法、肌氨酸氧化酶法。

6. 尿蛋白　临床意义如下。生理性增高:体位性蛋白尿、运动性蛋白尿、发热、情绪激动、过冷过热的气候等。

尿蛋白定性的检测方法主要为试纸条法,定量有沉淀法、比色法、比浊法、染料结合法、免疫测定法和尿蛋白电泳法。

7. 血胱抑素 C　临床意义:血胱抑素 C 是一种可反映肾小球滤过功能的较为理想的内源性物质。血胱抑素 C 浓度与肾小球滤过率(GFR)呈良好的线性关系,其线性关系显著优于血肌酐,因而能更精确反映 GFR,特别是在肾功能仅轻度减退时,血胱抑素 C 的敏感性高于血肌酐。

胱抑素 C 的测定方法主要有免疫透射比浊法。

8. β_2-微球蛋白清除试验　临床意义如下。增高:肾小管损害。本试验是了解肾小管损害程度的可靠指标,特别有助于发现轻型病人。

β_2-微球蛋白的测定方法主要有放射免疫分析法。

【研究目的】

通过实验研究掌握肾小球肾炎的判定方法,选择适合的实验指标,组建合理项目组合;熟悉肾小球肾炎的病因和临床表现;了解肾小球肾炎的治疗方法。

【实验方案设计】

1. 选择受试对象进行分组,应设立急性、慢性肾小球肾炎实验组、治疗组、空白对照组和阴性对照组。

2. 确定标本的采集时间及注意事项。

3. 选择肾小球肾炎生化指标,选择相应的测定方法。

4. 选择统计学方法,对检测结果进行全面深入的比较与分析。

【实验的重点和难点】

选择肾小球肾炎生化指标,选择相应的测定方法是该实验的重点。设立实验分组、选择正确的标本采集时间和妥善处理保存标本是难点。应当详细询问病史和治疗情况,正确记录治疗的药品、疗程和剂量直接关系实验的成败。

【预期实验结果与评价】

通过根据临床资料拟定的实验方案,培养学生将临床医学和检验医学结合的能力,提高综合分析的能力。培养学生运用所学知识和技能结合具体病例分析、设计实验、完成实验的能力。通过该实验尝试探索诊断肾小球肾炎的理想临床生化项目组合。

【参考文献】

[1] Benfield P A. Isolation and sequence analysis of cDNA clones coding for rat skeletal muscle creatinekinase[J]. Biol Chem,2004,259:14979-14984.

[2] Kahaly G J,Dillmann W H. Thyroid hormone action in the heart[J]. Endocr Rev,2005,26:704-728.

(李雅江 马 雷)

附录 常用临床生化检验参考区间

序号	项目	参考区间	
1	血清总蛋白	走动后:64～83 g/L	
		静卧时:60～78 g/L	
2	血清白蛋白	儿童:38～54 g/L	
		成人:34～48 g/L	
3	脑脊液总蛋白	150～450 mg/L	
4	血清蛋白醋酸纤维素膜电泳		
	丽春红 S 染色,直接扫描	g/L	占总蛋白百分比/(%)
	白蛋白	35～52	57～68
	α_1-球蛋白	1.0～4.0	1.0～5.7
	α_2-球蛋白	4.0～8.0	4.9～11.2
	β-球蛋白	5.0～10.0	7.0～13.0
	γ-球蛋白	6.0～13.0	9.8～18.2
	氨基黑 10B 染色,直接扫描		
	白蛋白	48.1±5.1	66.0±6.6
	α_1-球蛋白	1.5±1.1	2.0±1.0
	α_2-球蛋白	3.9±1.4	5.3±2.0
	β-球蛋白	6.1±2.1	8.3±1.6
	γ-球蛋白	13.1±5.5	17.7±5.8
5	糖化血红蛋白	6.95%±0.69%	
6	糖化血清蛋白	(1.9±0.25) mmol/L	
7	人血清 IgG	250～2100 mg/L	
8	血清前白蛋白	250～400 mg/L	
9	尿液微量蛋白	<150 mg/24 h 或<100 mg/L	
10	血清葡萄糖	3.89～6.11 mmol/L	
11	口服葡萄糖耐量	FPG≤6.11 mmol/L	
		2 hPG≤7.8 mmol/L	
12	微柱法分离糖化血红蛋白	6.59%±0.69%	

续表

序号	项　目	参 考 区 间
13	血清胰岛素	
	CLIA 法	4.0～15.6 U/L
	ECLIA 法	17.8～173.0 pmol/L
14	C-肽	0.01～40 ng/mL
15	全血乳酸	
	乳酸脱氢酶法	0.5～1.7 mmol/L(50～150 mg/L)
	吡啶偶氮酚显色法	9.0～20.7 μmol/L(59～135 μg/dL)
16	β-羟丁酸	0.03～0.3 mmol/L
17	维生素 A	男:1.57～2.79 μmol/L(0.45～0.80 μg/mL)
		女:1.19～2.62 μmol/L(0.34～0.75 μg/mL)
		儿童:0.87～1.50 μmol/L(0.25～0.43 μg/mL)
18	维生素 E	21.1～31.5 μmol/L(9.1～13.6 μg/mL)
19	维生素 C	28.4～79.5 μmol/L(5.0～14.0 μg/mL)
20	血清钾	3.5～5.5 mmol/L
21	血清钠	135～145 mmol/L
22	血清氯	96～108 mmol/L
23	血清钙	1.10～1.34 mmol/L
24	血清镁测定	
	甲基麝香草酚蓝比色法	成人:0.67～1.04 mmol/L(1.64～2.52 mg/dL)
	Calmagite 染料比色法	成人:0.7～1.10 mmol/L
25	血清铁和总铁结合力测定	
	血清铁	男:11～30 μmol/L(60～170 μg/dL)
		女:9～27 μmol/L(50～150 μg/dL)
	血清总铁结合力	男:50～77 μmol/L(280～430 μg/dL)
		女:54～77 μmol/L(300～430 μg/dL)
26	血清锌测定	
	原子吸收分光光度法	11.6～23.0 μmol/L(76～150 μg/dL)
	吡啶偶氮酚显色法	9.0～20.7 μmol/L(59～135 μg/dL)
27	动脉血 pH 值	7.35～7.45
28	静脉血 pH 值	7.32～7.42
29	极值 pH 值	<6.8 或>7.8
30	非呼吸性 pH 值	同 pH 值基本一致
31	动脉血氧分压	10.64～13.30 kPa(80～100 mmHg)
32	氧饱和度	91.9%～99.0%

续表

序号	项　目	参考区间
33	50%氧饱和度时氧分压	3.32～3.86 kPa(25～29 mmHg)
34	二氧化碳分压	4.65～5.98 kPa(35～45 mmHg) 极值<1.33 kPa(10 mmHg)＞17.29 kPa(130 mmHg)
35	二氧化碳总量	24～32 mmol/L
36	二氧化碳结合力	23～31 mmol/L
37	实际碳酸氢盐	21.4～27.3 mmol/L
38	标准碳酸氢盐	21.3～24.8 mmol/L
39	缓冲碱	血浆缓冲碱:40～44 mmol/L 全血缓冲碱:46～50 mmol/L 细胞外液缓冲碱:43.8 mmol/L
40	剩余碱	－3～＋3 mmol/L
41	阴离子间隙	8～16 mmol/L
42	血清总胆红素	3.4～17.1 μmol/L(0.2～1.0 mg/dL)
43	血清结合胆红素	0～3.4 μmol/L(0～0.2 mg/dL)
44	血清总胆汁酸	餐前:0.14～9.66 μmol/L 餐后:2.4～14.0 μmol/L
45	血清胆碱酯酶	5000～12000 U/L
46	血清丙氨酸氨基转移酶	5～40 U/L
47	血清 γ-谷氨酰基转移酶	男:11～50 U/L 女:7～32 U/L
48	血清单胺氧化酶	12000～40000 U/L(12～40 U/mL)
49	血清碱性磷酸酶	成人:3～13 金氏单位 儿童:5～28 金氏单位
50	血液乙醇含量	0～4.3 mmol/L(0～0.2 g/L)
51	血浆氨	18～72 μmol/L
52	血清肌酐	
	碱性苦味酸法	男:44～133 μmol/L 女:70～106 μmol/L
	肌氨酸氧化酶法	男:59～104 μmol/L 女:45～84 μmol/L
53	内生肌酐清除值	男:(105±20) mL/min 女:(95±20) mL/min
54	血清尿素	
	脲酶-谷氨酸脱氢酶偶联速率法	成人:2.9～8.2 mmol/L

续表

序号	项　　目	参 考 区 间
	脲酶-过氧化物酶偶联法	男:208~428 μmol/L
		女:155~357 μmol/L
55	血清胱抑素 C	成人:0.59~1.03 mg/L
56	血(尿)α₁-微球蛋白	血清:32~75 μg/mL
57	血清总胆固醇测定	
	《血脂异常防治建议》标准	理想范围:<5.2 mmol/L(<200 mg/dL)
		边缘升高:5.23~5.69 mmol/L(201~219 mg/dL)
		升高≥5.72 mmol/L(≥220 mg/dL)
58	血清三酰甘油测定	
	《血脂异常防治建议》标准	理想范围:<1.7 mmol/L(<150 mg/dL)
		升高:>1.7 mmol/L(>150 mg/dL)
59	高密度脂蛋白胆固醇测定	男:1.16~1.42 mmol/L(45~55 mg/dL)
		女:1.29~1.55 mmol/L(50~60 mg/dL)
60	低密度脂蛋白胆固醇测定	中、老年人平均为:2.7~3.1 mmol/L(105~120 mg/dL)
61	血清载脂蛋白测定	
	免疫透射比浊法	
	apo AⅠ	1.40~1.45 g/L
	apo B	中青年人:0.80~0.90 g/L
		老年人:0.95~1.05 g/L
62	脂蛋白(a)	120~180 mg/L
63	血清肌酸激酶	国际单位:8~60 U/L
		惯用单位:0.5~3.6 U/mL
64	血清肌酸激酶同工酶	CK-MB≤15 U/L
		CK-MB/CK<5%
65	心肌肌钙蛋白 T	血清 cTnT:<0.1 μg/L
66	24 小时尿儿茶酚氨	50~170 μg/d
67	血浆肾素	普通饮食(卧位):(0.42±0.37) ng/(mL·h)
		低钠饮食(卧位):(2.58±3.28) ng/(mL·h)
68	滴定法测定胃酸分泌	生理状态 BAO(3.9±2.0) mmol/h
		MAO3~23 mmol/h,女性略低
		PAO(20.6±8.4) mmol/h
69	连续监测法测定胃蛋白酶	空腹:2.5~10.2 U/L
70	血清淀粉酶	
	碘-淀粉比色法	血清:80~180 U

序号	项　　目	参 考 区 间
		尿液:100~1200 U
	连续监测法	上限:220 U/L(37 ℃)
71	血清脂肪酶	呈正偏态分布,最低为 0 U,单侧 95％上限为 7.9 U
72	泌乳素	男:86~390 mIU/L
		女:72~511 mIU/L
73	促甲状腺激素	0.4~7.0 mIU/L(平均 1.6 mIU/L)
74	三碘甲状腺原氨酸	1.4~3.4 nmol/L(0.9~2.2 ng/mL)
	TrFIA 法	4.7~7.8 pmol/L
	CLIA 法	3.67~10.43 pmol/L
	ECLIA 法	2.8~7.1 pmol/L
75	甲状腺素	
	时间分辨荧光免疫分析法	成人:69.0~141.0 nmol/L
76	尿 17-酮类固醇	男:28.5~61.8 μmol/(L · 24 h)(8.2~17.8 mg/24 h)
		女:20.8~52.1 μmol/(L · 24 h)(6.0~15 mg/24 h)
77	尿 17-羟皮质类固醇	男:(27.88±6.60) μmol/(L · 24 h)[(10.1±2.40)mg/24 h]
		女:(23.74±4.47) μmol/(L · 24 h)[(8.6±1.62)mg/24 h]
78	尿香草扁桃酸	17.7~65.6 μmol/24 h(3.5~13 mg/24 h)
79	睾酮	
	TrFIA 法	男:8.7~33 nmol/L
		女:0~3.0 nmol/L
	CLIA 法	男:9.4~37.1 nmol/L
		女:0.18~1.78 nmol/L
	ECLIA 法	男:9.9~27.8 nmol/L
		女:0.22~2.9 nmol/L
		儿童:0.42~38.5 nmol/L
80	血清铜蓝蛋白	62~140 U/L
81	S100β 蛋白	0.14~0.38 μg/L
82	血清人绒毛膜促性腺激素	<1.0 μg/L
83	孕酮测定	
		女:卵泡期 1.3~3.4 nmol/L
		排卵期 1.7~2.4 nmol/L
	TrFIA 法	黄体期 11.6~68.9 nmol/L
		绝经期 0~3.0 nmol/L
		男:成人 0.7~3.0 nmol/L

续表

序号	项目	参考区间
	CLIA 法	女：卵泡期 0.2～1.2 μg/L
		排卵期 0.6～2.6 μg/L
		黄体期 5.8～22.1 μg/L
		绝经期 0.2～0.9 μg/L
		男：成人 0.4～1.1 μg/L
	ECLIA 法	女：卵泡期 0.6～4.7 nmol/L
		排卵期 2.4～9.4 nmol/L
		黄体期 5.3～86.0 nmol/L
		绝经期 0.3～2.5 nmol/L
		男：成人 0.7～4.3 nmol/L
84	血浆苯巴比妥	15～40 μg/mL
85	苯妥英	10～20 mg/L
86	卡马西平	6～12 μg/mL

（李雅江）